オトナ女子のためのヤセるレシピ

運動指導者
森 拓郎

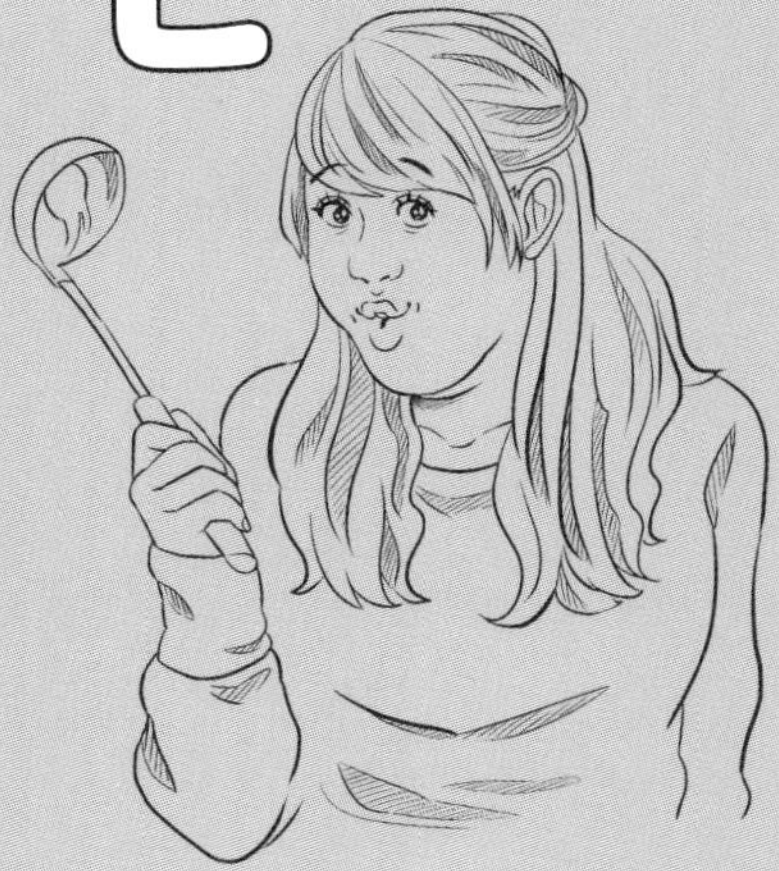

だから、あなたはヤセられる。

ヤセるしくみ 1

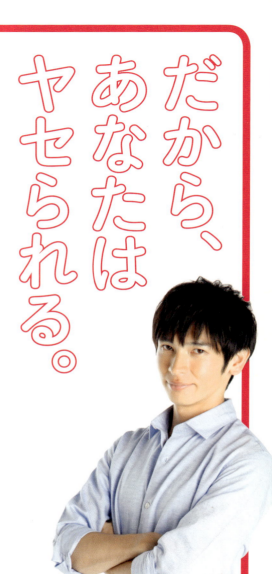

減量が目的なら、ただ食べるものを減らせばいい。美しくヤセるダイエットが目的なら、「太らない、好みの味」を**いかに増やせるか。**ダイエット中こそ、食に興味を持って、美味しいもの探しをしてもいいと思う。我慢しているうちは、減量でしかない。**そして、減量は一生続かないと心にとめて。**

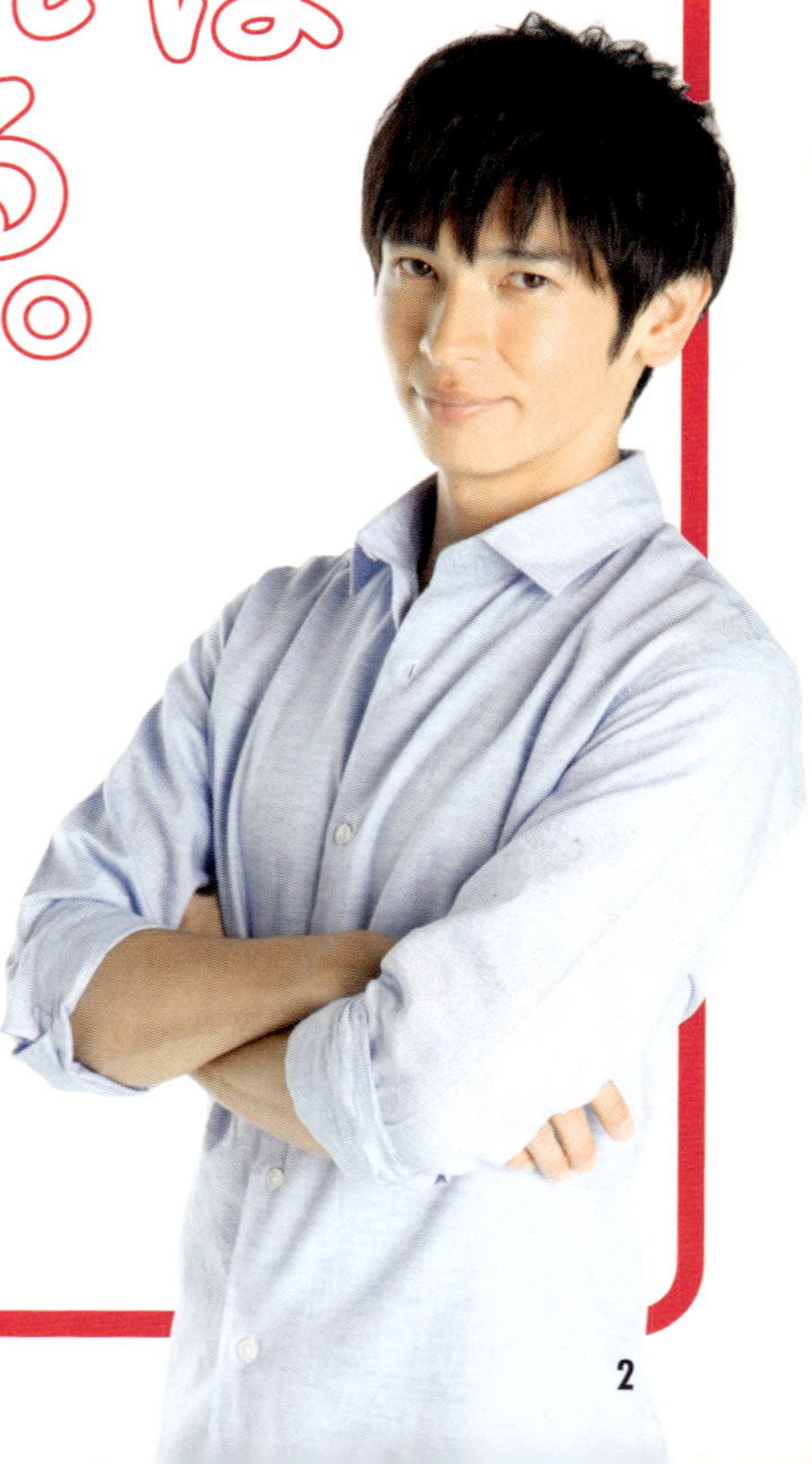

ヤセるしくみ 2

「ヤセられない私は、根性がない」という人がいるけれど、ダイエットに根性はいりません。いかに、**「同じ失敗を繰り返さないか」**が大切で、そのためには、まず、しくみをかえなきゃいけない。太りやすい人は、ストレス解消＝食事だったりする。「ストレスたまったから、甘いものが飲みたい」と思ったら、美容プロテインのカフェラテ味を飲めばいい。**その先回りを、するか、しないか。**ただ、それだけのことです。

ヤセるしくみ 3

仕事や家庭の環境で、思い通りに食事をコントロールできない……という相談も多い。「家族がいるので、炭水化物を抜けない」なら、**糖質を摂って、脂質を減らせばいい。**僕が提案するダイエット食は、**「糖質と脂質のトレードオフ」。**どちらかを減らせばいいと考えれば、その時々の食事で、正しい選択ができるはず。

○○だから、ヤセられない――
そんな言い訳を集め、僕なりに解決策を出した、言い訳つぶしレシピが本書です。

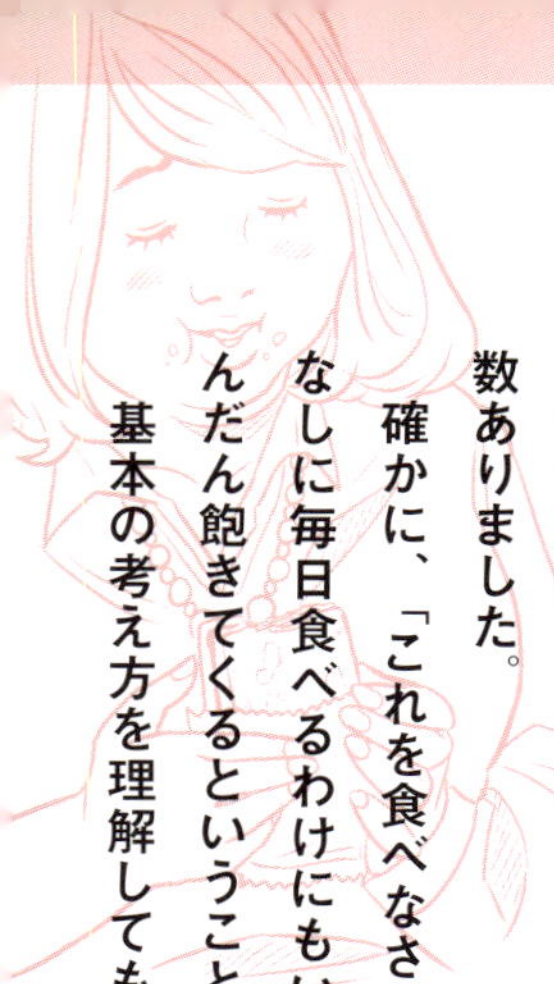

はじめに

ダイエットを楽しくわかりやすく学ぶ、オトナ女子シリーズは、おかげさまでシリーズ通して大ヒットし、ＳＮＳをはじめ多くの反響をいただきました。このシリーズの特徴は、テレビや雑誌、インターネットなどで知られる、巷のダイエット法や美容法の間違いをバッサリ斬ることでした。

これまでの著書でも、「じゃあどうすればいいか？」を述べているのですが、否定の部分が印象的過ぎるのか、「結局何を食べたらいいのかわからない」という声も多数ありました。

確かに、「これを食べなさい」と食材だけピックアップされても、それだけを調理なしに毎日食べるわけにもいかず、料理のバリエーションも単調になりがちで、だんだん飽きてくるということもあります。

基本の考え方を理解しても、それを実践できるかどうかはまた別の話。そもそも、

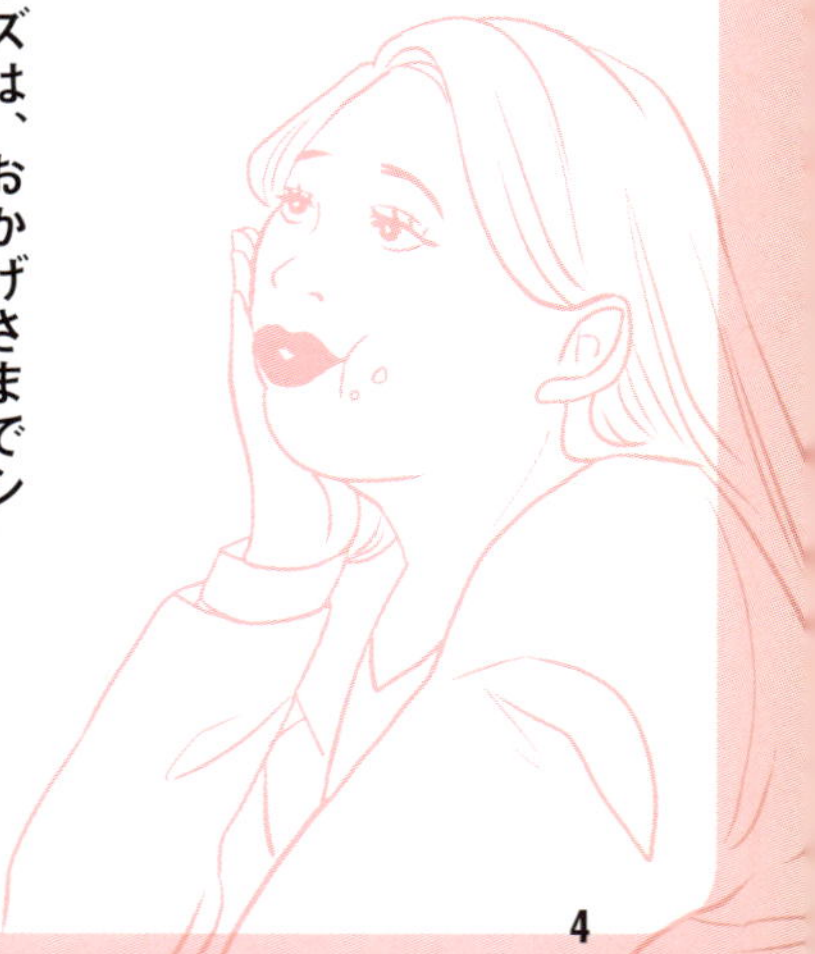

それができなかったから今がある……というのも当然の話です。

ダイエットの成功とは、その人の〝なんとなく選ぶもの〟が以前よりも無理なく変化することです。ストイックで単調な食事ばかりをして、たとえ体型を維持していても、それが辛かったりすれば、長く続くことはありませんし、何より毎日が楽しくありません。

まず、ダイエットにおいて大別されるのは、「忙しくて食事を作れない」パターンで、どうしても外食になりがち。これは、外食やコンビニ食などでも、何を選んで食べるか、いつ食べるかなどが成功の鍵です。これについてはオトナ女子シリーズでも書いているので、ぜひ参考にしてください。

もうひとつが「自炊したいけれど料理の内容が単調になってしまって、どうしたらいいかわからない」というパターンです。一般的な美味しい食事のレシピ本は、味つけが濃かったり、ムダな調味料を使っていたりしていて、ダイエット向きではありません。

多数のダイエットレシピも世には出ていますが、最近流行りの糖質制限レシピは、極端に糖質を削りすぎていたりもします。また、定番の低カロリーを推奨するのも違います。

今回のオトナ女子のためのヤセるレシピのポイントは、今までのレシピ本と違う

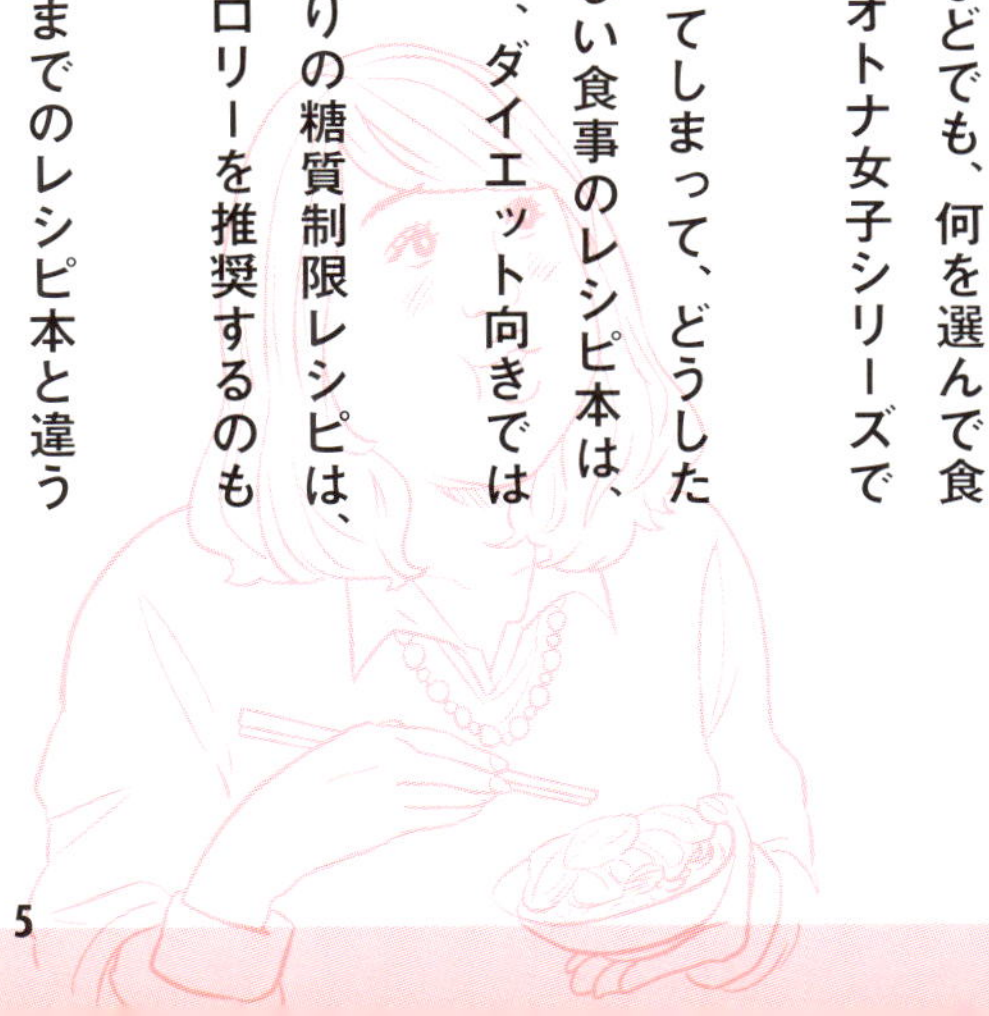

部分を取り入れながらも、オトナ女子シリーズならではの「悩み別にどうしたらいいのか？」をテーマにしたことです。

私が普段提唱しているのは、適量のご飯と肉・魚・卵を食べること。おかずはマゴワヤサシイを中心で、ということです。なるべく高糖質＋高脂質にならないように、調整して……といっても自分で考えるのは難しいでしょう。そうなると、結局和食しか選択肢はない、と飽きてきてしまう人も多いようです。

ただ結局、私が言っている食材は、和食しか作れないわけではなく、食材をうまく使えば何だってできてしまうのが本当のところ。

大好きな女性が多い、エスニック系の料理。果糖ブドウ糖液糖や化学調味料の入った市販の鍋の素を使わなくても、意外と楽に作れる鍋料理。いわゆるジャンクフードといわれる食べ物だって、作り方や素材次第で問題なく食べることも可能なのです。

本書のレシピの特徴は、多くのダイエットでつまずく原因や、言い訳を潰していくこと。

食事は、誰でも毎日２～３回行っていくもので、毎回神経を研ぎすませて良いものを食べるなんてことはできません。だからこそ、ちょっとした〝なんとなく〟のクセが身体に影響を及ぼしてしまうのです。

ダイエットで多い、０か１００の極端な思考だと、せっかくやるぞ！　という気持

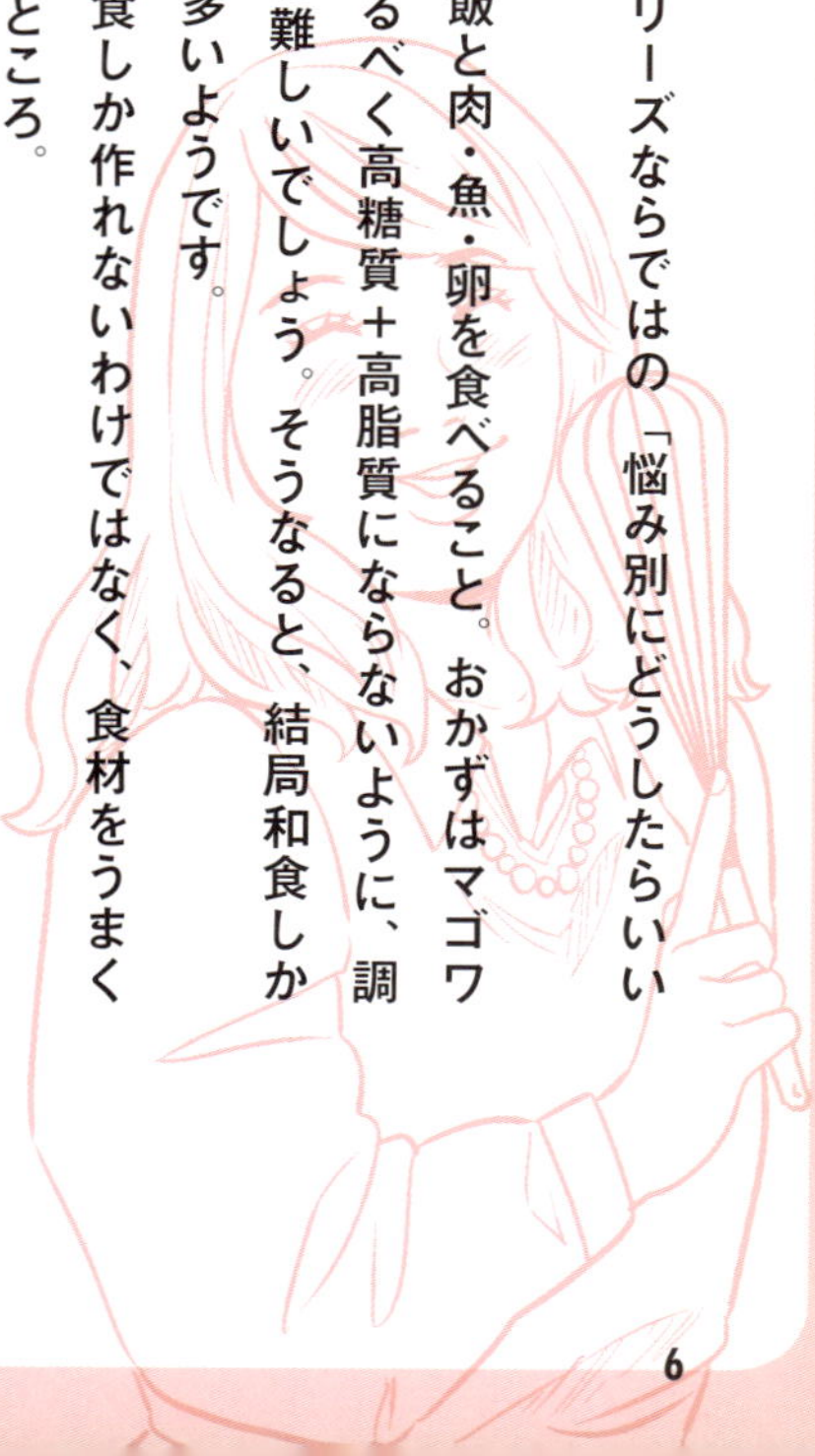

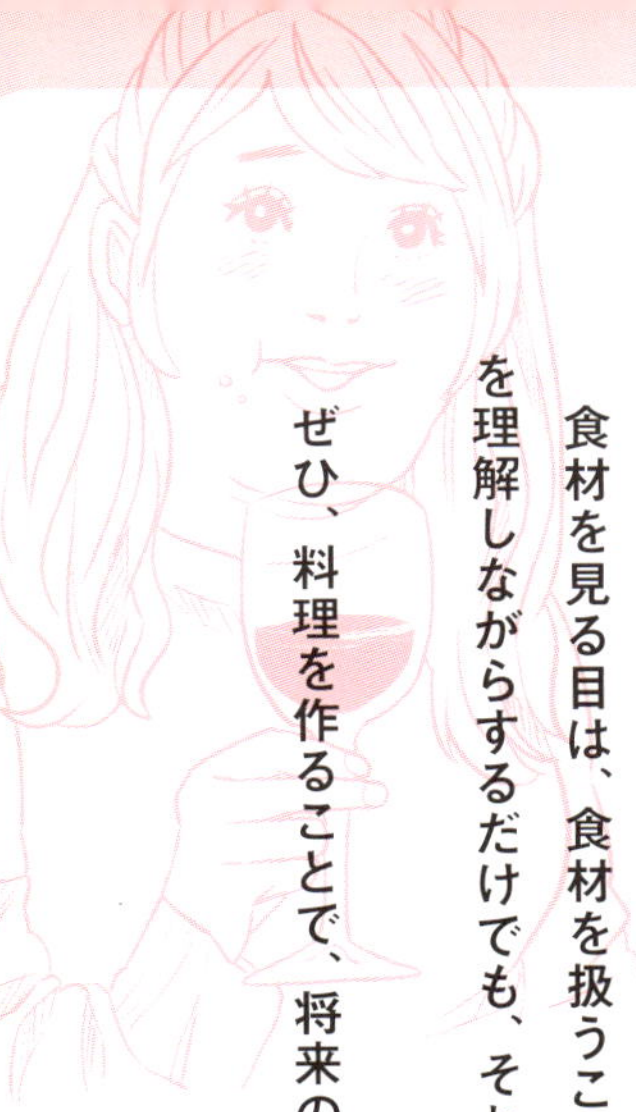

ちで1日3食しっかり考えて食事をし始めても、まだまだ生活に馴染めてないがために、理想としていたことより上手くいかなかったり、失敗をしたりするとモチベーションが下がり、今までやってきたことを水の泡にしてしまう人が非常に多くいます。

でも、すべての食事をいい加減にしていた人が、1日1食でも意識できるようになればダイエットの一歩。長い目で見れば大きな変化なのです。

また、ちょっと料理をするようになるだけでも、今まで料理だけで見ていた食材が、どれくらいの量で、どのような調味料で作られているのかわかったり、どれくらいの調整でどんな味になるのかもわかってきたりします。

ただこれを食べればいい！　と思うのではなく、作りながらそれぞれの材料や調味料のことを考えたりすると、段々応用ができるようになります。それは、料理をするほうだけではなく、外食などで選ぶ料理にも影響してきます。

食材を見る目は、食材を扱うことで一番わかるようになる。料理を作る時に、意味を理解しながらするだけでも、それ自体がダイエットになる、画期的なレシピ本です。

ぜひ、料理を作ることで、将来の自分に役立てていただけると幸いです。

森　拓郎

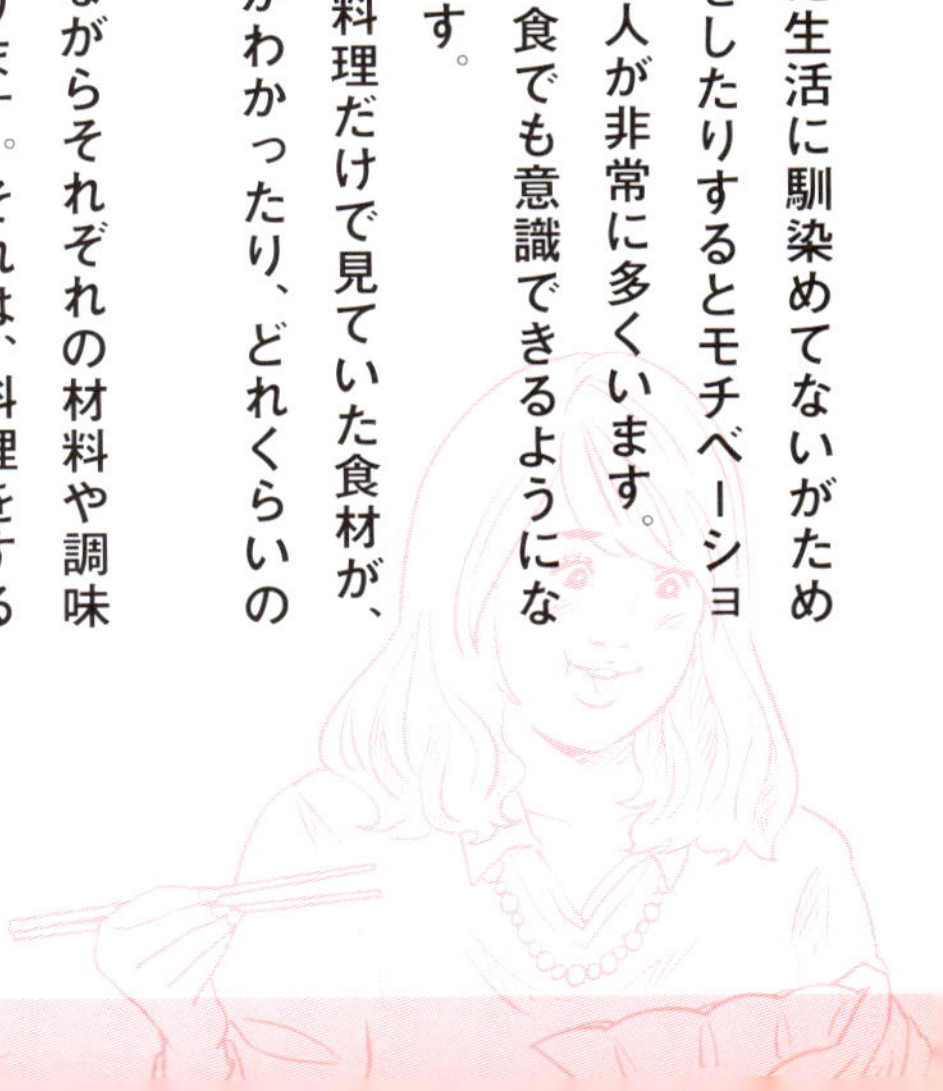

目次

1 ニッポンの女子は迷ったら、こう食べろ！

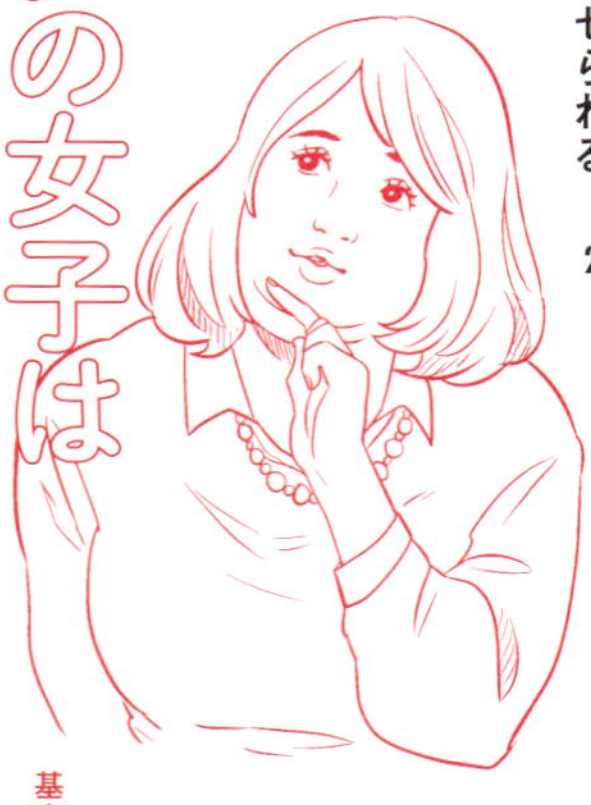

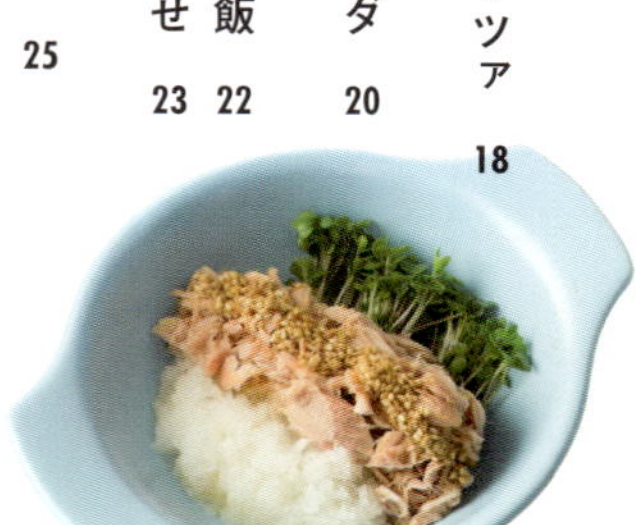

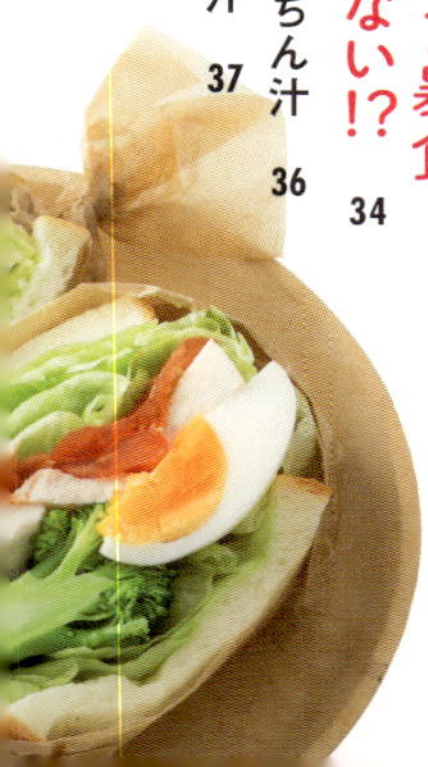

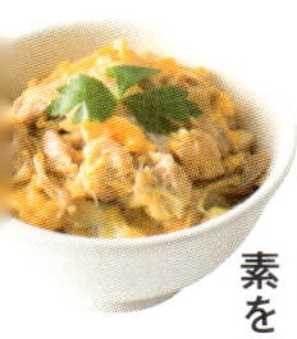

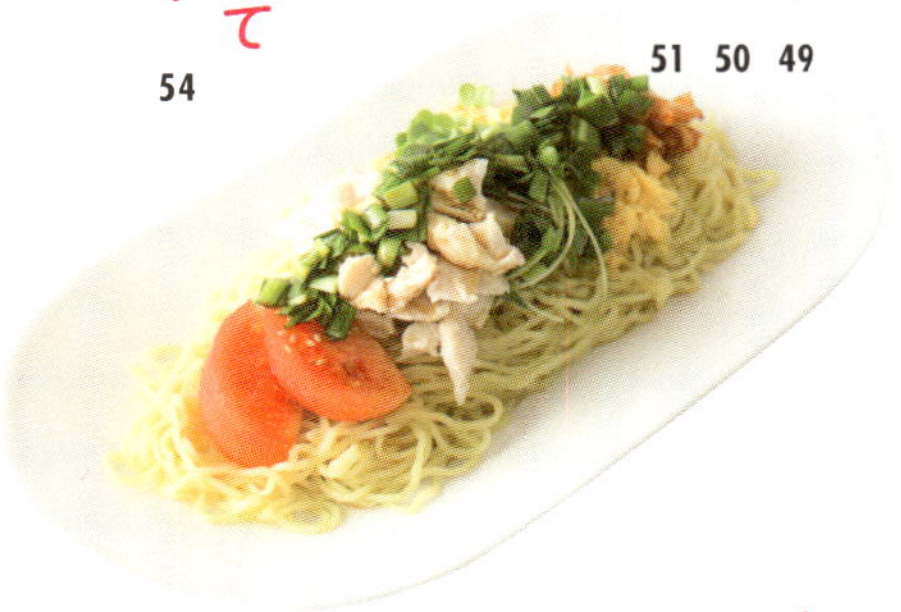

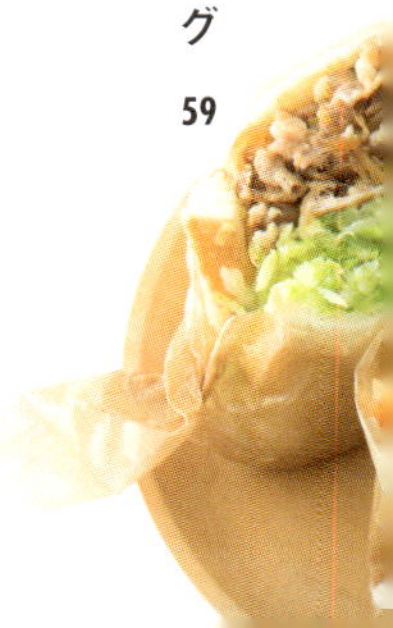

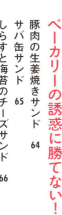

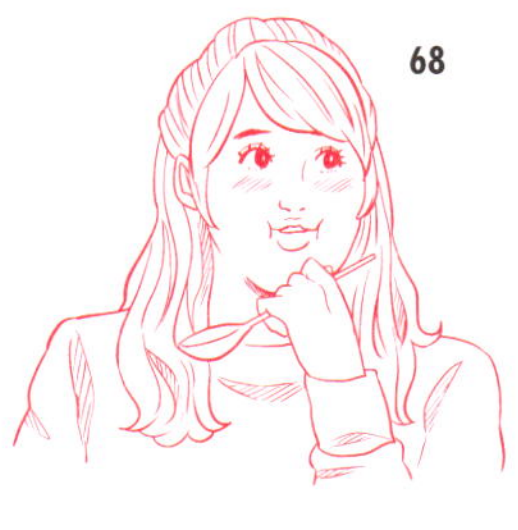

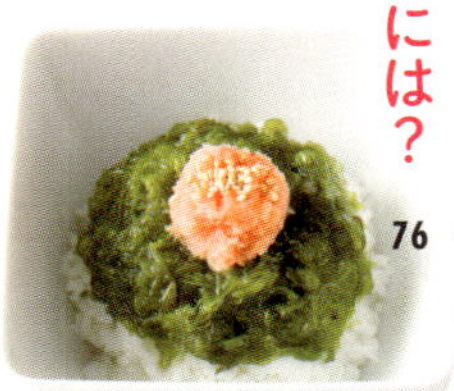

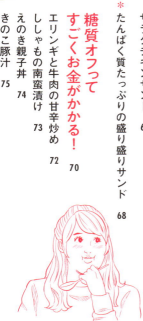

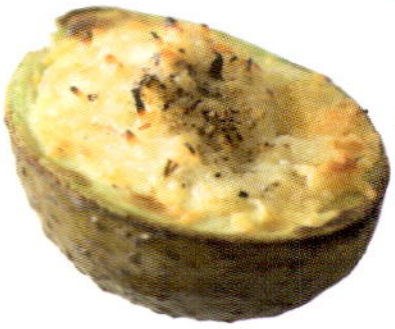

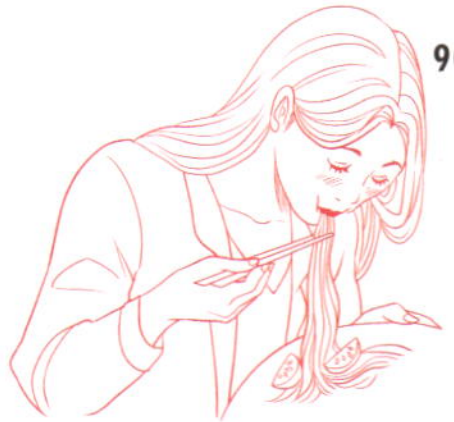

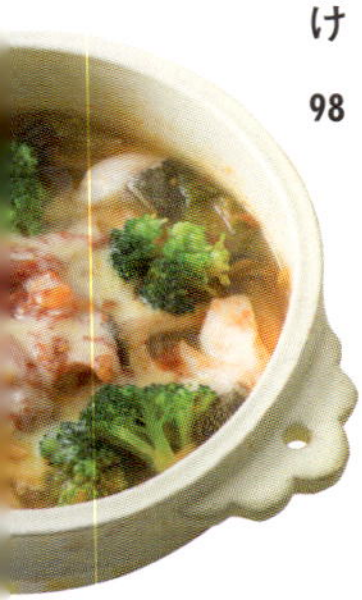

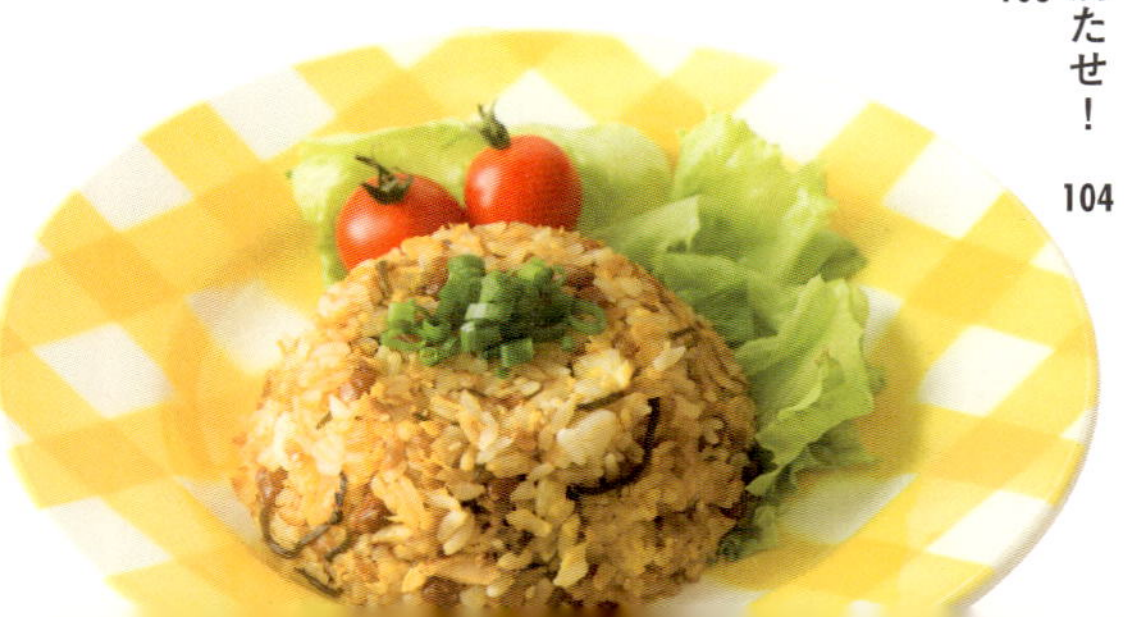

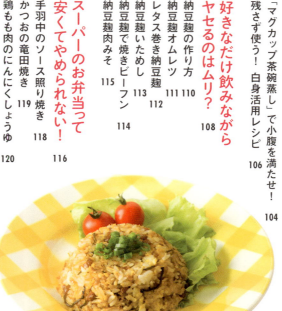

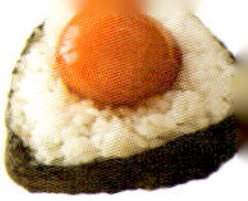

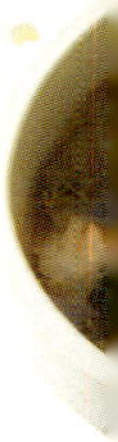

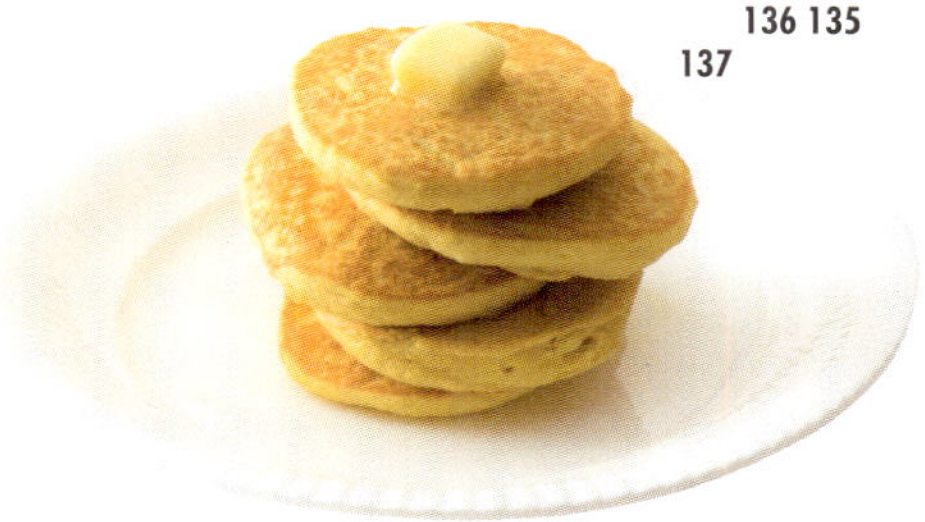

2 モリタク式、食べてヤセる常備菜

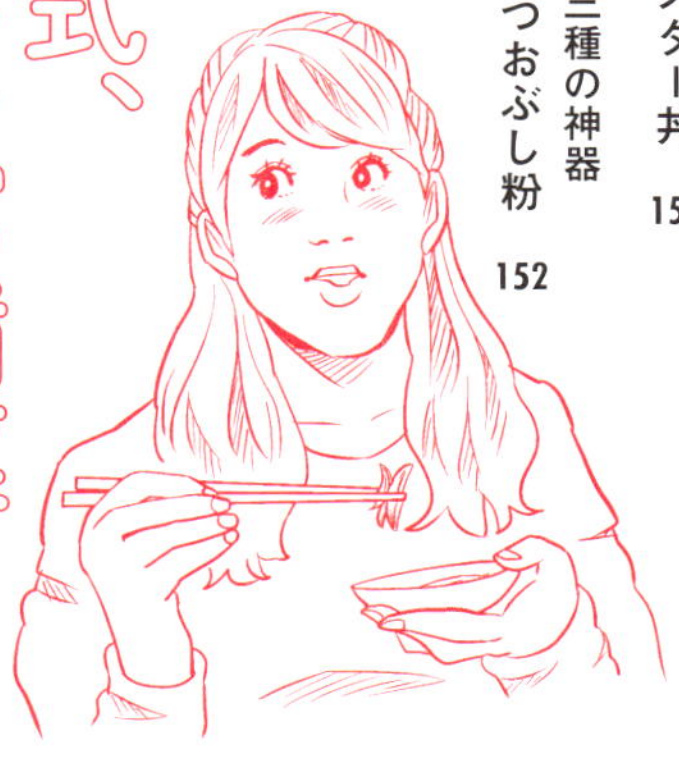

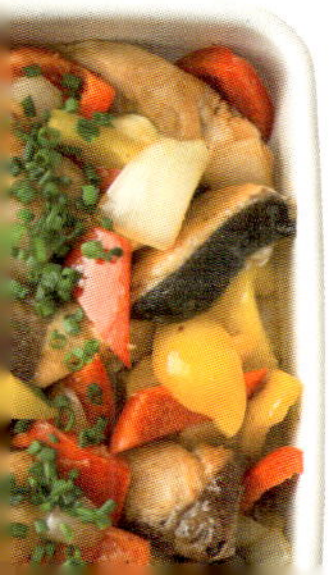

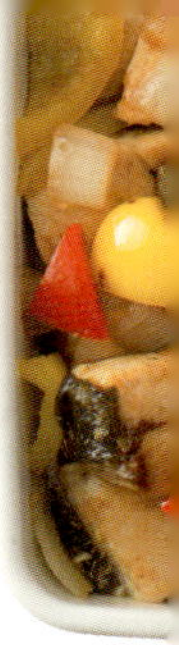

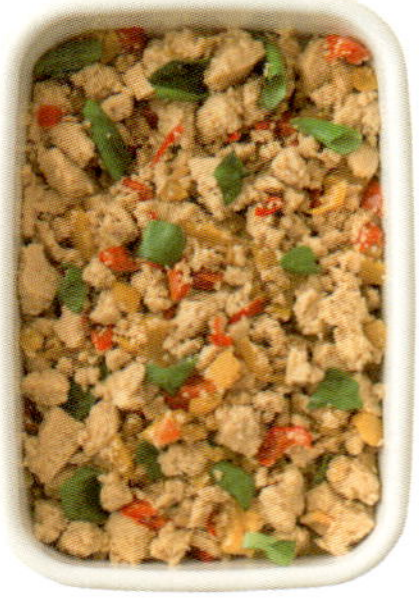

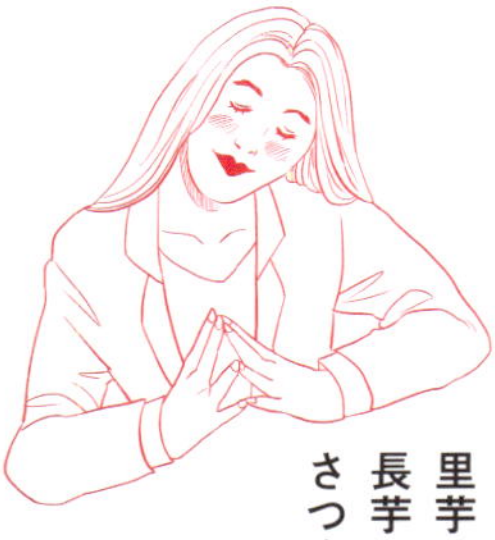

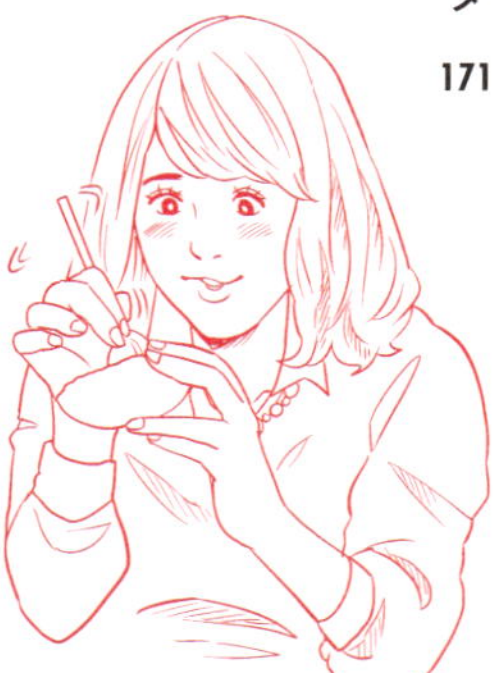

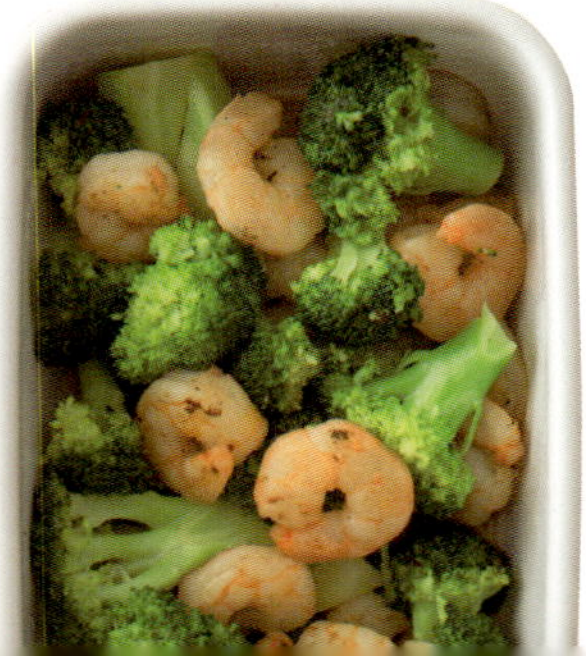

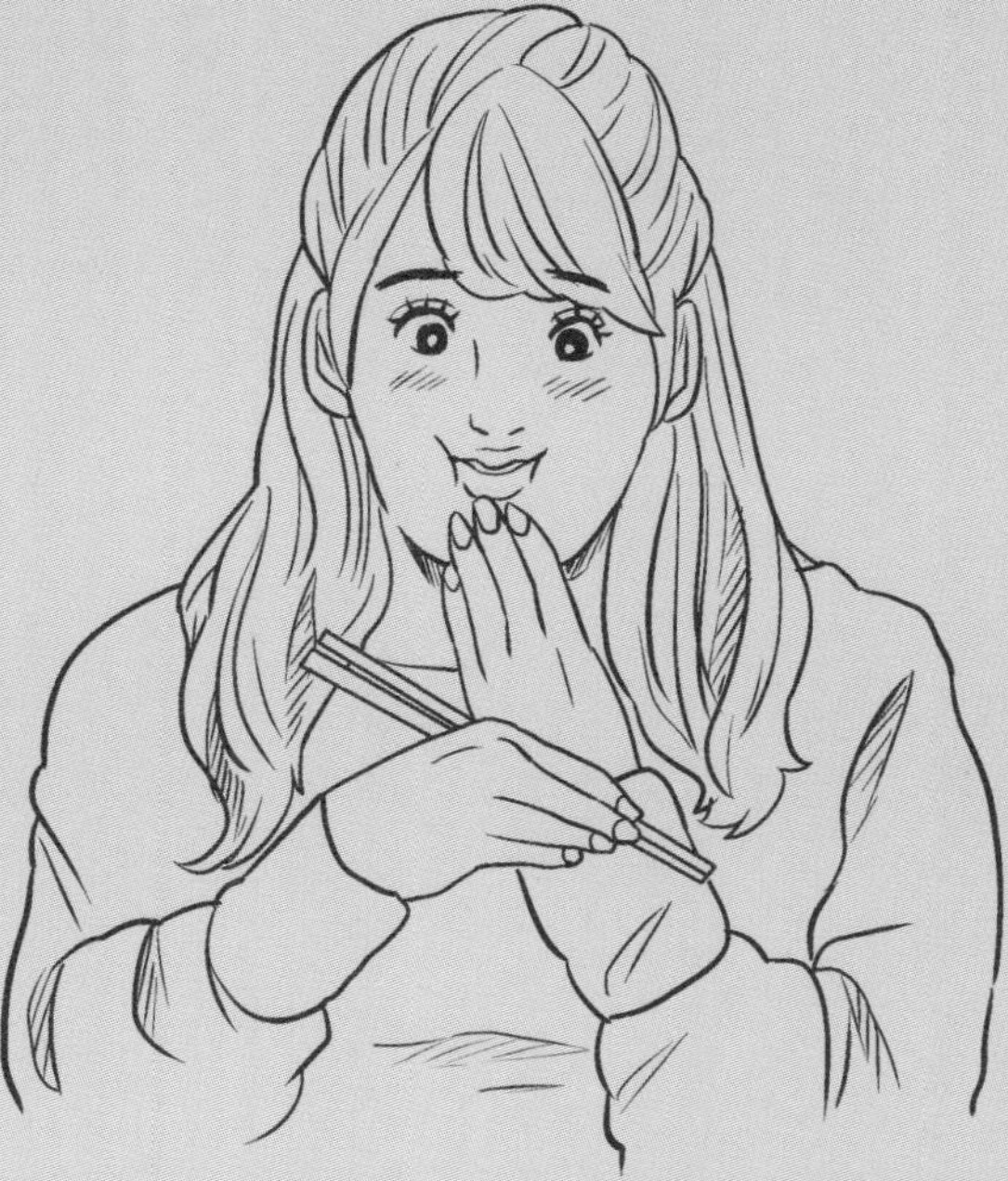

1

ニッポンの女子は迷ったら、こう食べろ！

「ヤセたい！　でも何を食べたらいい？」

「どうしても食べたいものがある！」

「食べ過ぎをなかったことにできない？」

といった悩みの声が聞こえてきます。

ニッポンの迷える女子に、
簡単に作れてヤセるレシピを教えます！

仕事で忙しくてヤセられない！連日、コンビニ食と終電お飯の繰り返し

仕事を始めて早6年。仕事の流れもすっかり覚えて、重要な案件も任されるようになった。その分、遅い時間まで仕事をしていて、帰るのはいつも深夜に……。

帰宅途中のコンビニであんまんを購入。食べる内容を考えなきゃいけないのも、遅い時間にこんなもの食べちゃいけないのもわかっているけどやめられない。こうして体重は仕事のストレスと共に6年間増加中。

働き盛り！ 夜型ご飯でもヤセたい女子の食生活

- □ 帰宅は深夜。腹ペコなので何か食べてから寝たい。
- □ 仕事後に買い物する時間がない。ついコンビニでホットスナックを購入。
- □ ストレス発散の女子会。お酒を飲むとついつい暴食。翌日後悔。
- □ なんと言われても米が好き！おかずと白米のコラボ最高！
- □ ランチのパスタに仕事帰りのラーメン。ストレスを理由に日々流されまくり。

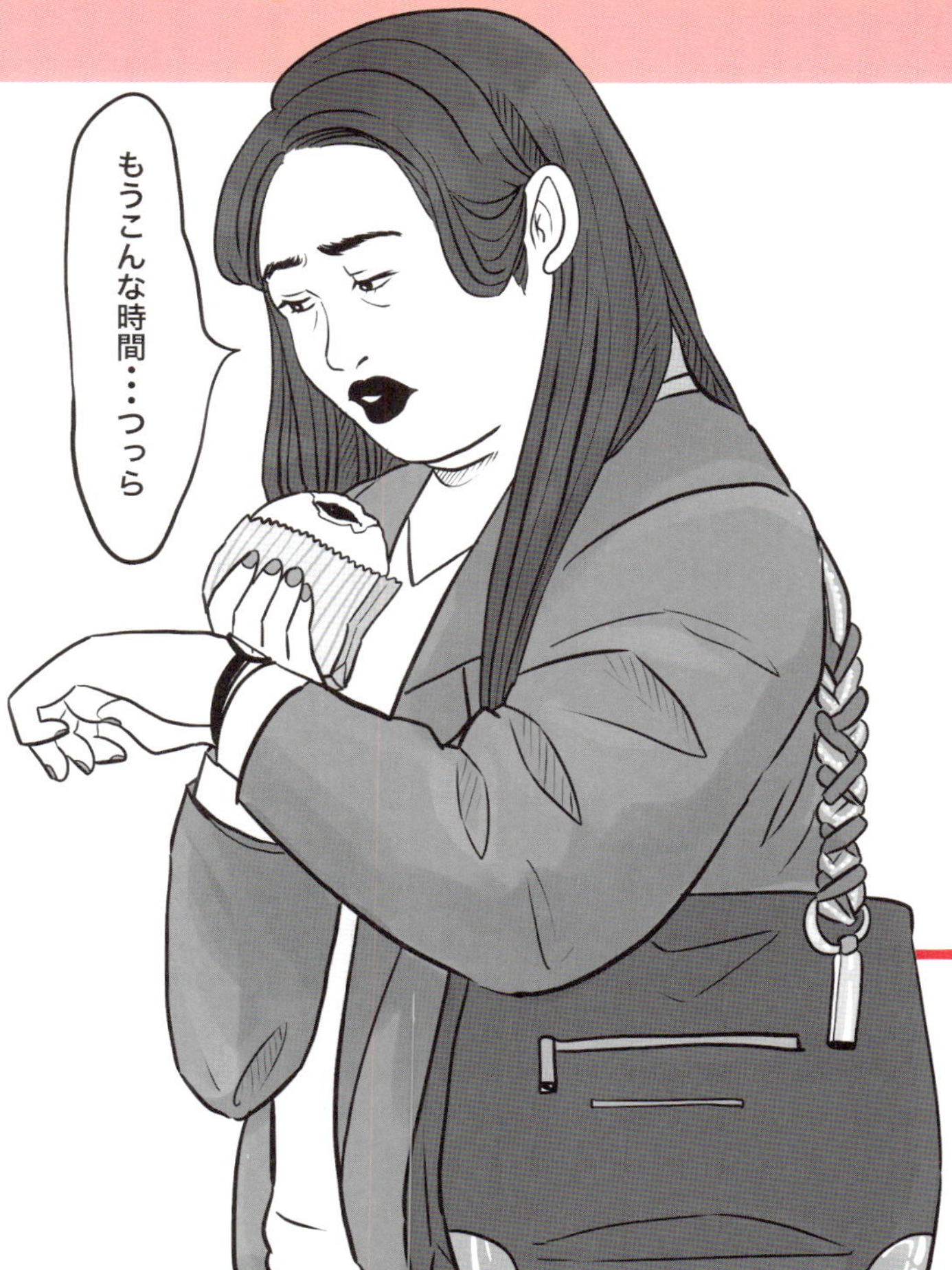

モリタク的アドバイス

料理好きならともかく、1日めいっぱい働いて、さらに料理をする気は、僕だってありません。しかし、料理は手間暇をかければいい、というものではないですよね？

夜型ご飯をどうにかしたい！

Q

次々押し寄せてくる仕事から逃れられなくて、結局、帰宅時間は毎日22時。クタクタで自炊なんてできないから、晩ご飯はいつもコンビニ弁当。いっそ食べないほうがいいの……？

A

脂質・糖質過多のコンビニ食は食べても脂肪になるだけ。でも、食べないのはもっとダメ。とりあえず缶詰を食べてみて。

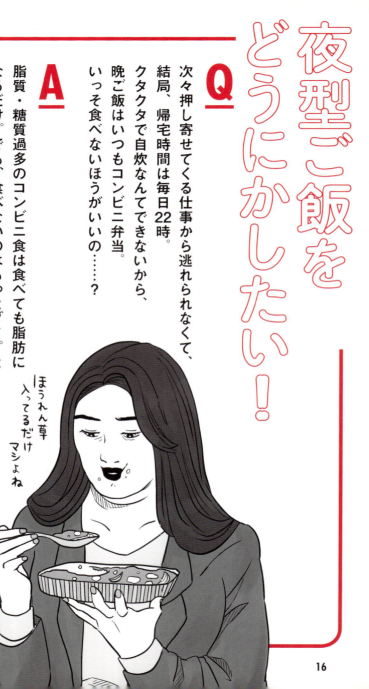

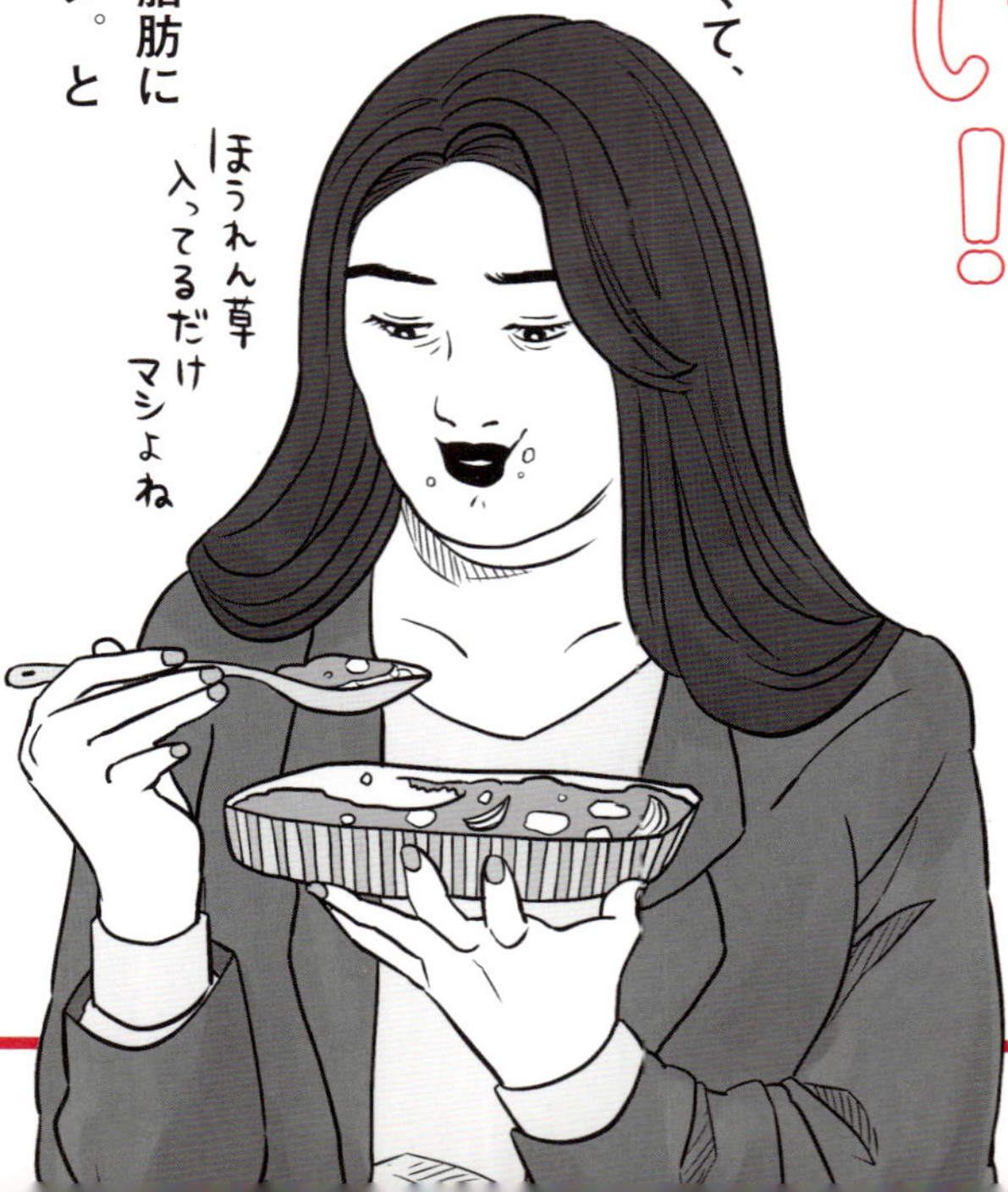

遅い夕食の解決策は缶詰を制することにあり！

多くの人は、夜に食べると全部体脂肪になると思っているようですが、そんなことはありません。何も食べないのは最もダメ。必要な栄養素が摂れないと、代謝が落ちて余計に太りやすい身体になってしまいます。

オススメは、筋肉のもとになるたんぱく質がしっかり摂れる缶詰。

缶詰は保存がきくのでまとめ買いをしておけば、遅い時間の帰宅でもすぐに調理ができます。最近の缶詰はそのままでも美味しいけれど、アレンジも簡単。種類も豊富なので飽きずに食べられ、ダイエットの強い味方です。

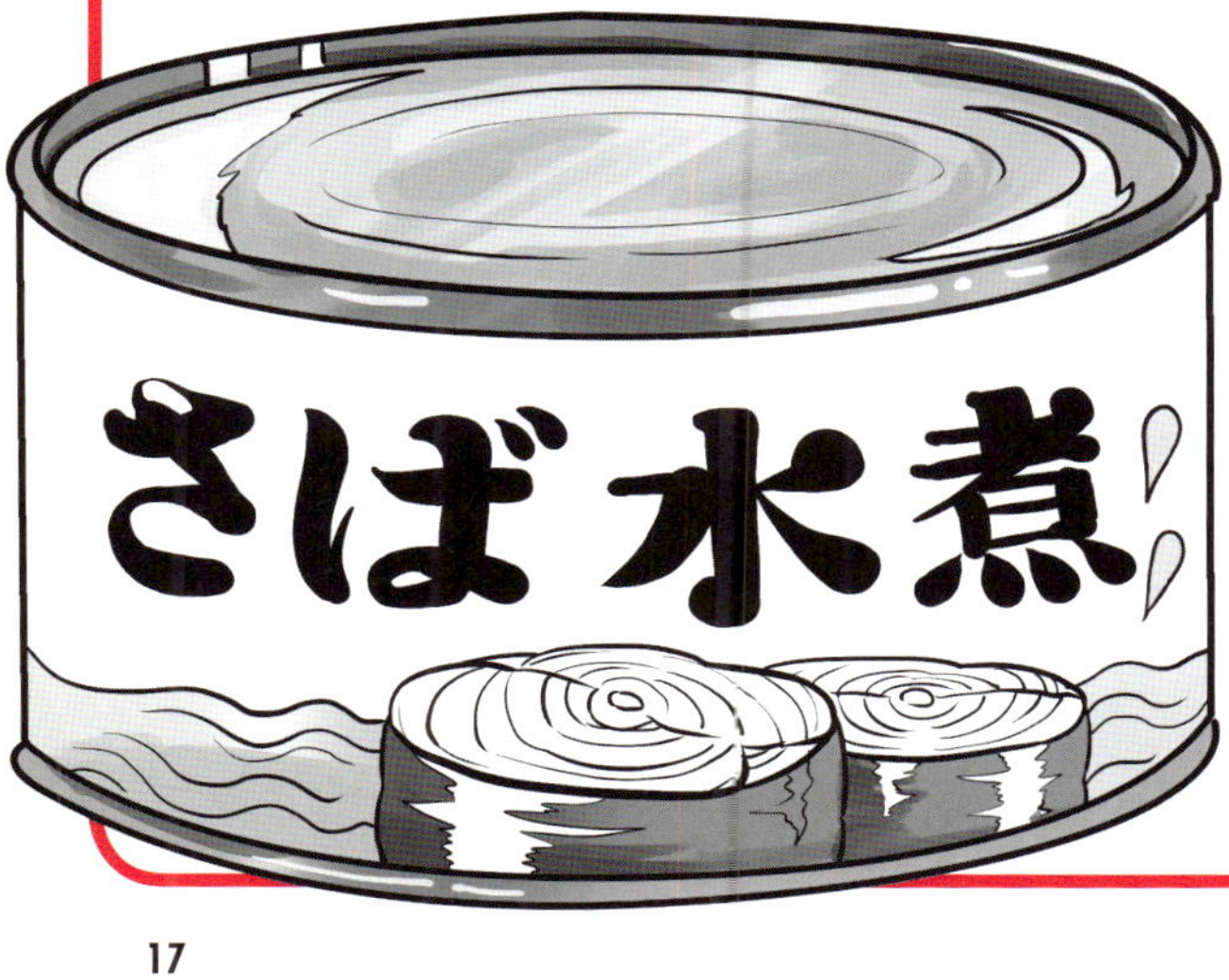

食べてみると
予想以上に
美味しい！

サバ缶&あさり缶アクアパッツァ

缶詰全部放り込んで煮るだけ

糖質 4.7g　脂質 12.4g　たんぱく質 26.0g

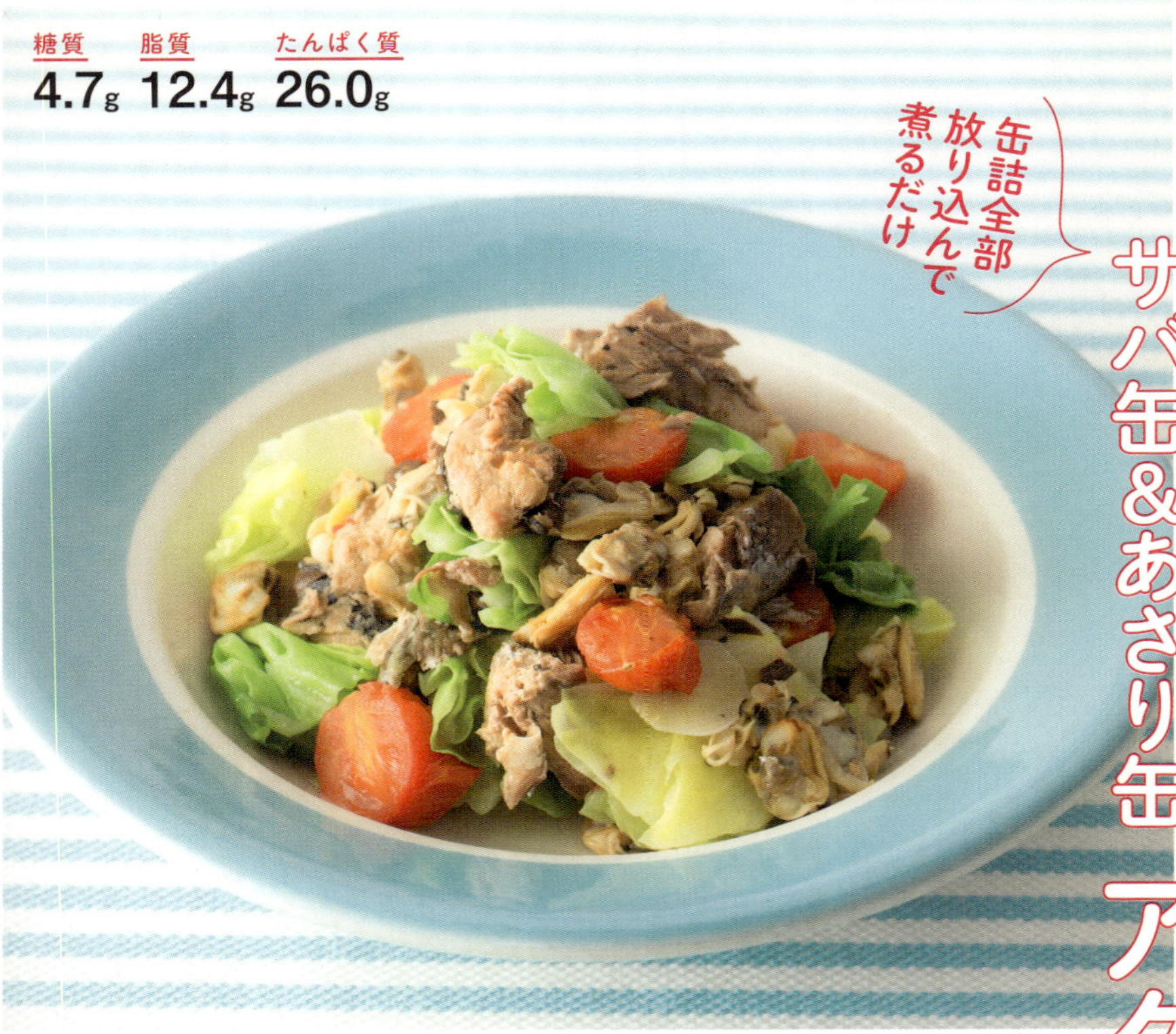

材料（2人分）

サバ缶（水煮、食塩不使用）…1缶
あさり缶（水煮）…1缶
にんにく…1かけ
ミニトマト…5個程度
キャベツ…$\frac{1}{8}$個
日本酒…小さじ1
オリーブオイル…小さじ1
こしょう…好みで

作り方

1 にんにくは薄切り、キャベツはざく切りし、ミニトマトは半分に切る。
2 フライパンに、にんにく、ミニトマト、サバ缶（汁なし）、あさり缶（汁ごと）、キャベツ、日本酒を入れ、フタをして加熱する。沸騰したら弱火にし、5分ほど煮る。
3 キャベツがしんなりしたら火を止める。
4 皿に盛りつけ、仕上げにオリーブオイルとこしょうをかける。

ここが
ヤセPOINT!
あさりはだし代わりになる。その他の味つけなしでもほぼOK。殻つきのものはそのまま使って。

サバ缶の豆腐ばくだん

豆腐とサバ缶混ぜるだけ

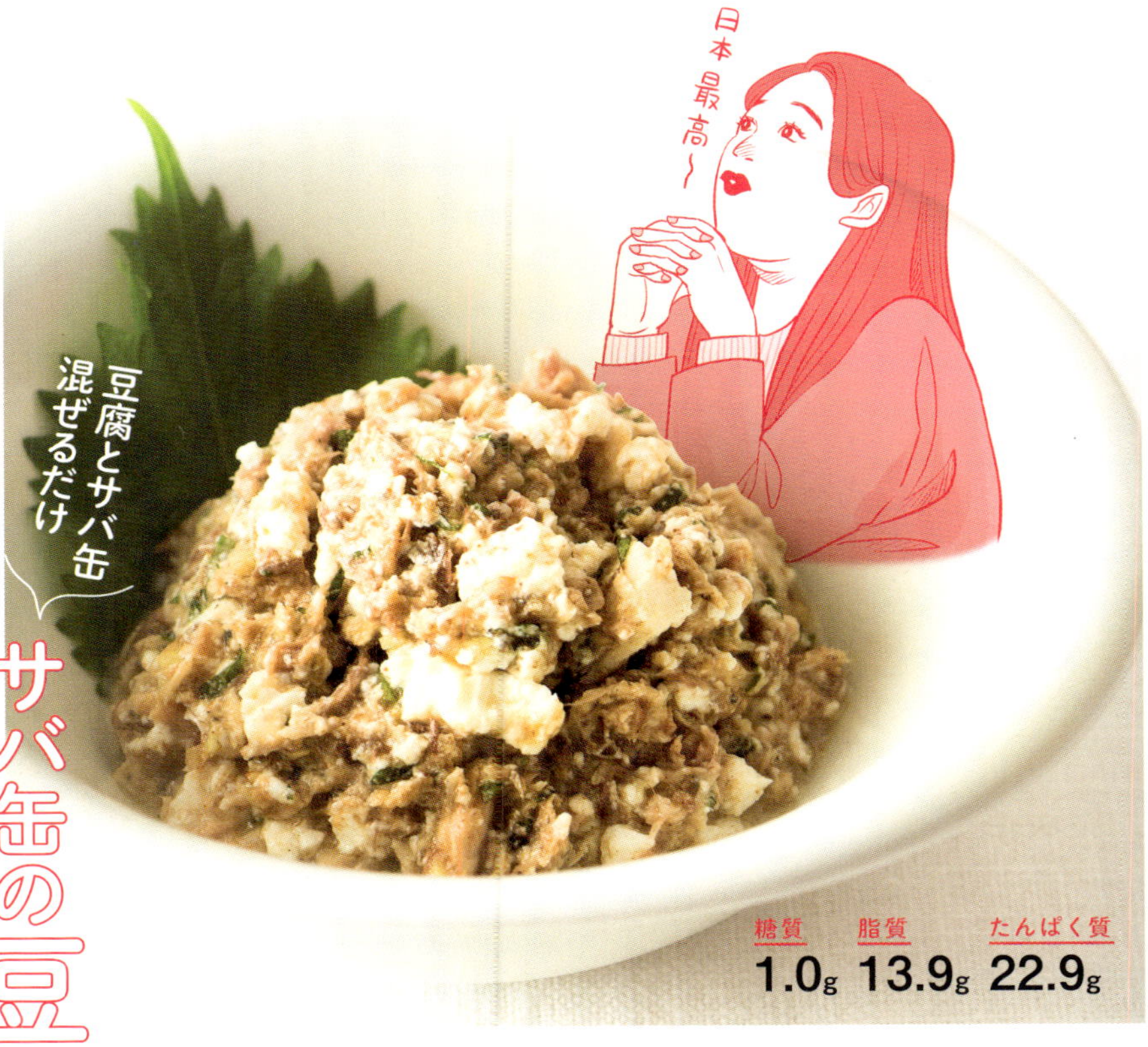

糖質	脂質	たんぱく質
1.0g	13.9g	22.9g

材料（2人分）

サバ缶（水煮、食塩不使用）…1缶
木綿豆腐…100g
大葉…4枚
みょうが…1個
しょうが…½かけ
かつおぶし粉…1g
白すりごま…大さじ1
酢…小さじ1
しょうゆ…小さじ½

作り方

1 サバ缶は水を切り、箸でくずしてボウルに入れる。
2 豆腐を手でくずし、みじん切りした大葉・みょうが、すりおろしたしょうが、かつおぶし粉、白すりごま、酢、しょうゆを混ぜ合わせる。

ここがヤセPOINT！

サバ缶が食塩使用のものなら、最後の塩は味をみてからに。入れなくてもいいくらいなので、好みの濃さにして。しょっぱくなり過ぎないように。

糖質 **3.4**g　脂質 **0.8**g　たんぱく質 **4.1**g

ツナ缶とキャベツの中華サラダ

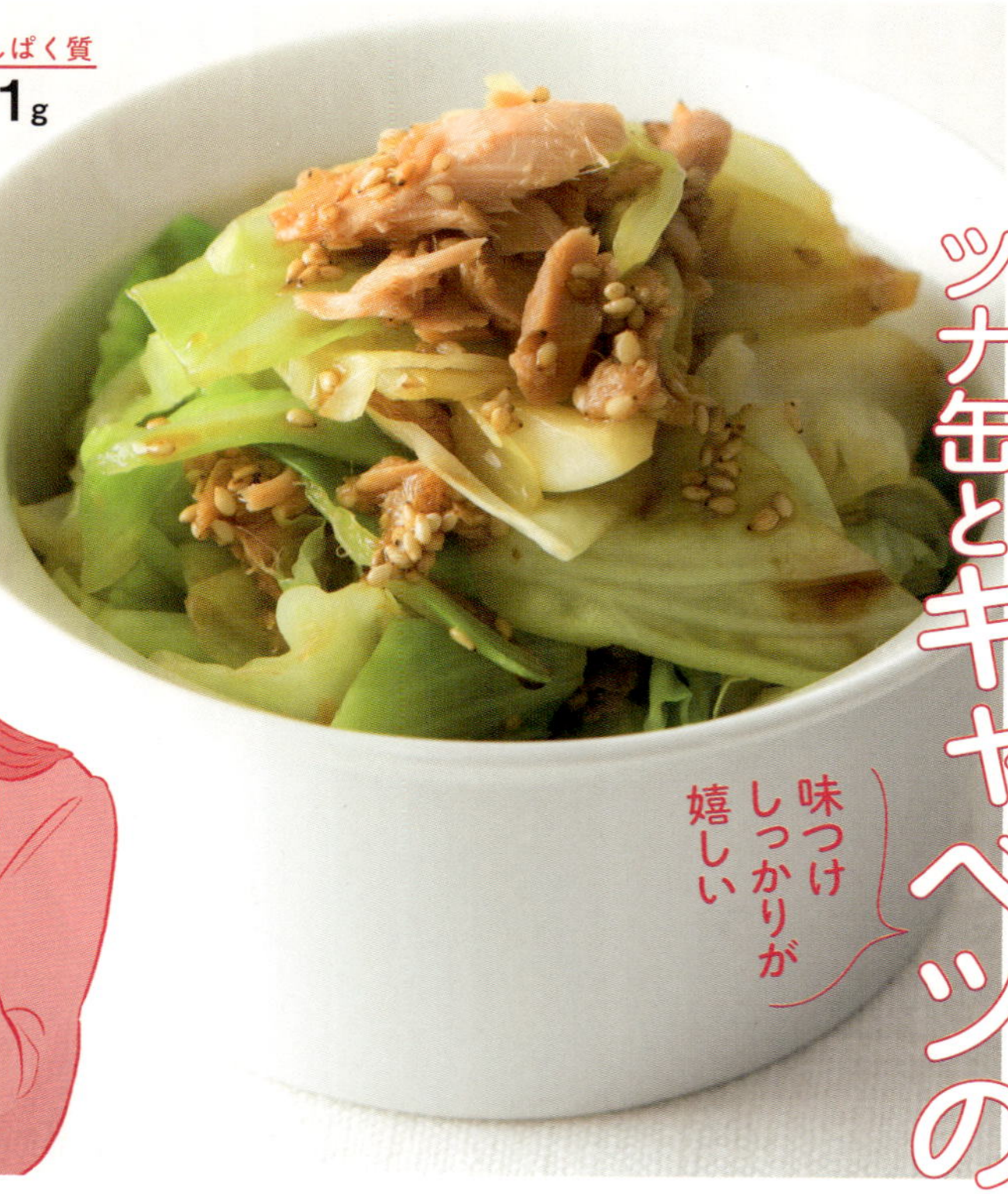

味つけ
しっかりが
嬉しい

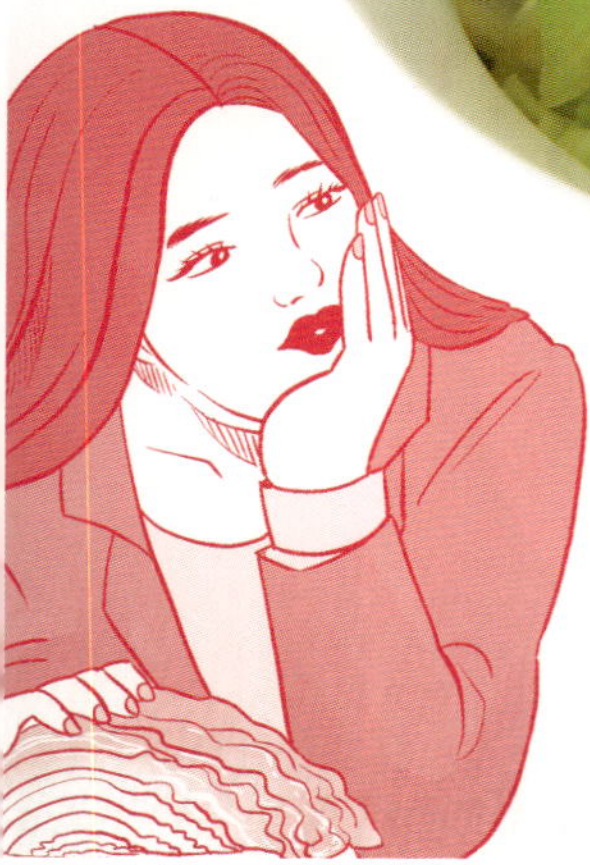

キャベツで
腸内もスッキリね

材料（2人分）

ツナ缶（ノンオイル・食塩不使用）
…1缶
キャベツ…1/4個

A
しょうゆ…大さじ1
酢…大さじ1/2
白ごま…大さじ1
はちみつ…小さじ1/2
にんにく…少々

作り方

1. にんにくはすりおろし、白ごまをすり、**A**は混ぜておく。
2. キャベツは大きめのざく切りにし、フライパンに水大さじ1（分量外）と一緒に入れ、フタをして火にかける。しんなりして火が通ったら水気を切っておく。
3. ボウルに、**2**のキャベツ、ツナ缶（手で汁をしぼる）、**A**を混ぜ合わせる。

ここが
ヤセPOINT！

サバは良質な脂・オメガ3の宝庫。亜麻仁油より、魚で摂るほうが効率がいい。

包丁いらず！3分で完成

サバ缶の卵とじ

糖質 2.7g　脂質 14.8g　たんぱく質 25.2g

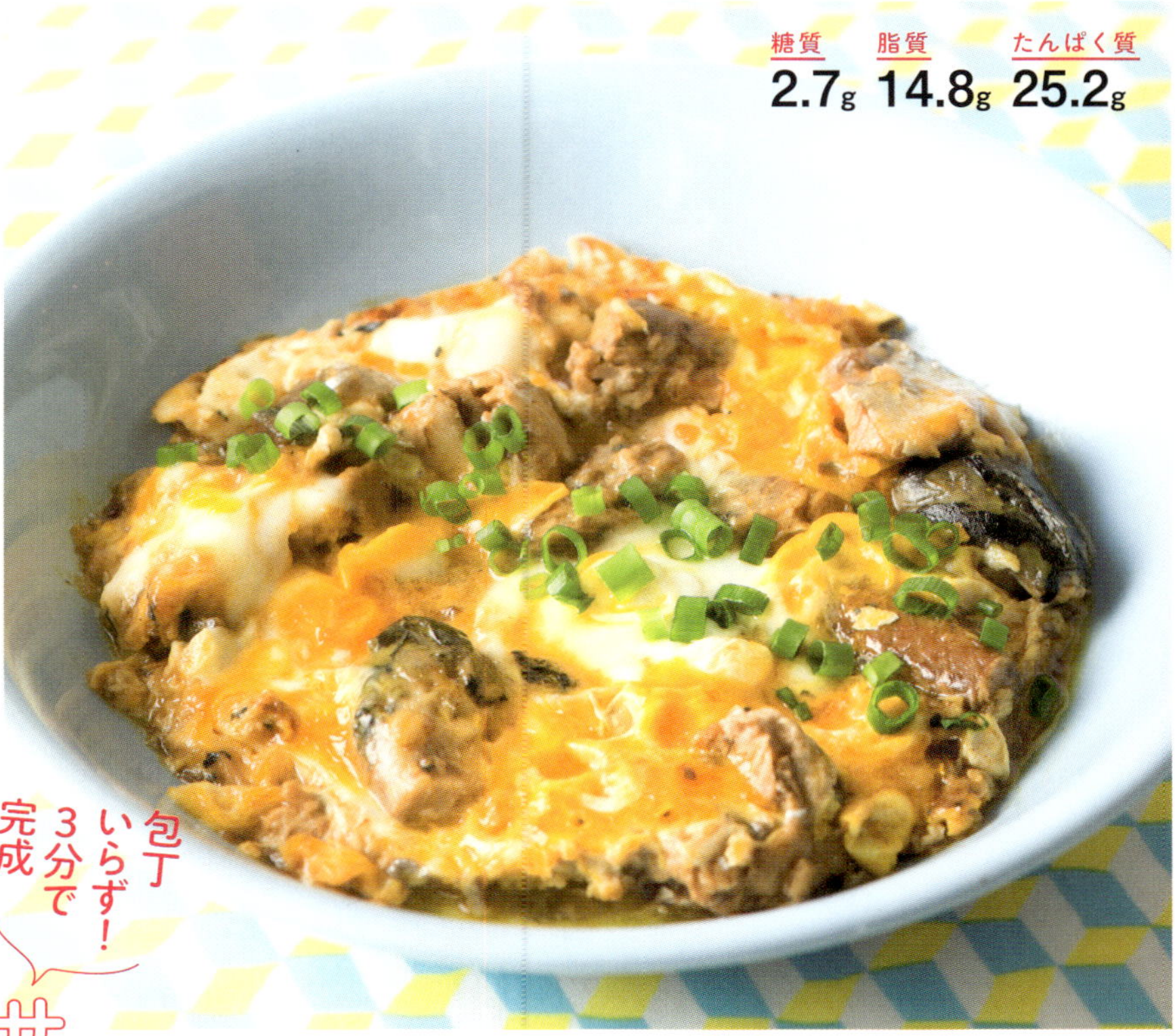

材料（2人分）

サバ缶（水煮）…1缶
卵…2個
A　しょうゆ…大さじ1
　　みりん…大さじ1
　　かつおぶし…3g
　　片栗粉…小さじ1
　　水…大さじ1
小ねぎ…お好みで

作り方

1　フライパンにサバ缶をくずして入れ、火にかける。温まったらAを加えて混ぜる。
2　溶き卵を流し込み、フタをして30秒弱火にかけ、火を止めて1分蒸らす。
3　皿に盛りつけ、小ねぎをちらす。

※きのこや玉ねぎを入れても美味しい。

モリタクのつぶやき

糖質と脂質はトレードオフが基本。缶詰レシピは糖質オフになっています。

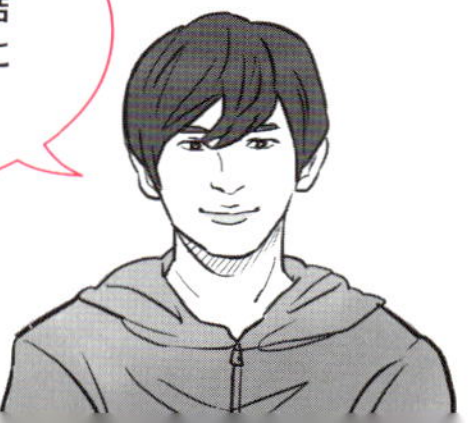

ツナ缶ときのこの炊き込みご飯

炊飯器に具材をセットして出社

糖質 30.8g　脂質 0.9g　たんぱく質 6.5g

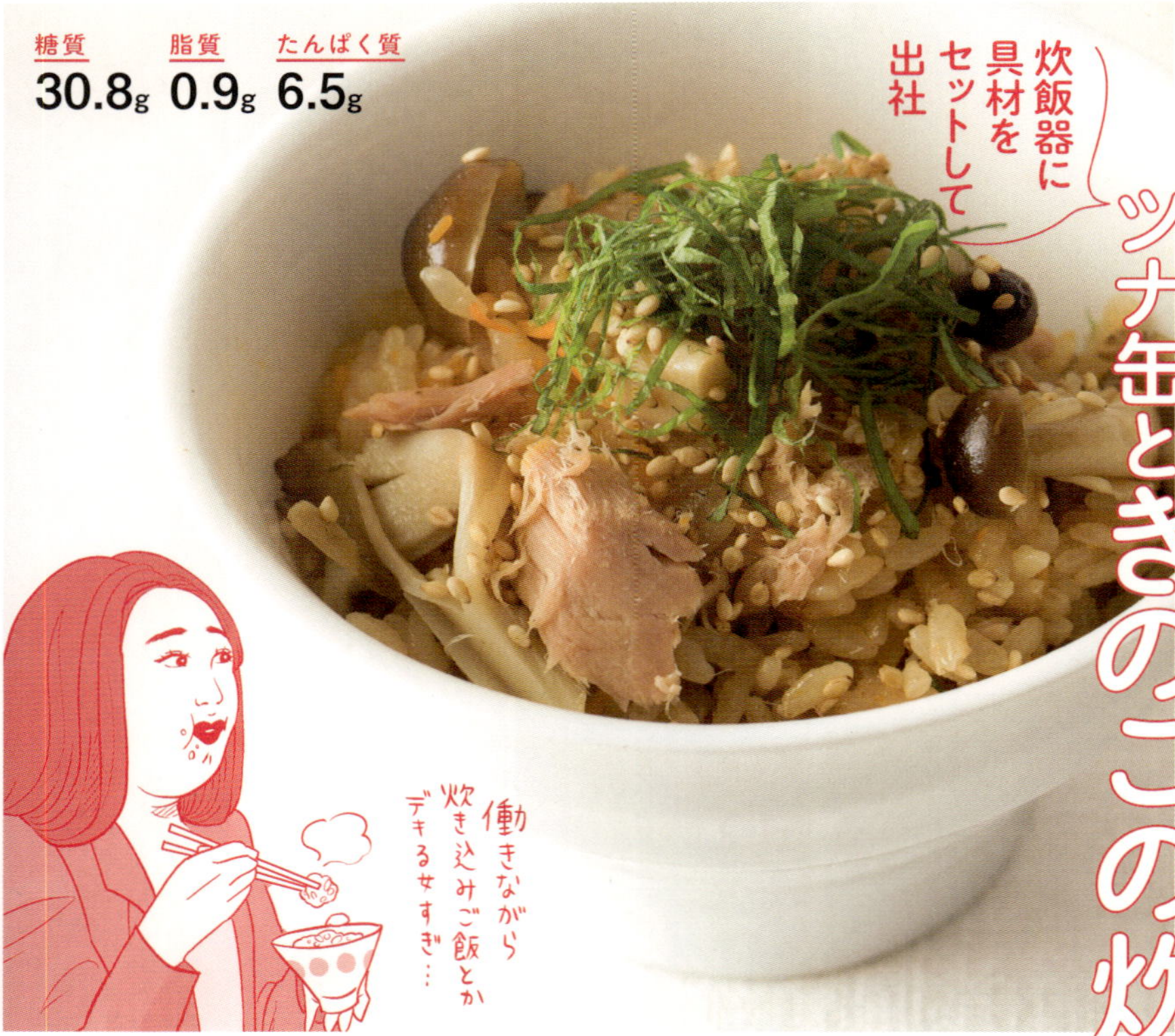

材料（2人分）

米…2合
きのこ（お好みで）…100g
にんじん…$\frac{1}{4}$本
ツナ缶（ノンオイル・食塩不使用）
…1缶
A しょうゆ…大さじ2
みりん…大さじ2
かつおぶし粉…1g
ごま、大葉（山椒の葉）…お好みで

作り方

1 米は洗って、30分ほど浸水させて水を切る。きのこは石づきを落としてほぐし、にんじんは千切りにする。
2 炊飯器に米とAを入れ、水を炊飯時の目盛りまで注ぐ。きのこ、にんじん、ツナを入れ、炊飯する。
3 炊けたら混ぜて、ごまや大葉などをのせる。

ここがヤセPOINT！

炊くのは2合だけれど、食べる量はちゃんと計って。深夜なら80gくらいにしておくこと。

スプラウトとツナのおろしのせ

のせてかけるだけで一品完成

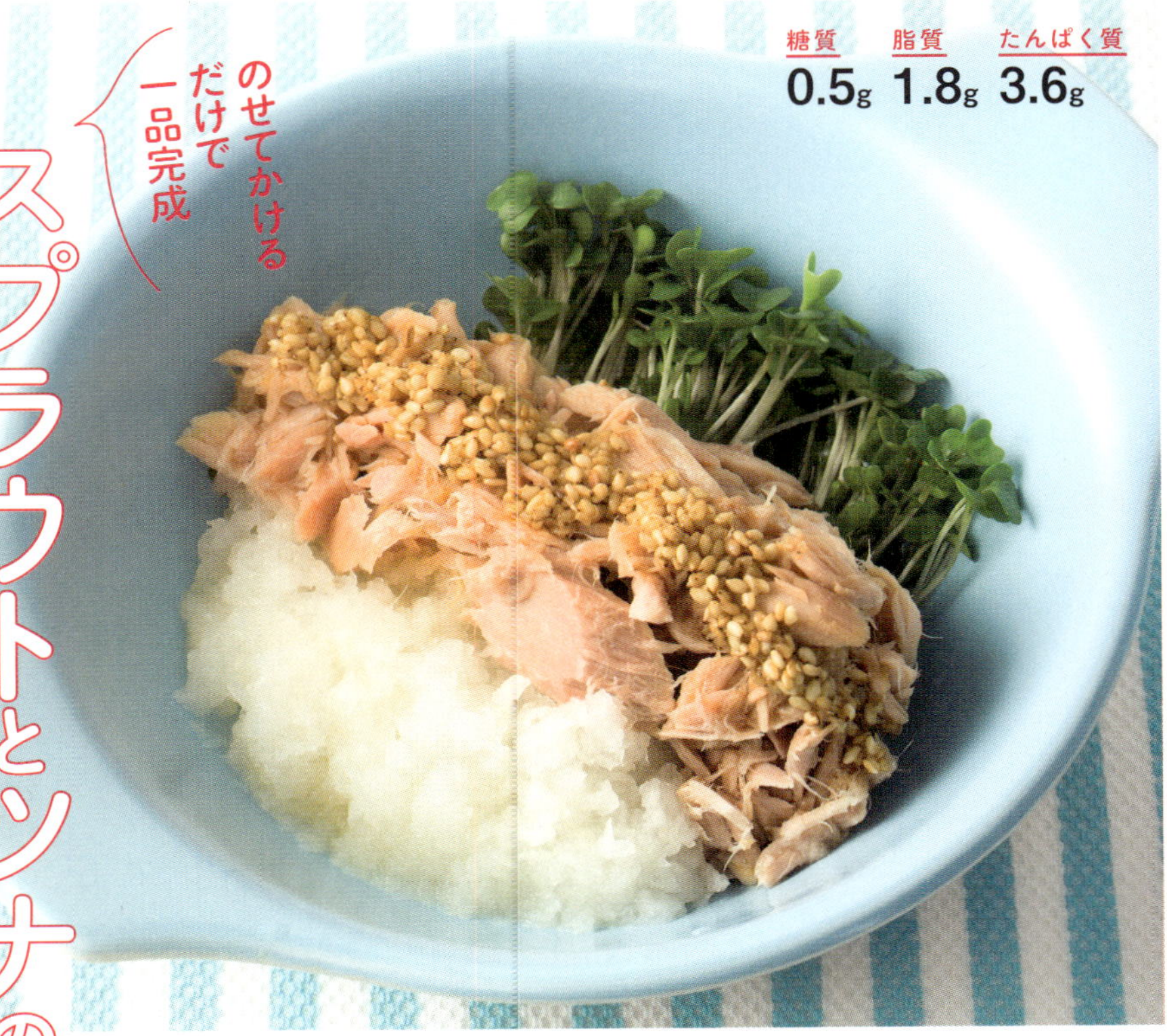

糖質 0.5g　脂質 1.8g　たんぱく質 3.6g

材料（2人分）

ツナ缶（ノンオイル・食塩不使用）…1缶
ブロッコリースプラウト…20g
大根…2.5cm（100g）
A　しょうゆ…小さじ1
　　酢…小さじ1
　　ごま油…小さじ$\frac{1}{2}$
　　白ごま…小さじ1

作り方

1　ブロッコリースプラウトは根元を切り落とす。大根はすりおろす。Aは混ぜておく。
2　皿に盛りつけ、Aを上からかける。

モリタクのつぶやき

大根おろしの栄養成分を効果的に摂るなら、すりおろしてすぐ食べて。

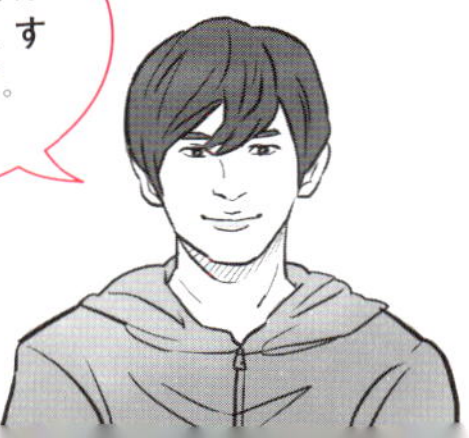

サケ缶のキムチ鍋

鍋に投入すれば
それでいい

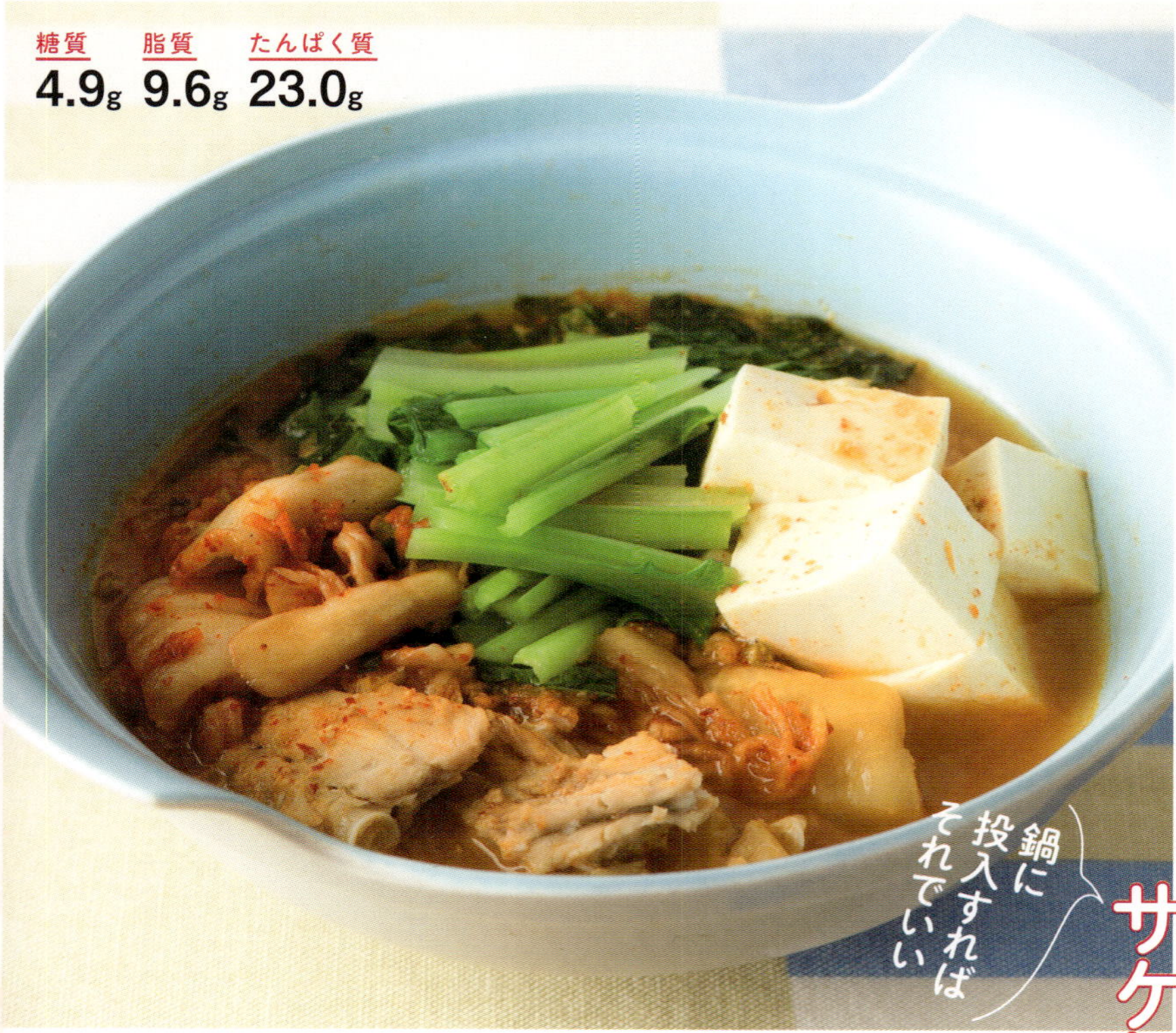

糖質 4.9g 脂質 9.6g たんぱく質 23.0g

材料（2人分）

サケ缶（水煮）…1缶
キムチ…100g
小松菜…50g
豆腐…150g
日本酒…大さじ1
みそ…大さじ1

作り方

1 鍋にサケ缶、キムチ、5cmの長さに切った小松菜、2cm幅に切った豆腐を並べて、酒をかけて火にかける。沸騰したらフタをして、弱火で3分ほど蒸し煮にする。
2 みそを溶き入れて、味を調える。

ここが
ヤセPOINT！
缶詰を使って小さな鍋で作れば、長い時間煮込まなくても、すぐに食べられる。

サケ缶と納豆のどんぶりご飯

糖質 31.0g　脂質 17.1g　たんぱく質 29.2g

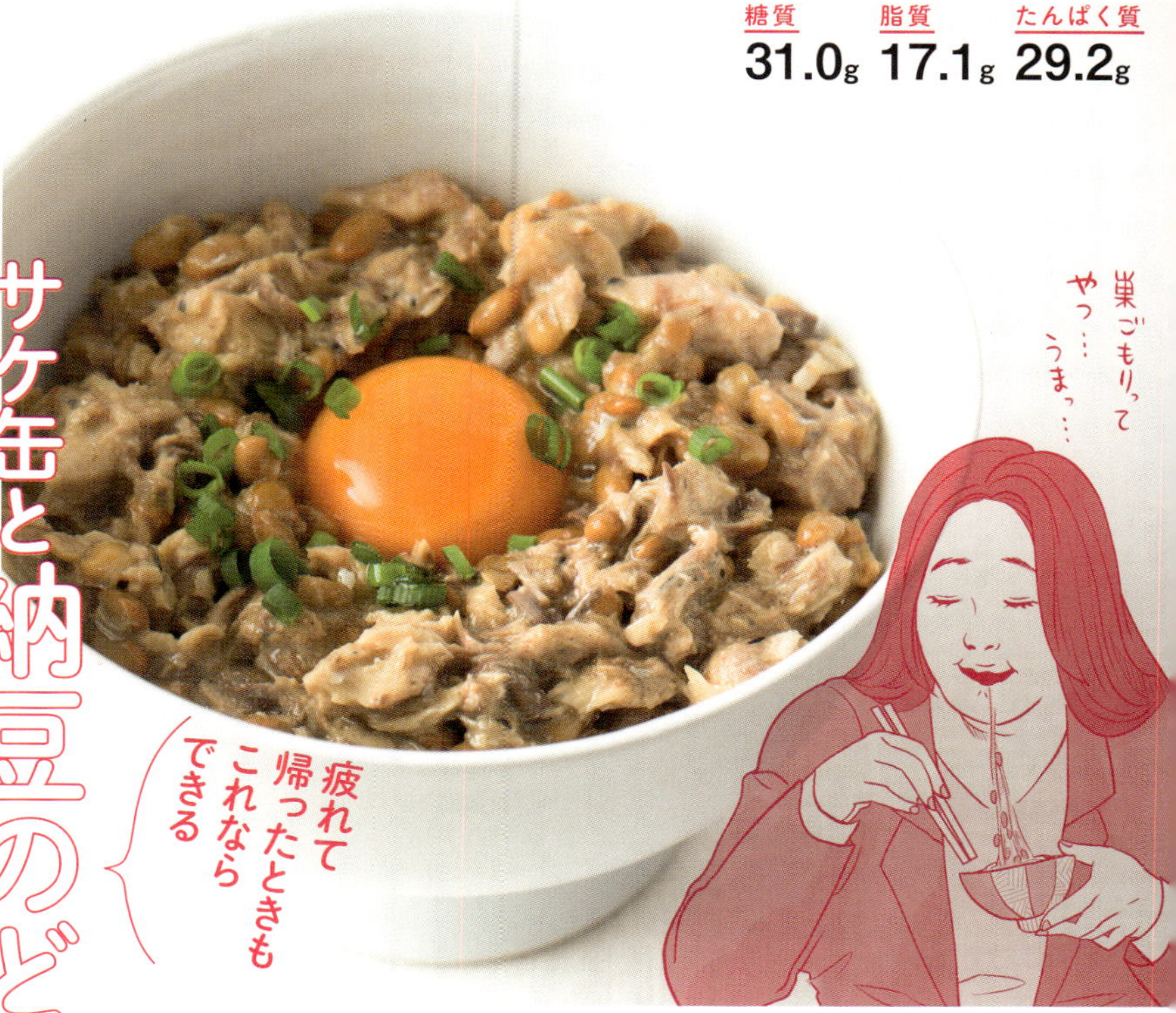

疲れて帰ったときもこれならできる

材料（2人分）

- ご飯…160g
- サケ缶（水煮）…1缶
- 納豆…2パック
- しょうゆ…小さじ2
- 卵黄（卵）…2個
- 海苔…大判1枚
- 小ねぎ…適量

作り方

1. ご飯は80gずつ、茶碗に盛る。
2. フライパンにサケ缶（汁ごと）と納豆をあけ、混ぜながら温める程度に加熱する。
3. しょうゆを加えて混ぜ、ご飯の上に盛る。
4. 真ん中をくぼませ、卵黄を落とし、刻んだ海苔と小ねぎをかける。

モリタクのつぶやき

夜食は白米でいいです。玄米は消化に時間がかかるので、腸の負担になります。

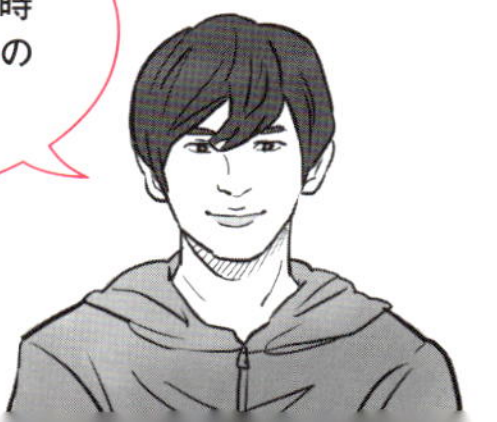

サラダチキンを食べるのテンション上がらない！

Q

ダイエットといえば、今やコンビニ人気商品のサラダチキン。でも、食べるテンションが上がらない……。近くに置いてあるサンドイッチに手が出てしまう。

A

高たんぱく、低脂質のサラダチキンは優秀なダイエット食材。実は自分で作ったらもっとヘルシーで美味しい。アレンジ次第でバリエが広がる時短メニューになる。

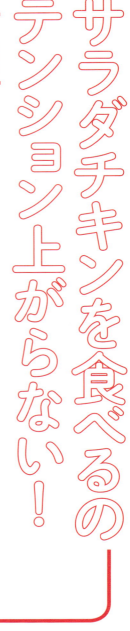

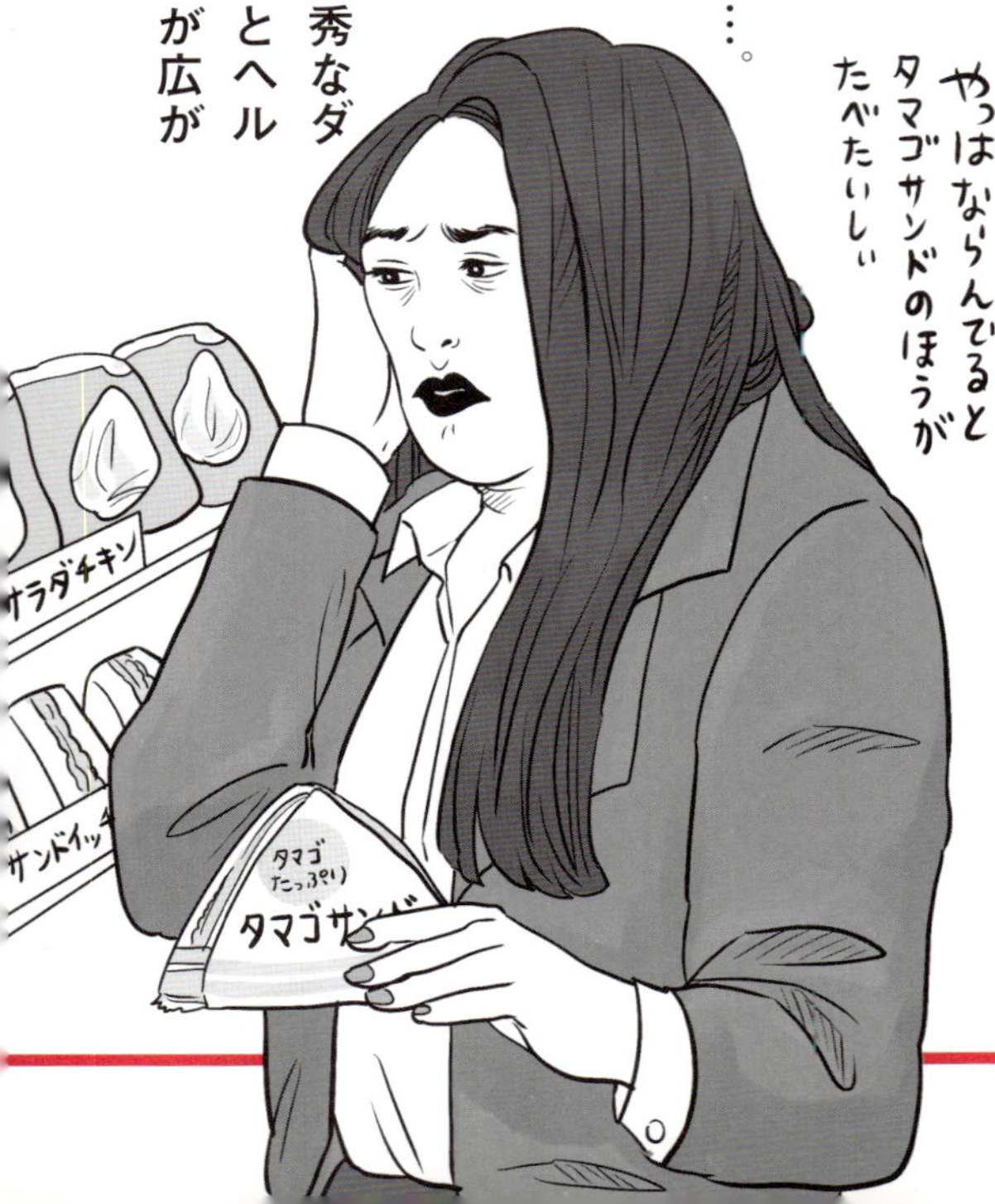

やっぱならんでると
タマゴサンドのほうが
たべたいしぃ
サラダチキン
サンドイッ
タマゴたっぷり
タマゴサン

飽きない！ 侘《わび》しくない！ サラダチキンのアレンジ術

コンビニなどで売っていて、手軽にたんぱく質が摂れ、脂質も少ないということで人気のサラダチキン。

ただ、こればっかり食べていると、さすがに飽きてくるし、そのまま食べるランチは何だか虚しい。それなら、アレンジして、苦手意識を克服してみるのはどうですか？

どれも簡単にすぐできるので、仕事から帰ってきても十分作れます。

また、サラダチキンを手作りして作り置きしておくと、保存料などの添加物を摂らずに済みますよ。

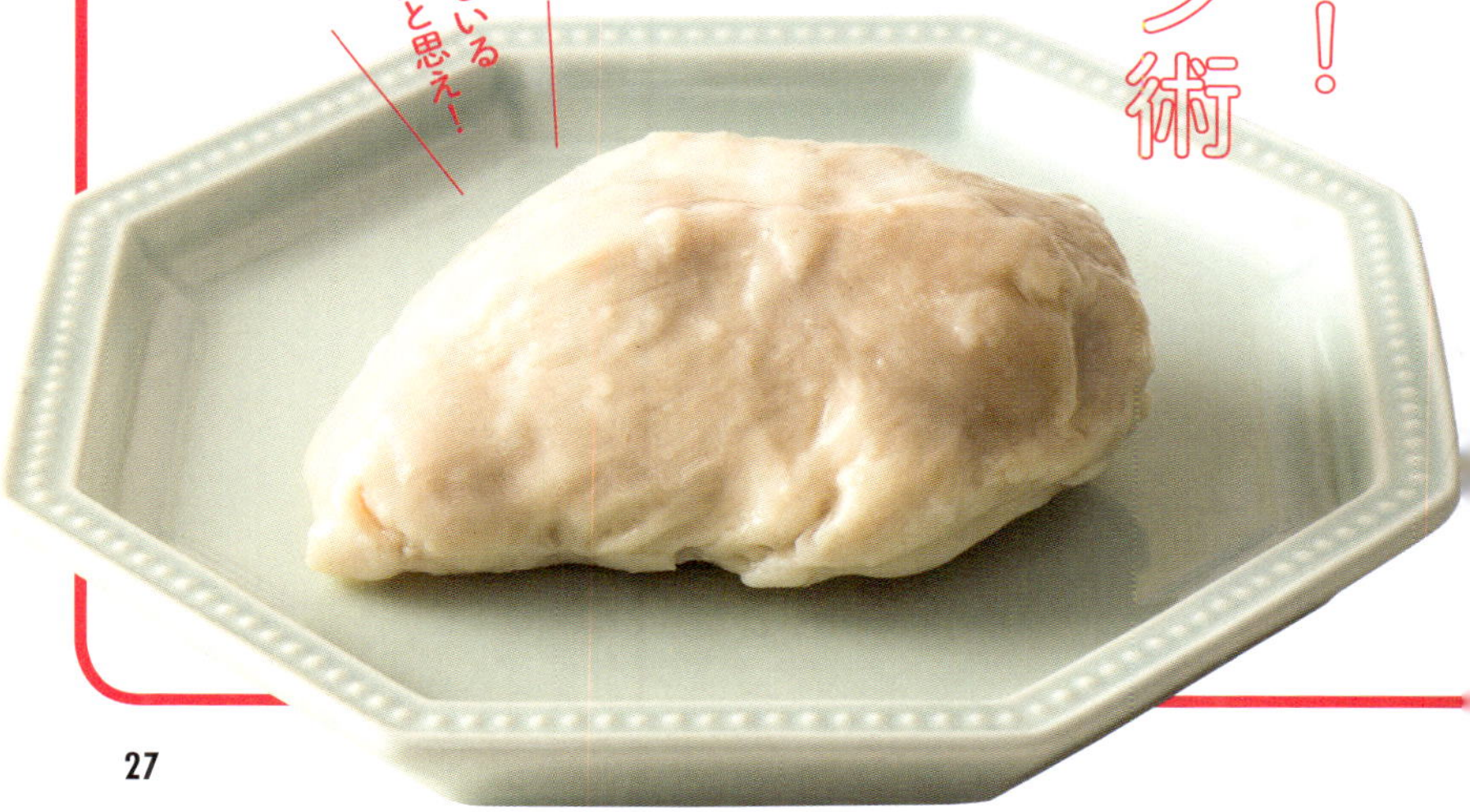

基本
コンビニいらずのサラダチキン

糖質 **2.0g**　脂質 **1.9g**　たんぱく質 **24.4g**

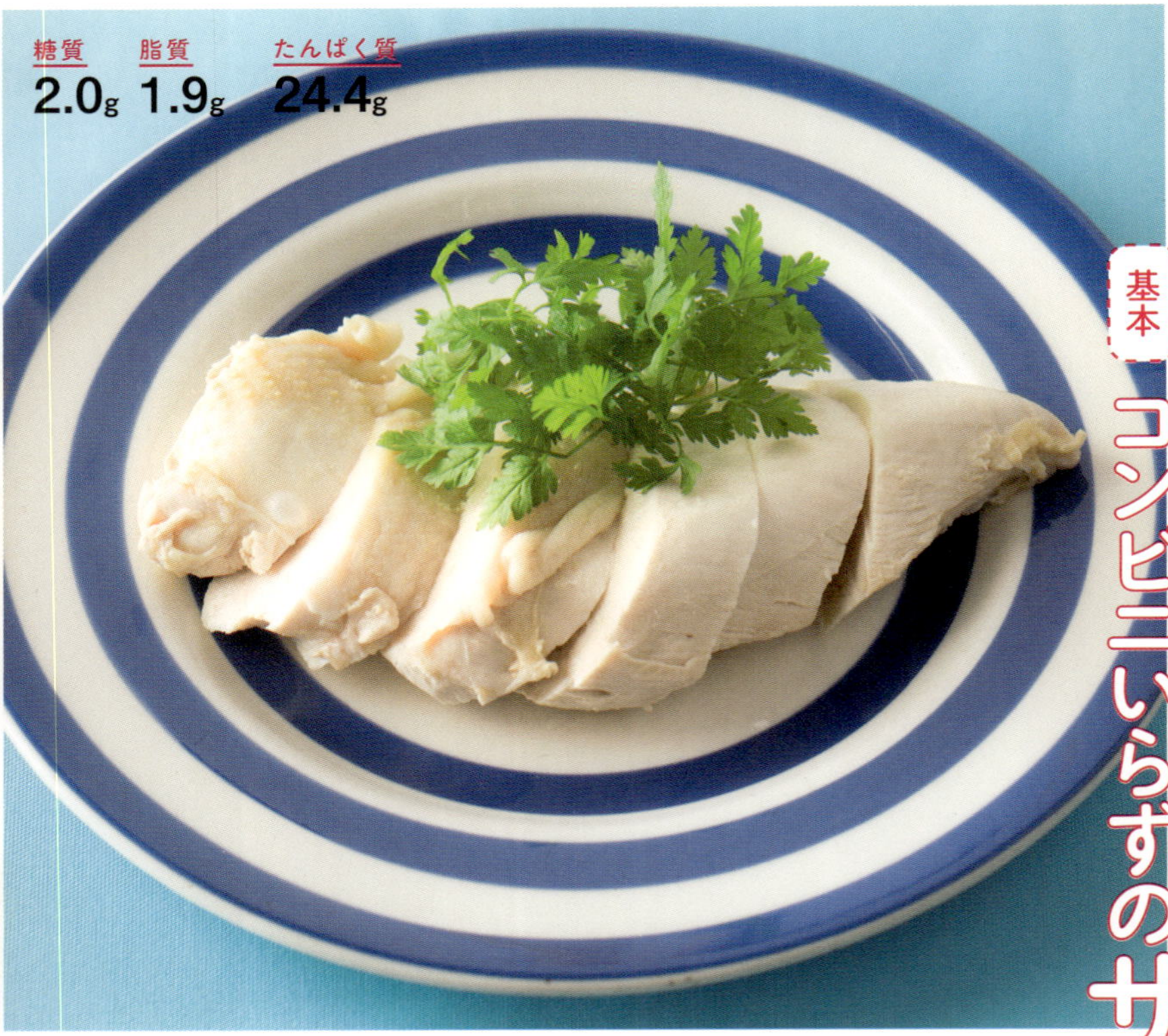

材料（作りやすい分量）

鶏胸肉（皮なし）…1枚
塩…小さじ$1/2$
砂糖…小さじ$1/2$

作り方

1 鶏胸肉に切り込みを入れて、厚い部分を薄く広げる。
2 鶏胸肉に砂糖→塩の順にまんべんなくまぶす。
3 冷蔵庫で1時間以上寝かせる（一晩～24時間だとさらによい）。
4 たっぷりのお湯を沸かし、鶏胸肉を入れる。再沸騰したら火を止める。
5 そのまま火を止めて、冷めるまで放置する（約2時間）。

ここが ヤセPOINT！

手作りのサラダチキンは無添加。煮汁も一緒にストックしておけば、パサパサにならない。

サラダチキンとトマトのチーズ焼き

ダイエット中は
イタリアンも
欲する

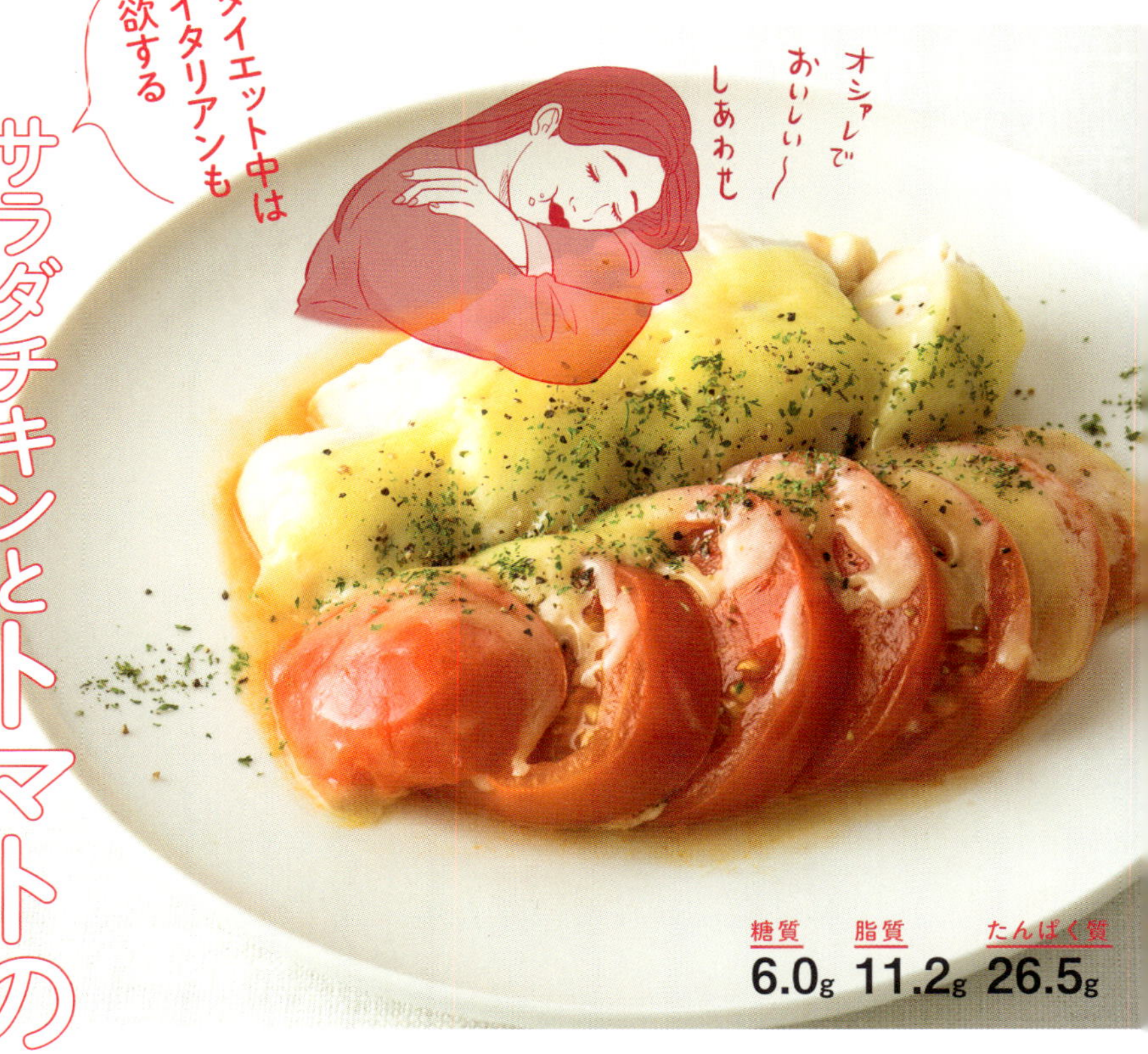

糖質 **6.0g** 脂質 **11.2g** たんぱく質 **26.5g**

材料（2人分）

サラダチキン…1枚
トマト…1個
シュレッドチーズ…大さじ2
こしょう…少々

作り方

1 サラダチキンは1cmほどの厚さに切り、トマトはくし切りにする。
2 チキンとトマトを耐熱皿に並べて、チーズをかけて、オーブントースター（グリル）で5分ほどチーズが溶けるまで熱する。
3 こしょうをかける。

モリタクのつぶやき

サラダチキンは糖質オフなので、チーズたっぷりでも大丈夫。

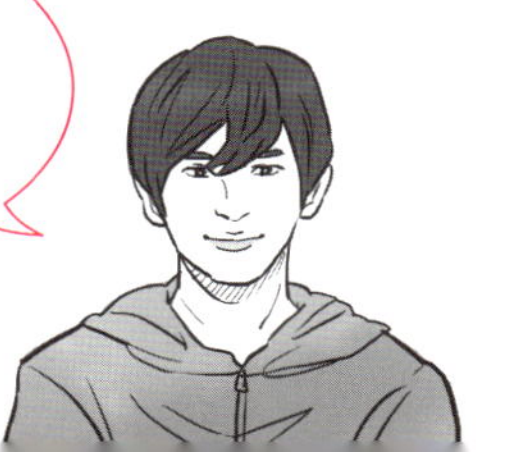

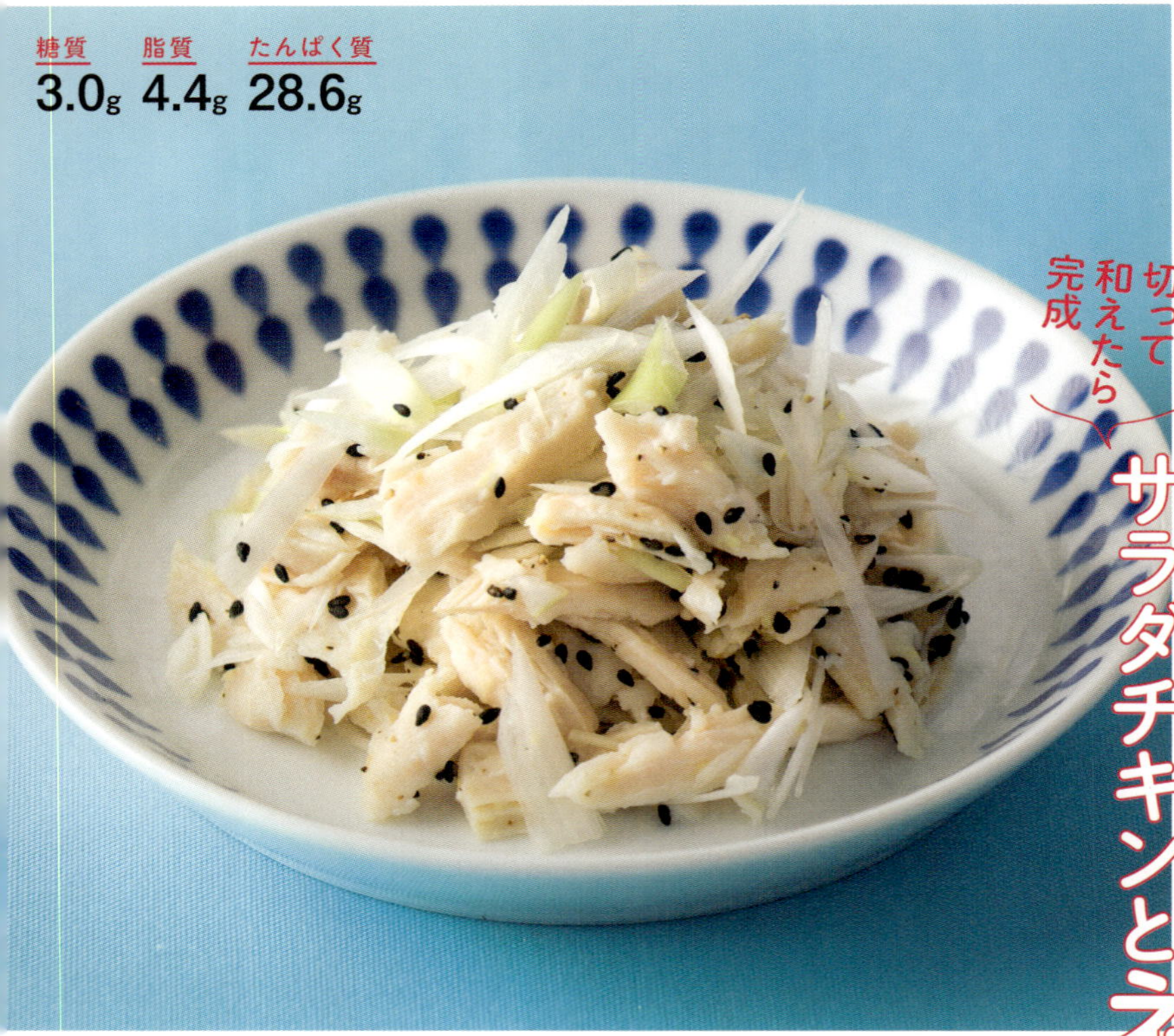

糖質 3.0g　脂質 4.4g　たんぱく質 28.6g

切って和えたら完成

サラダチキンとネギのナムル

材料（2人分）

サラダチキン…1枚
長ネギ…1本
しょうが…½かけ
ごま油…小さじ½
黒ごま…少々
塩こしょう…適宜

作り方

1 長ネギは千切りにする。サラダチキンは手で裂く。しょうがはすりおろす。
2 1とごま油と黒ごまを和え、味をみて塩こしょうで調整する。

モリタクのつぶやき

裂いて混ぜるだけなら、調理は1分？ しっかりたんぱく質が摂れて満足度は高い一品。

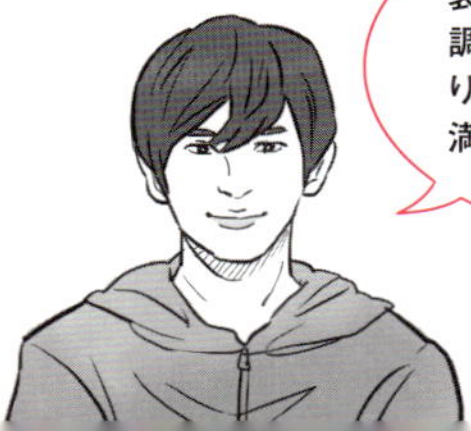

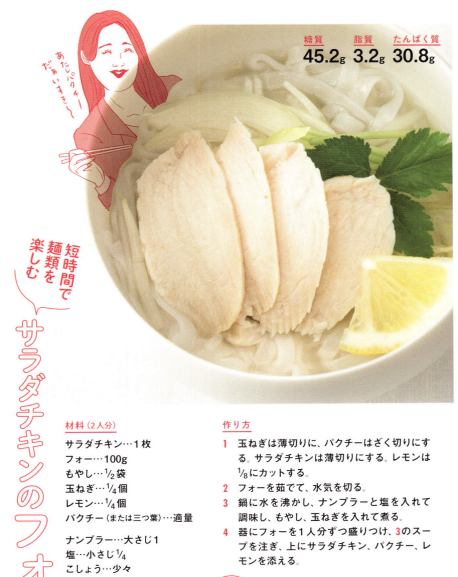

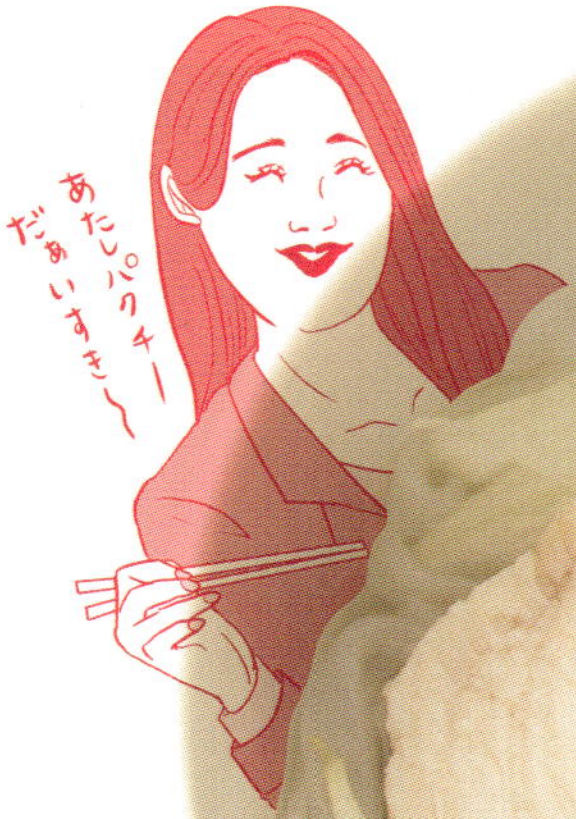

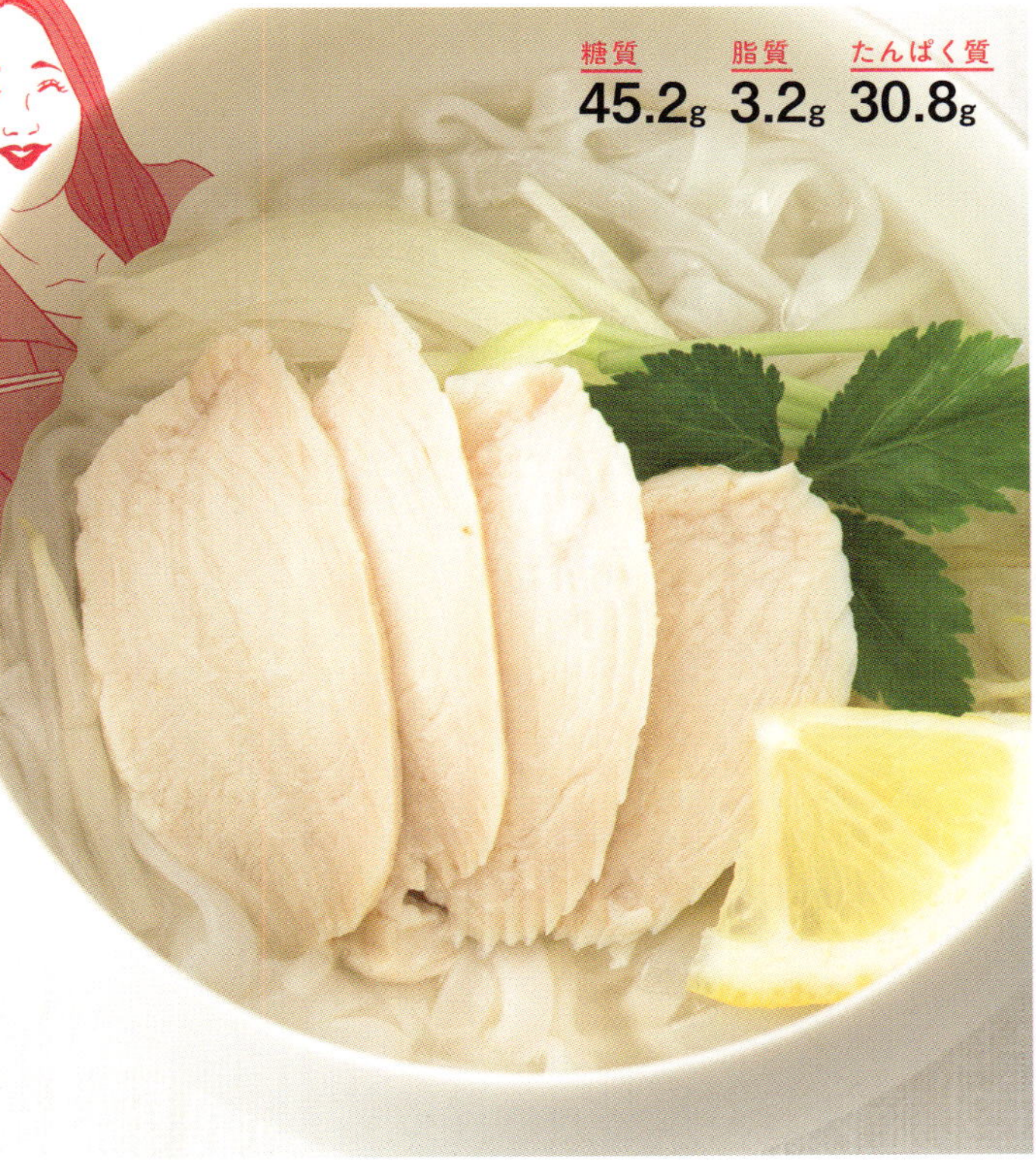

糖質 **45.2g** 脂質 **3.2g** たんぱく質 **30.8g**

短時間で
麺類を
楽しむ

サラダチキンのフォー

材料（2人分）

サラダチキン…１枚
フォー…100g
もやし…$\frac{1}{2}$袋
玉ねぎ…$\frac{1}{4}$個
レモン…$\frac{1}{4}$個
パクチー（または三つ葉）…適量

ナンプラー…大さじ1
塩…小さじ$\frac{1}{4}$
こしょう…少々
水…600cc

作り方

1 玉ねぎは薄切りに、パクチーはざく切りにする。サラダチキンは薄切りにする。レモンは$\frac{1}{8}$にカットする。
2 フォーを茹でて、水気を切る。
3 鍋に水を沸かし、ナンプラーと塩を入れて調味し、もやし、玉ねぎを入れて煮る。
4 器にフォーを１人分ずつ盛りつけ、3のスープを注ぎ、上にサラダチキン、パクチー、レモンを添える。

ここが
ヤセPOINT！
麺を使った料理だけれど、サラダチキンを使って脂質オフにしているのでOKメニューに。

サラダチキンのしそみそピカタ

糖質 13.9g　脂質 7.0g　たんぱく質 31.5g

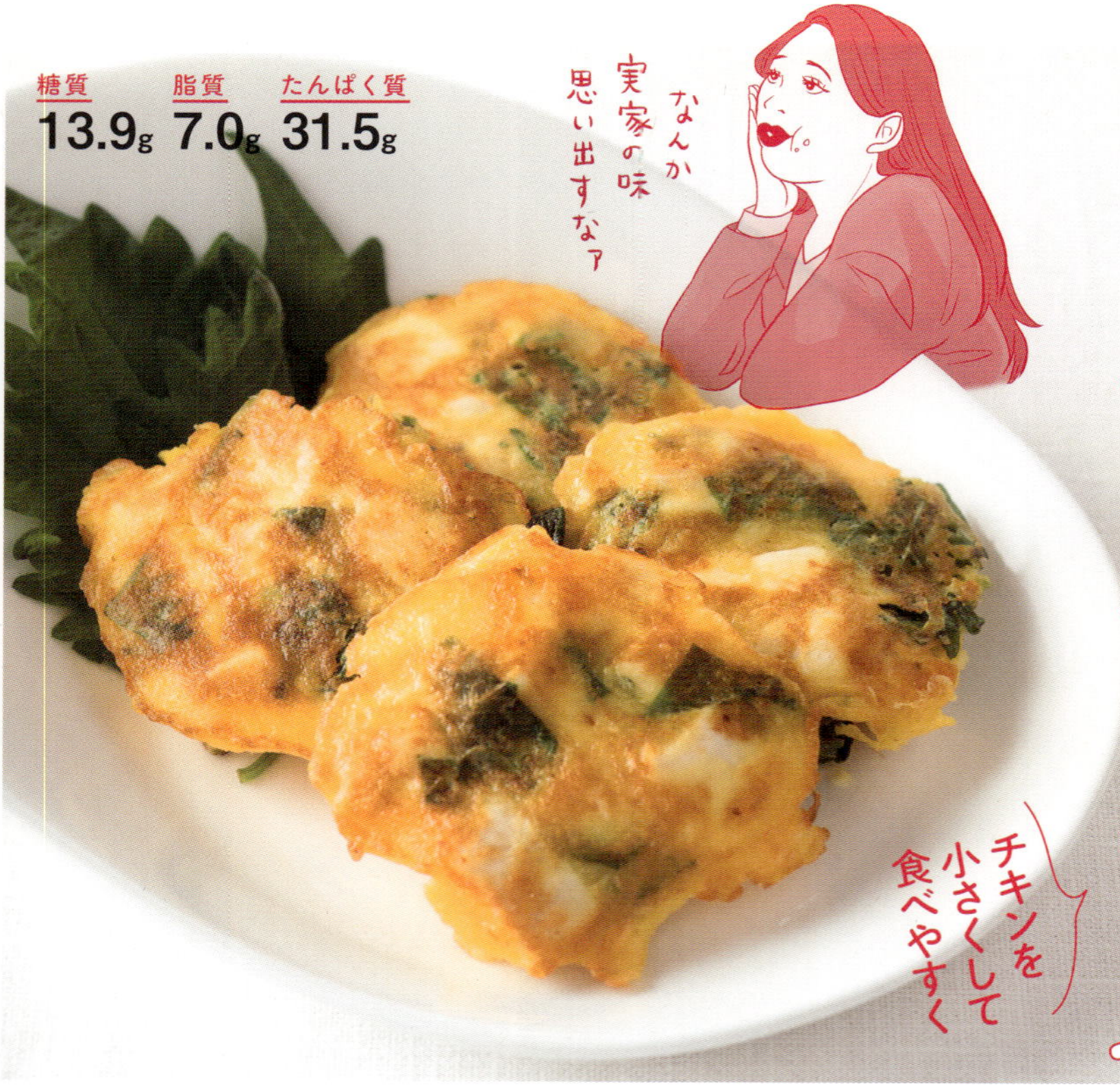
チキンを
小さくして
食べやすく
なんか
実家の味
思い出すなァ

材料（2人分）

サラダチキン…1枚
大葉…5〜6枚
片栗粉…大さじ3
卵…1個
みそ…小さじ1
酒…小さじ1

作り方

1 サラダチキンは1cm角に切る。大葉は手でこまかくちぎる。
2 すべての材料を混ぜる。
3 熱したフライパンに牛脂（材料外）をひき、2のタネをすくい取り、フライパンの中で形を整える。
4 中火で両面焼く。

モリタクのつぶやき

みそでしっかり味がついているので、冷めても美味しく、お弁当のおかずに使ってみても。

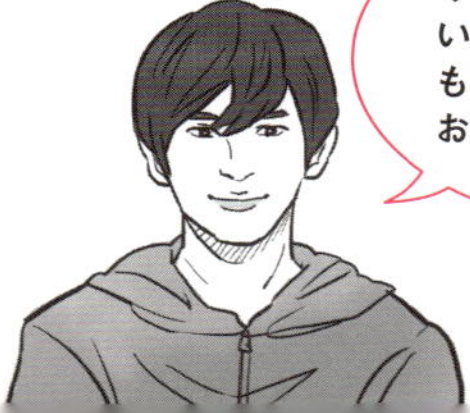

時間がなくてももう一品

サラダチキンとかいわれキムチ

糖質 2.7g 脂質 3.0g たんぱく質 29.3g

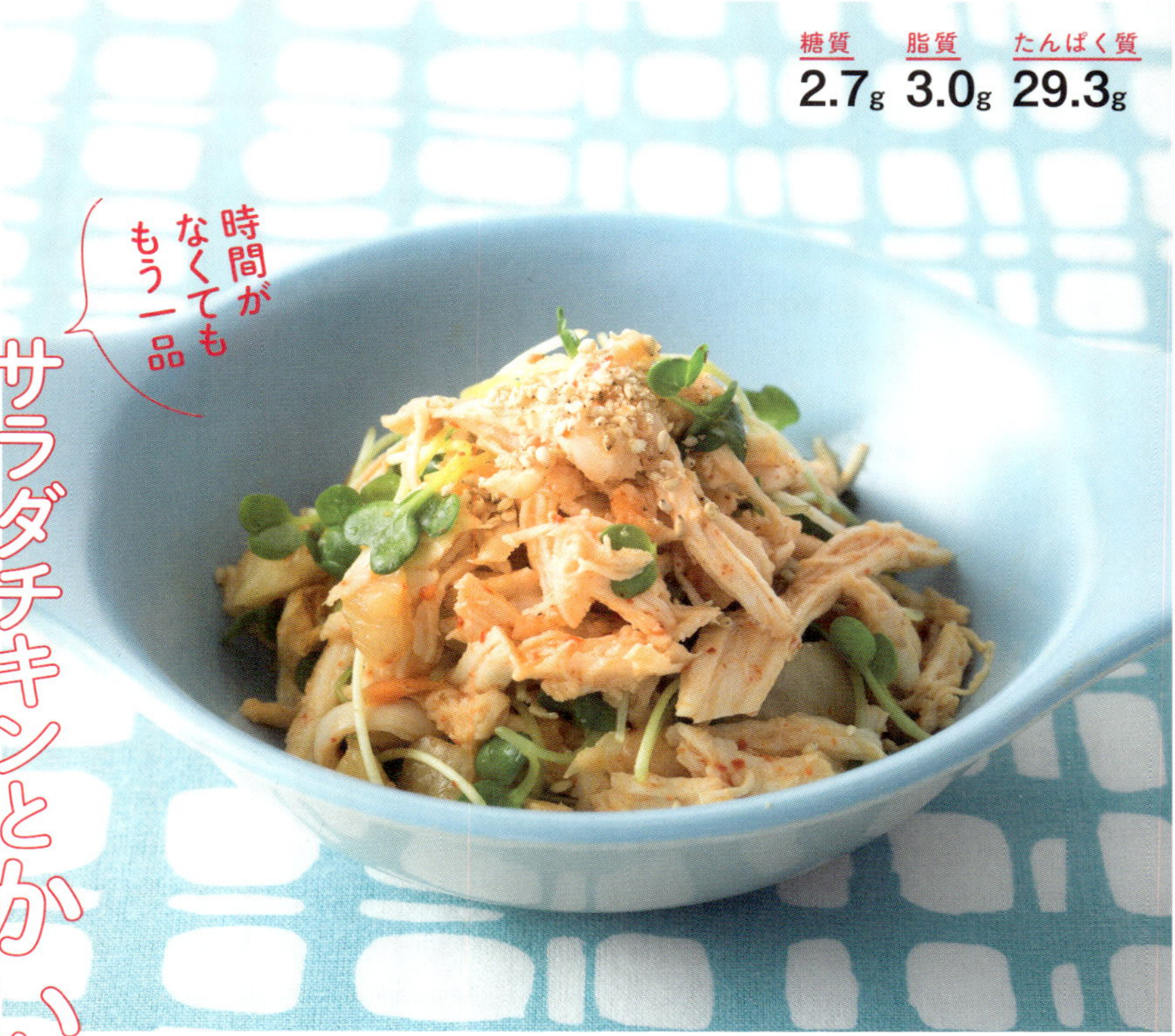

材料（2人分）

サラダチキン…１枚
かいわれ大根…１パック
キムチ…50g
白ごま…少々

作り方

1 サラダチキンは手でちぎり、かいわれ大根は半分に切る。キムチは食べやすい大きさに切る。
2 ボウルに1の材料を入れて混ぜる。
3 器に盛り、軽くすった白ごまをかける。

ここがヤセPOINT！

発酵食品はダイエットの強い味方になる。毎日１種類は摂りたいので、キムチのようなお手軽な発酵食品を使って。

欲望に負けてビュッフェ暴食。なかったことにならない!?

Q

ビュッフェなどの食べ放題系が大好き。「今だけ」と思うと限界を超えて詰め込んじゃう。翌日は気を引き締めて断食。これでプラマイゼロだよね？

A

こういうザンゲの断食は一番やっちゃいけないパターン。お腹に優しい具だくさんみそ汁でカロリーのバランスをとりながら栄養をしっかりと補給しよう！

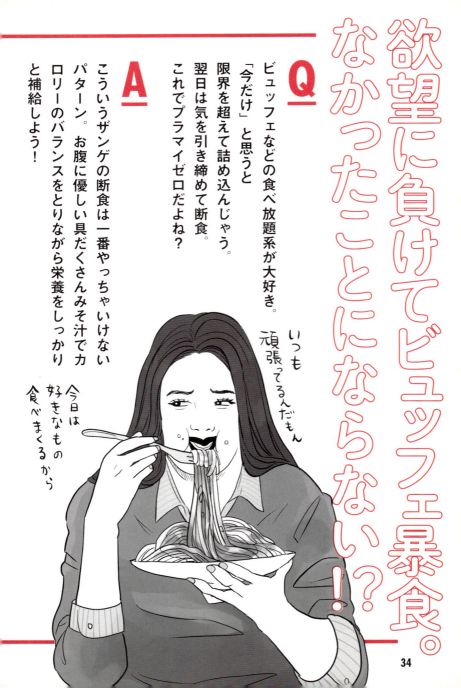

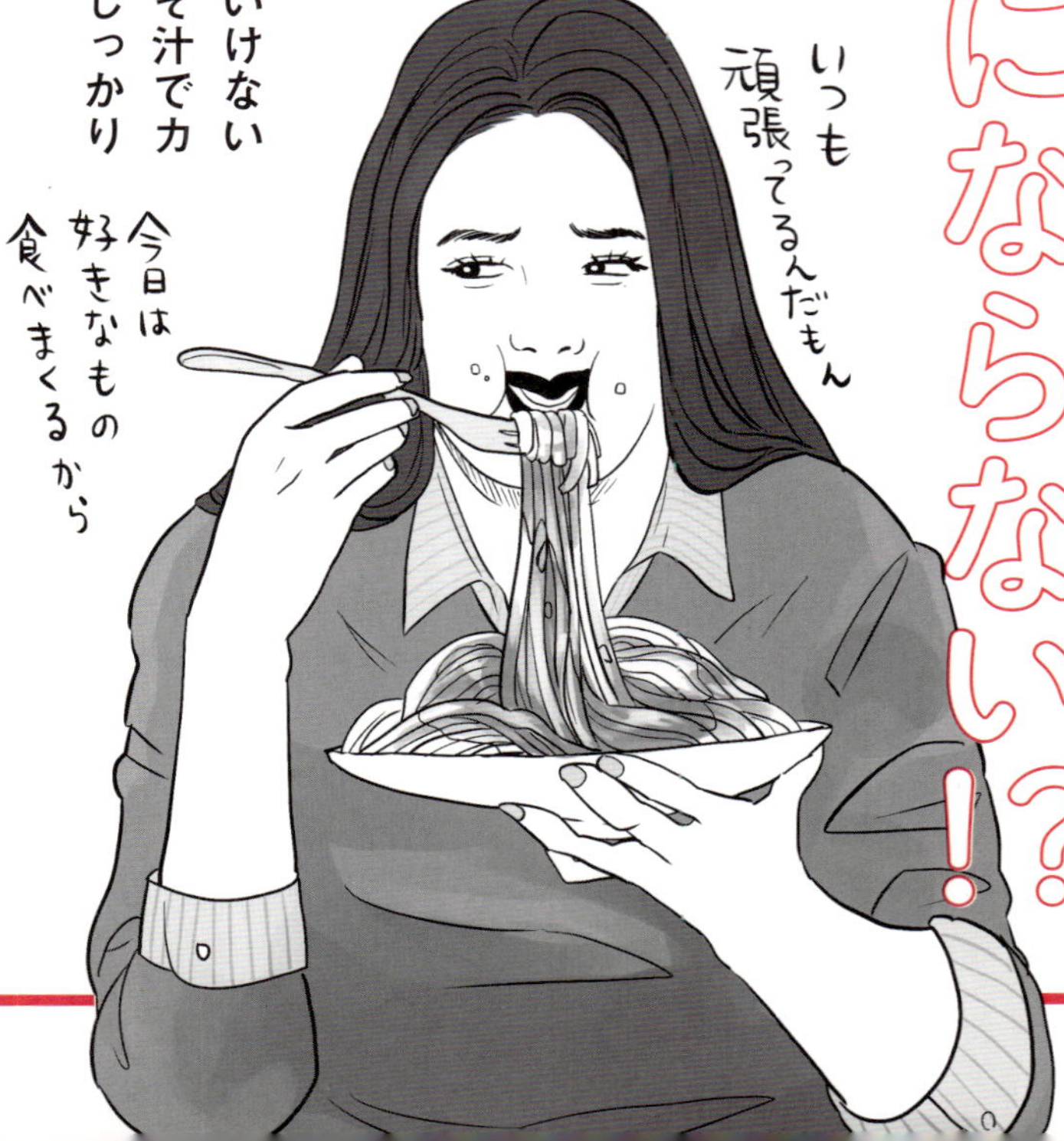
いつも頑張ってるんだもん
今日は好きなもの食べまくるから

箸が立つぐらい具を入れればみそ汁だけでも理想の献立

暴飲暴食の帳尻を翌日で合わせようなんて、大雑把過ぎ。

1回の食事ですぐに太るわけではないので、ふだん通りでいいんです。

食べ過ぎのときは、脂質、糖質、両方のカロリーを摂っている可能性が高く、反対にビタミンやミネラルが不足しているので、身体は飢餓状態。

マゴニワヤサシイ食材を（P.153）ふんだんに入れた具だくさんみそ汁なら、胃腸にも優しいし、カンタンで栄養はしっかり摂れる。食材をどんどん加えればいいだけです。

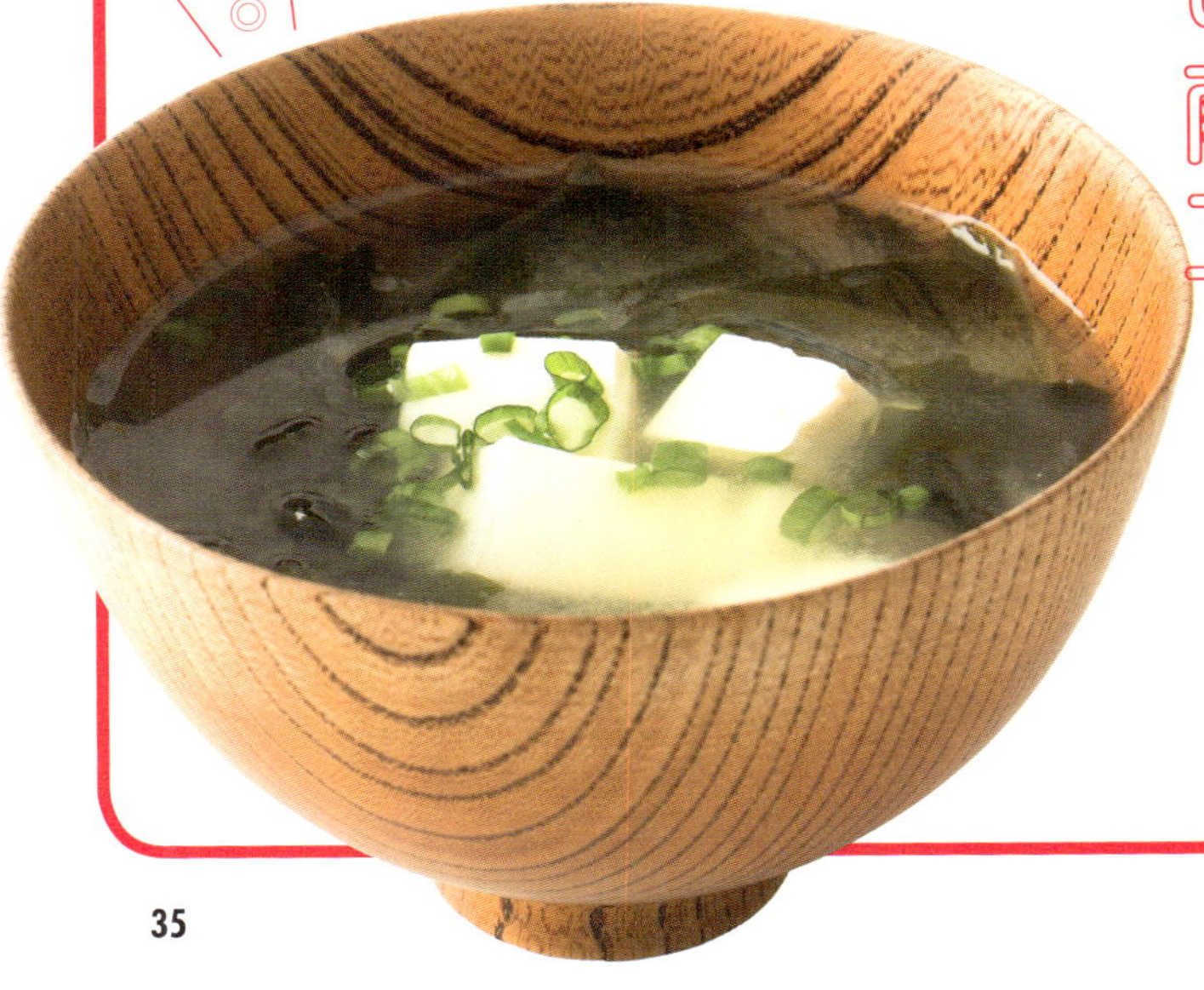

とにかく具だくさんけんちん汁

冷凍野菜でいいんです

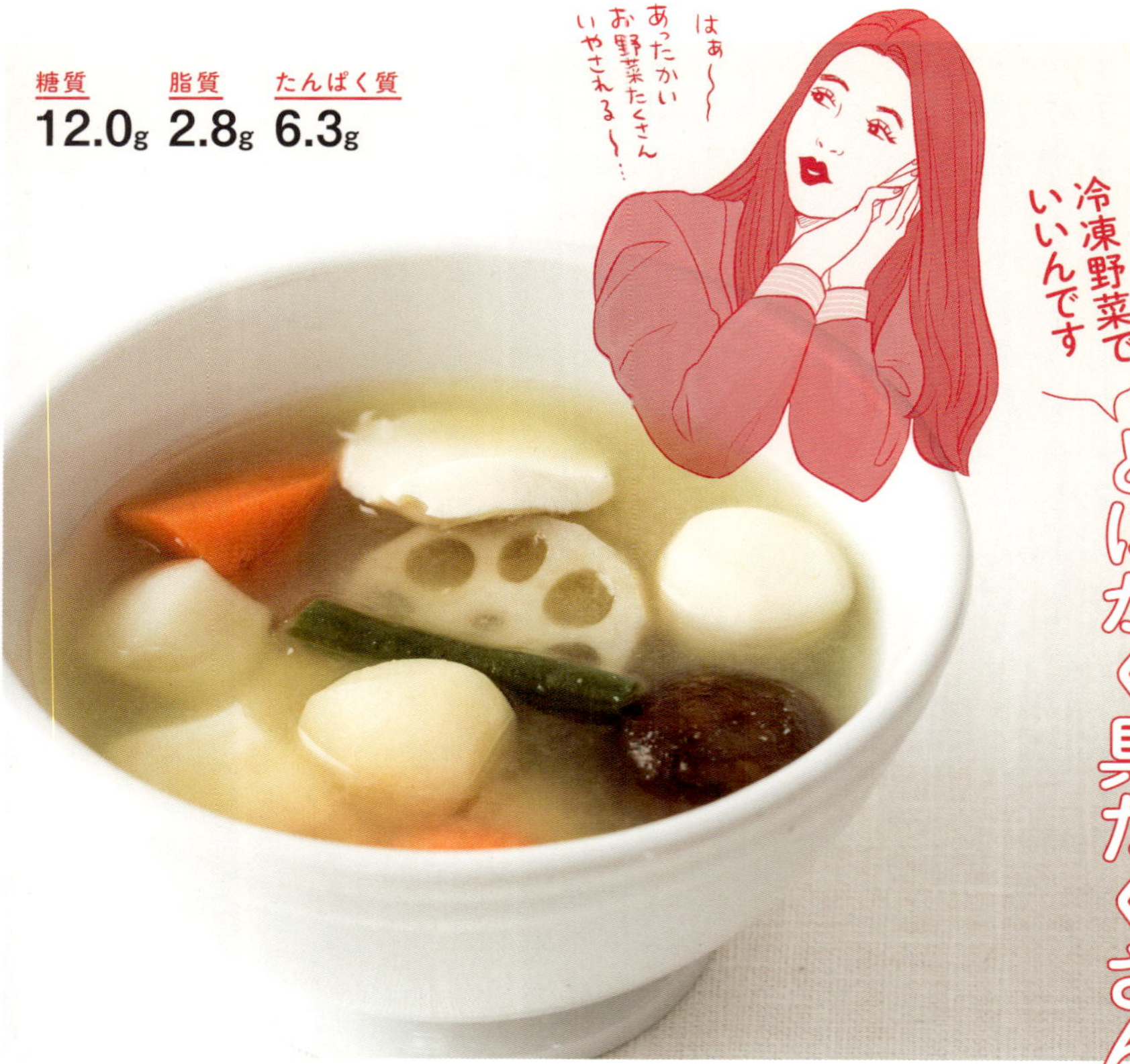

糖質	脂質	たんぱく質
12.0g	2.8g	6.3g

材料（2人分）

市販の冷凍野菜ミックス（和風）
…200g
豆腐…100g
かつおぶしまたはかつおぶし粉
…1g
水…400cc
みそ…大さじ1.5〜2

作り方

1 水とかつおぶし（またはかつおぶし粉）を鍋にかけ、沸かす。
2 沸いたら冷凍野菜ミックスを入れ、加熱する。温まったら豆腐をスプーンですくって入れる。
3 弱火にしてみそを溶く。

ここが ヤセPOINT！
冷凍野菜はほとんど添加物が使われていないので、安心して使える。ただし、封を開けたら密封袋などで保存し、早めに使って。

糖質 6.1g　脂質 1.2g　たんぱく質 4.4g

切らなくったって料理はできる

包丁を使わない簡単みそ汁

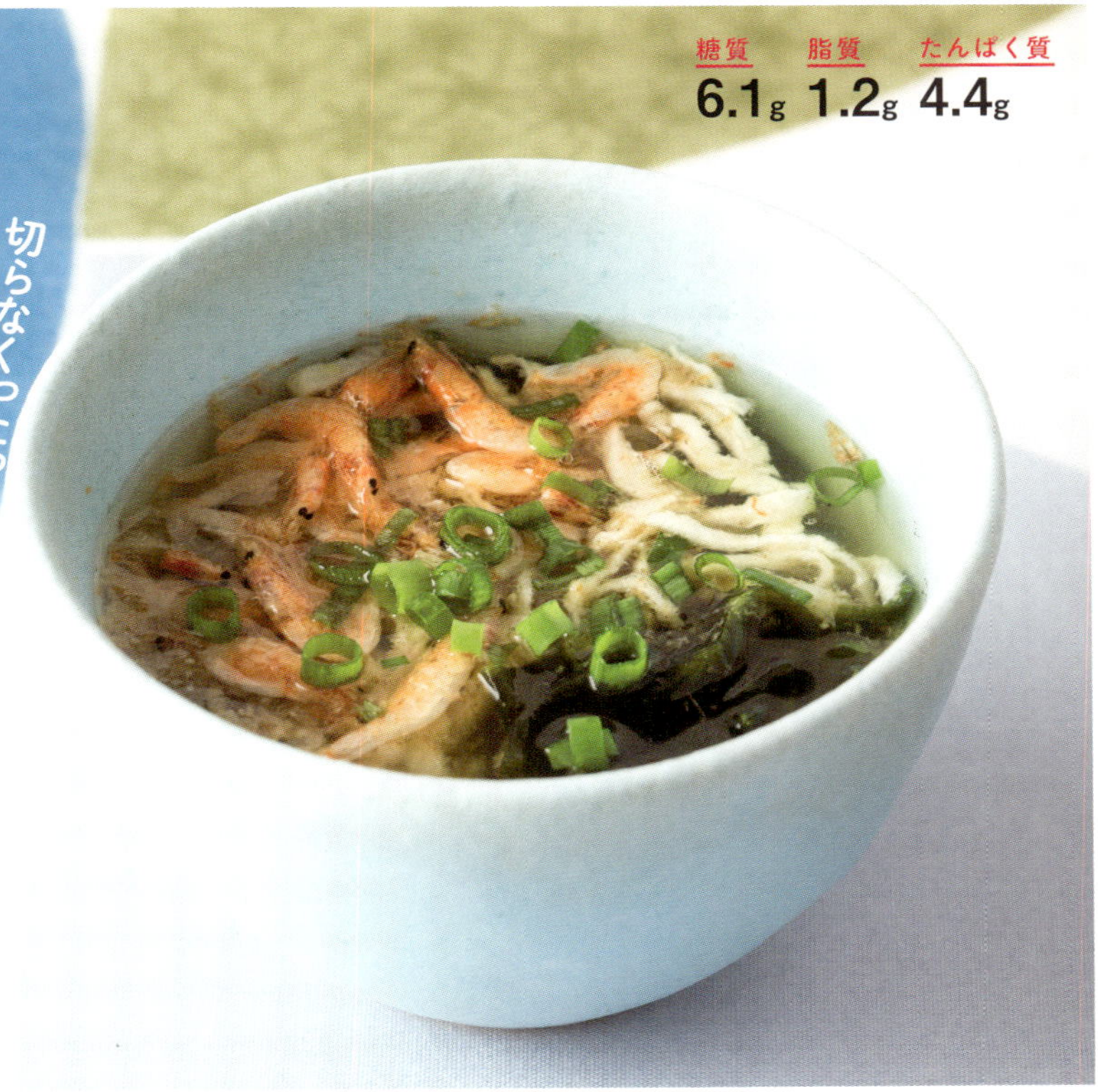

材料（2人分）

乾燥わかめ…2g
切り干し大根…10g
桜エビ…2g
とろろ昆布…ひとつまみ
かつおぶし粉…1g
小ねぎ（あれば）
　※カットしている市販のもの…適量
みそ…大さじ1〜1.5
水…400cc

作り方

1　お椀に具材とみそをすべて入れ、お湯を沸かして注ぎ、みそを溶く。

モリタクのつぶやき

だしもかつおぶし粉を使えばいいので、一人暮らしでもラクにできます！

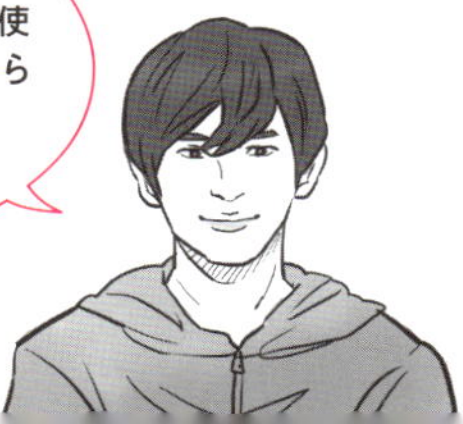

みそ玉を作ろう

忙しい1日が終わって、夕飯に汁物が欲しい。
そんなときに便利なのがみそ玉。
みそ汁1杯分のみそに具を混ぜ、
冷蔵庫に常備しておけば、
すぐに美味しいみそ汁が飲めます。

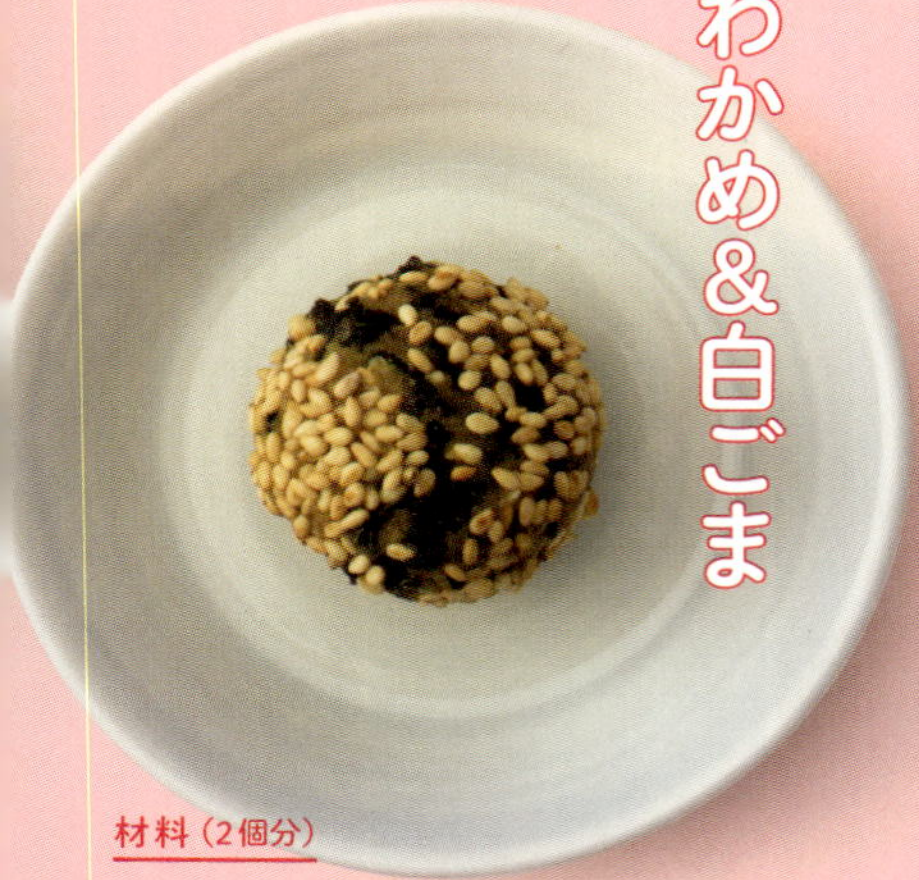

わかめ&白ごま

材料（2個分）

みそ…30g
かつおぶし粉…1g
乾燥わかめ…適量
白ごま…適量（まわりにつくくらい）

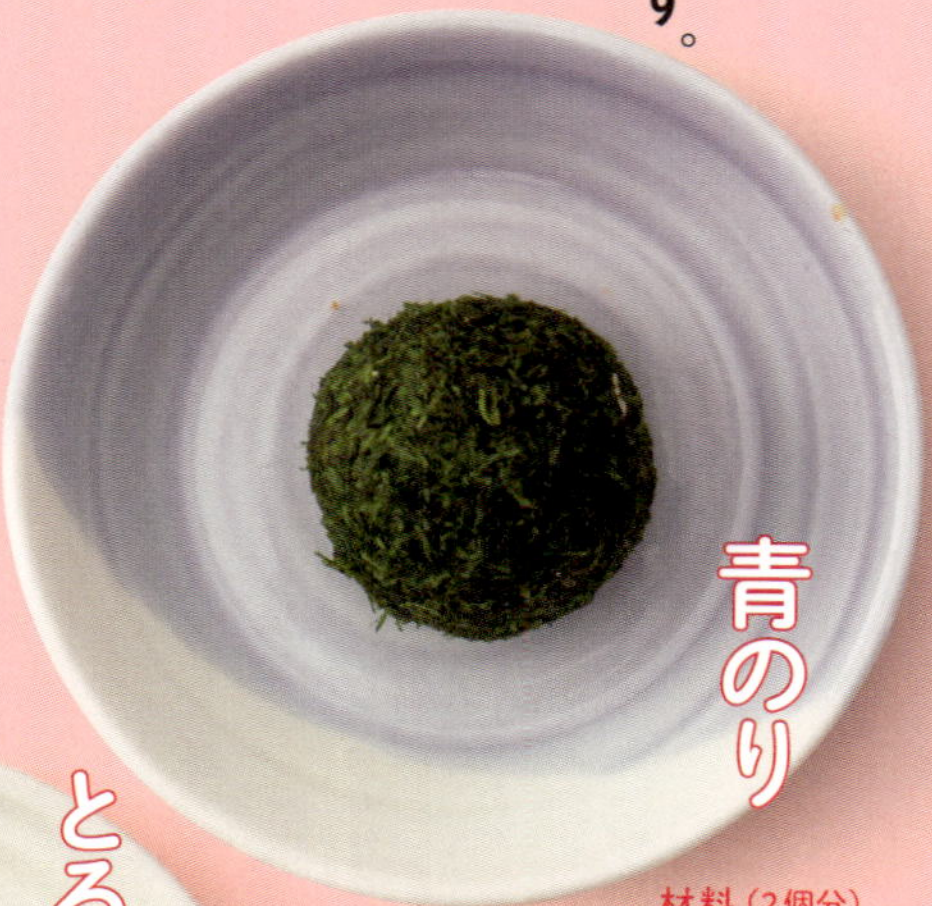

青のり

材料（2個分）

みそ…30g
かつおぶし粉…1g
青のり…適量（まわりにつくくらい）

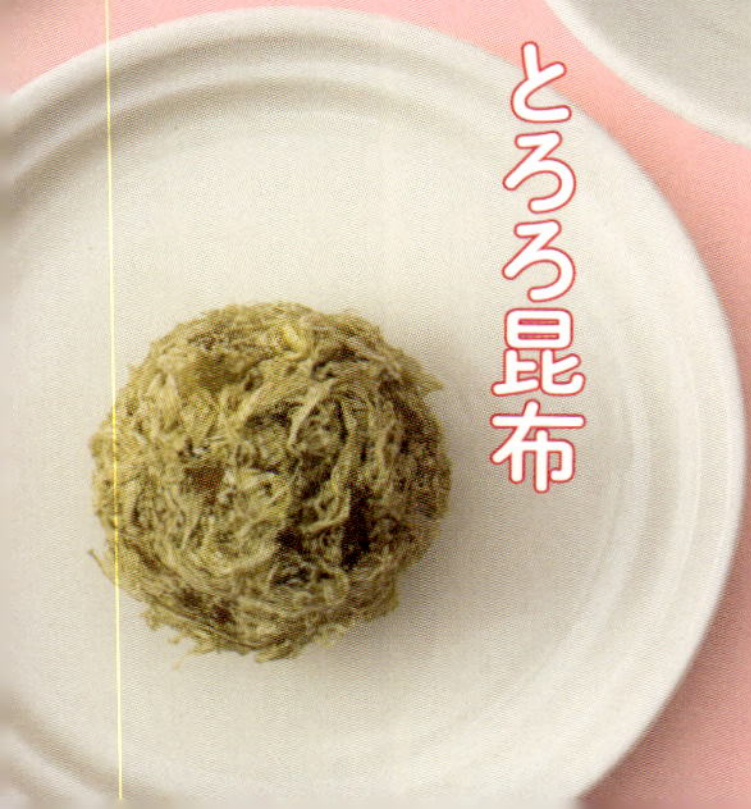

とろろ昆布

材料（2個分）

みそ…30g
かつおぶし粉…1g
とろろ昆布…少々

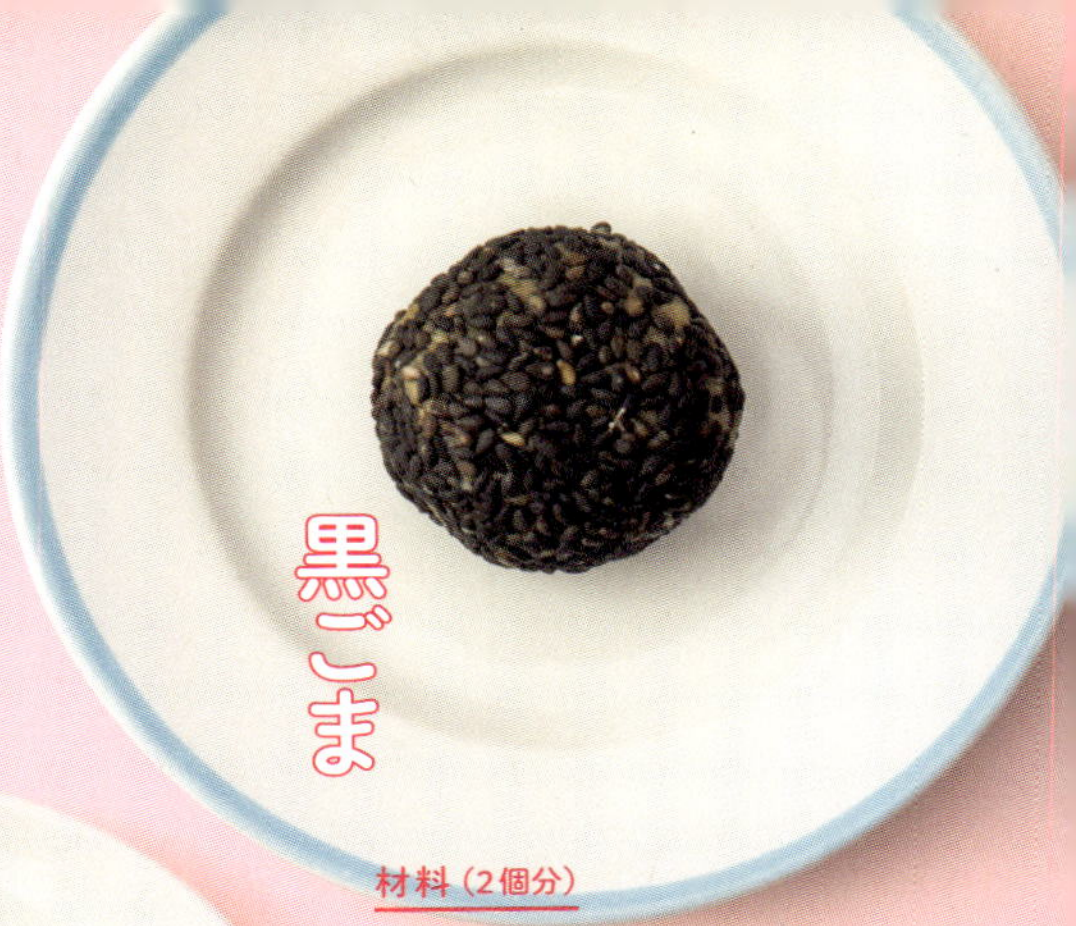

黒ごま

材料（2個分）

みそ…30g
かつおぶし粉…1g
黒ごま…適量（まわりにつくくらい）

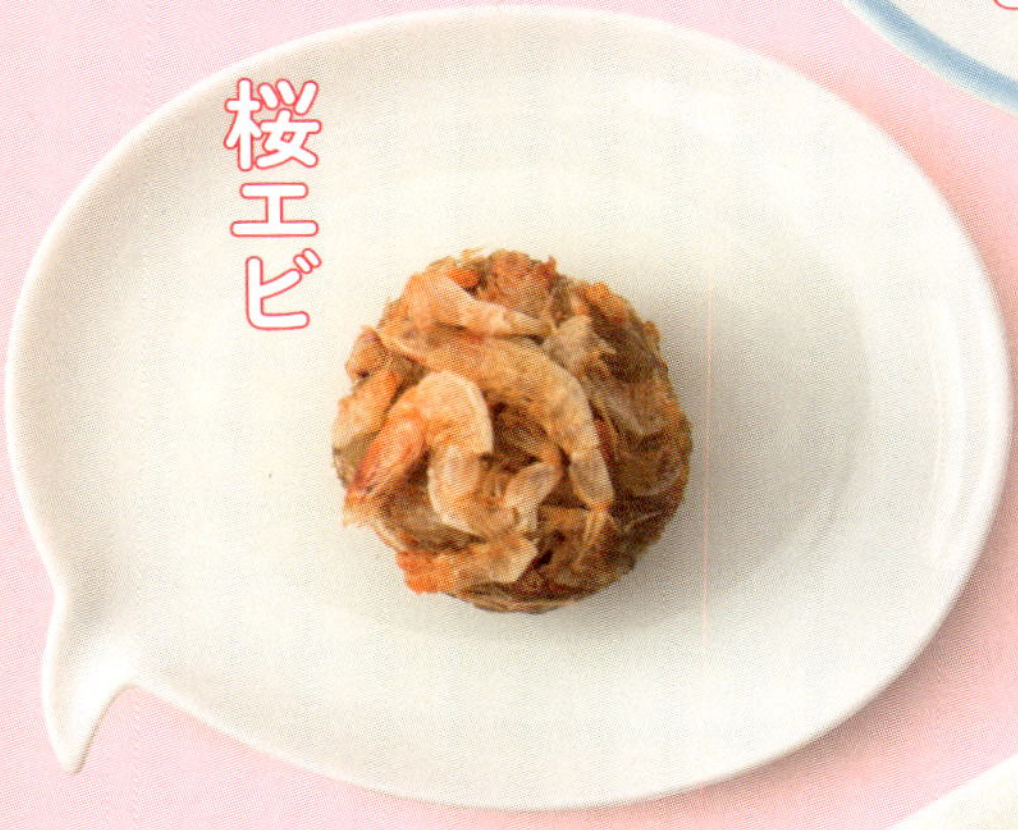

桜エビ

材料（2個分）

みそ…30g
かつおぶし粉…1g
桜エビ…少々

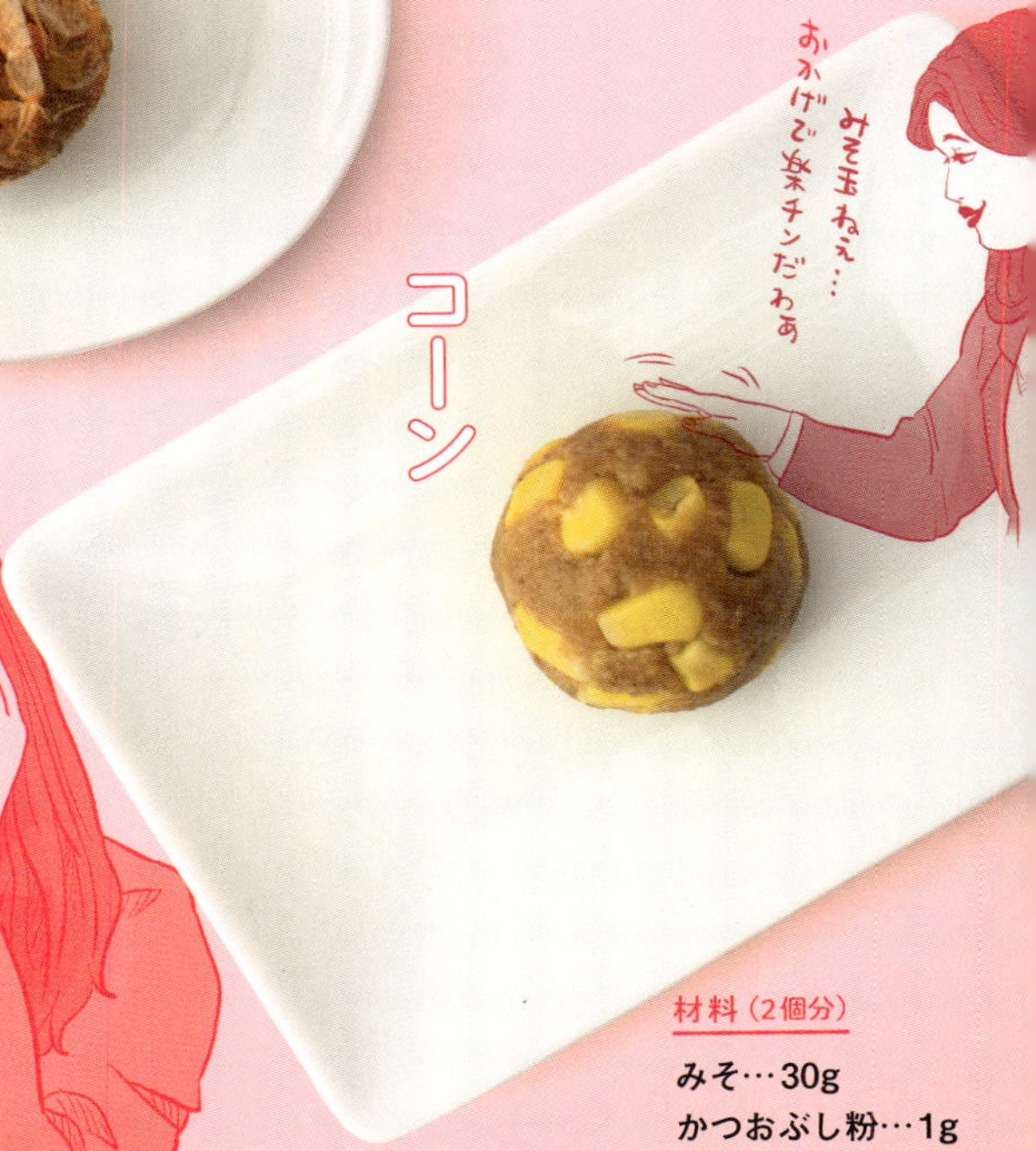
みそ玉ねぇ…
おかげで楽チンだわぁ

コーン

材料（2個分）

みそ…30g
かつおぶし粉…1g
コーン…少々

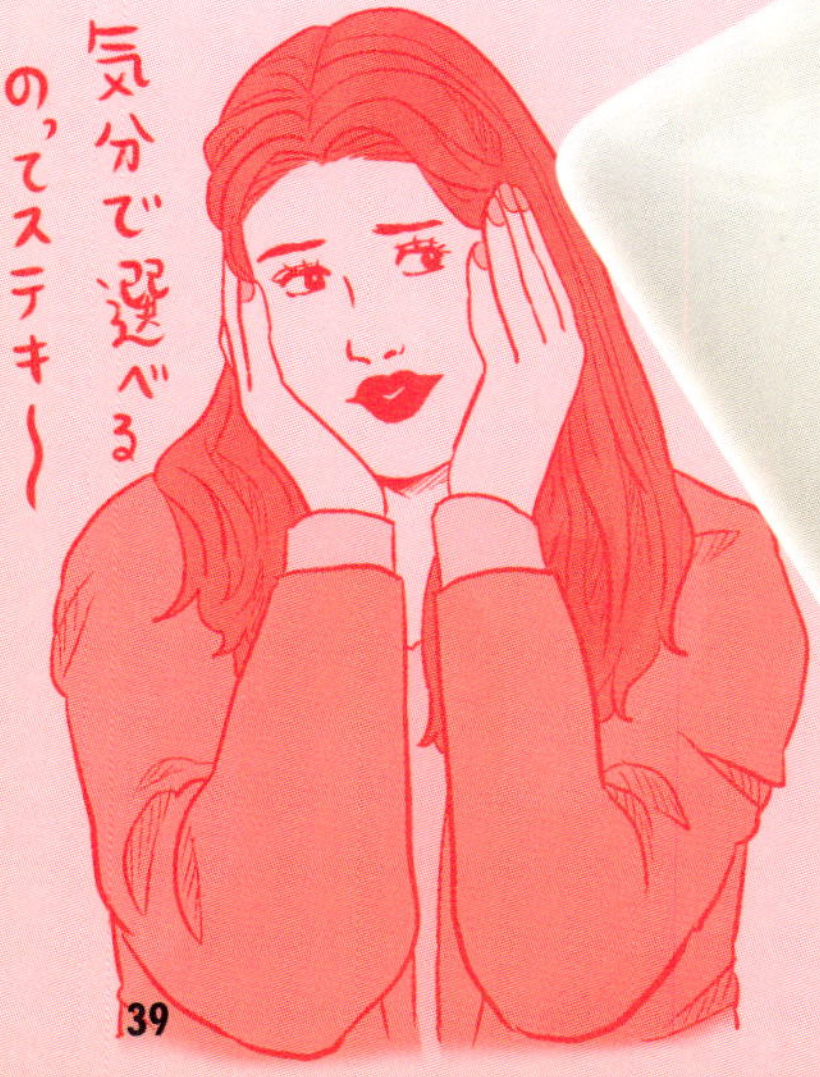
気分で選べるのってステキ〜

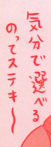

3食きちんと米を食べてしまう

Q

おやつ代わりにおにぎりを食べるぐらい米が大好き。ヤセるためと言われてもご飯を食べられない糖質制限は死ぬより辛い……。

A

そんなに食べたければ食べてもいい。その代わり、量と脂質のコントロールを。噛み締めながら食べればヤセエキスのだ液もたくさん出る。

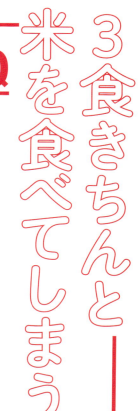

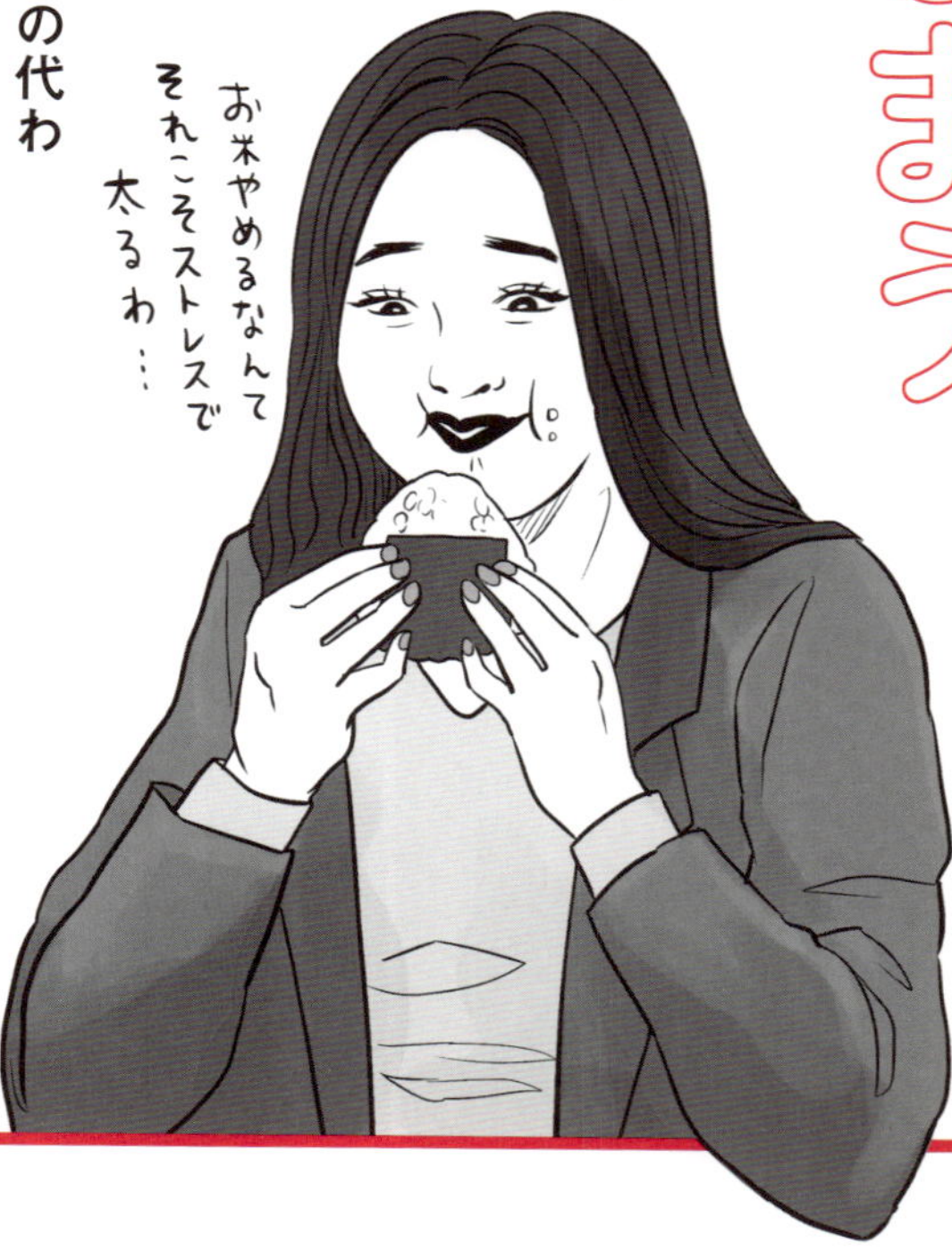
お米やめるなんて
それこそストレスで
太るわ…

低カロリー・高たんぱく、カサ増しできる雑炊

死ぬほど我慢するぐらいなら、食べたいものを食べればいいんです。ストレス太り、リバウンドしたら元も子もないですよね。

　ご飯は糖質ですが、脂質と組み合わせなければセーフ。脂質の少ない良質なたんぱく質を加えて雑炊にすれば、ご飯の量を抑えながら、満足感も得られる。

　ただし、かき込むように食べないこと。血糖値も上がりやすくなります。噛み締めてだ液をたっぷり出すのが基本。だ液は血糖値の上昇を抑え、成長ホルモン分泌を促すヤセエキスと心得て。

水分を含んで
お腹いっぱいに

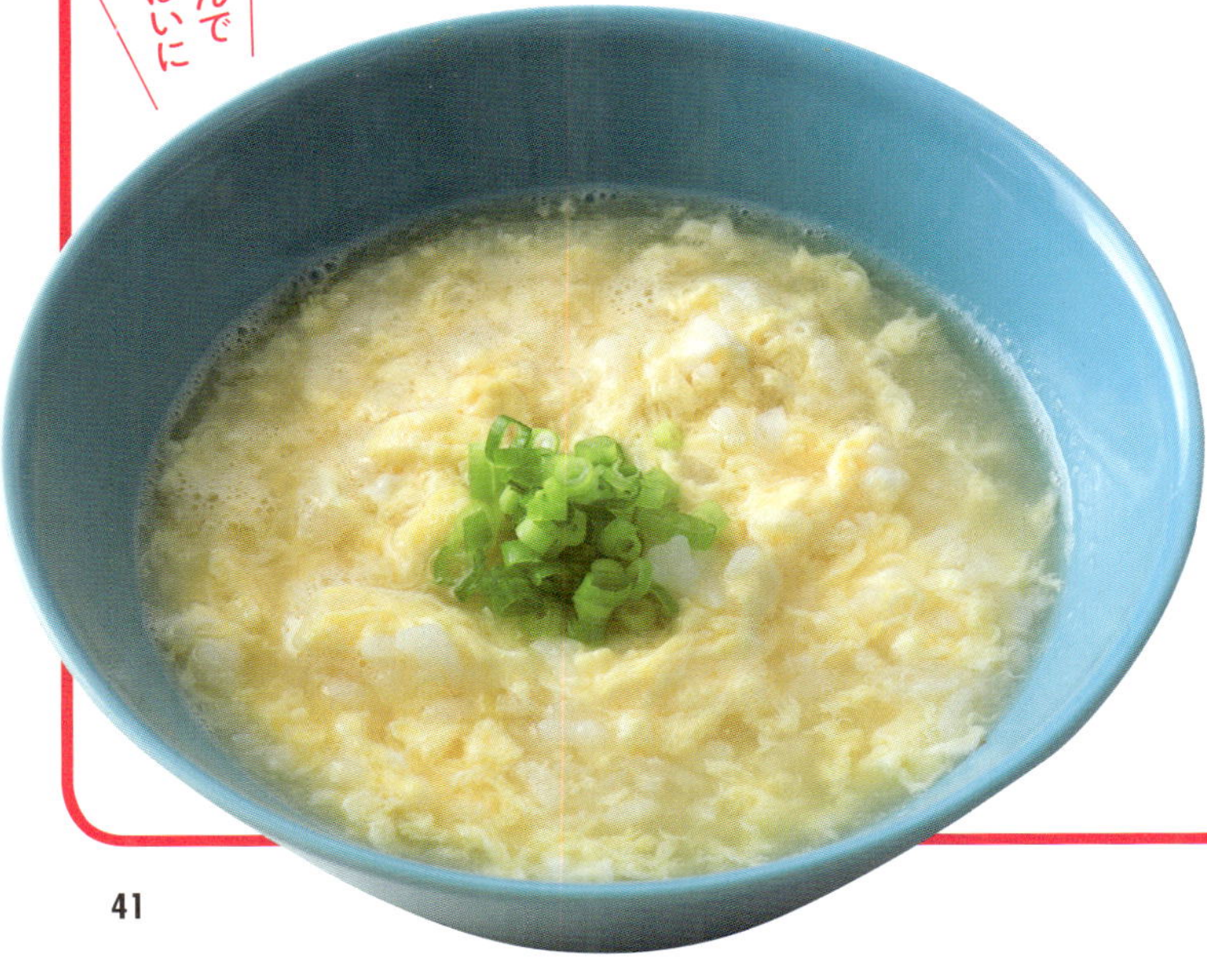

ささみと梅干しの雑炊

さっぱり味でも満足感がある

糖質 **26.7g** 脂質 **3.8g** たんぱく質 **11.2g**

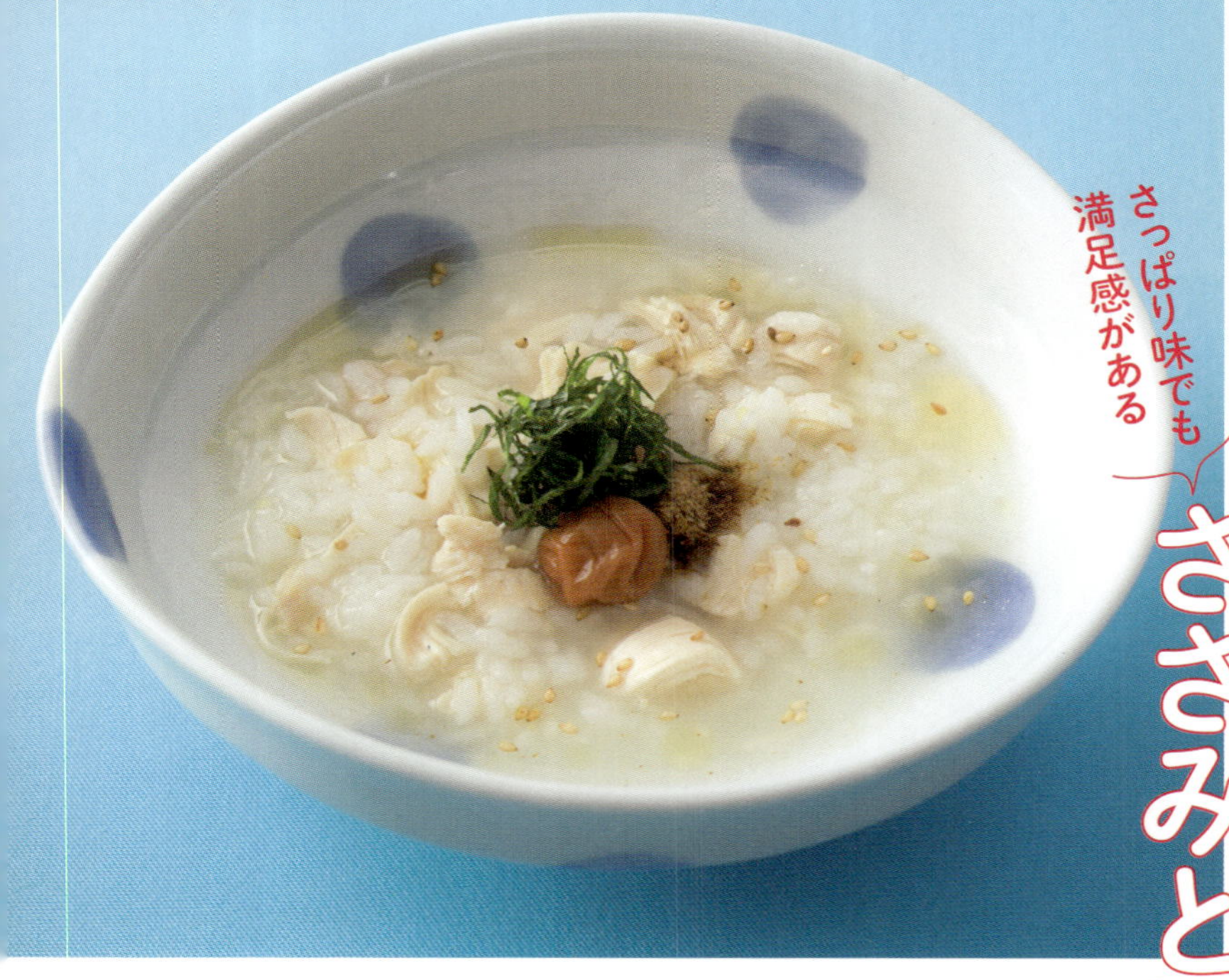

材料（2人分）

ささみ…2本
水…500cc
日本酒…小さじ1
塩…小さじ1/3
梅干し…2個
しょうが…1/2かけ
大葉…3枚

ご飯…150g
かつおぶし粉…1g
ごま油……小さじ1

作り方

1 しょうがはすりおろす。大葉は千切りにする。
2 鍋に水を沸かし、日本酒と塩、ささみを入れて火にかける。再沸騰したら火を止めてフタをして、8分ほど蒸らす。
3 ささみを取り出して、粗熱がとれたら手でほぐす。
4 鍋のアクをとり、ご飯を入れて弱火で1～2分煮る。
5 とろっとしてきたら、ささみ、かつおぶし粉を入れ、器に盛る(2膳)。大葉と梅干しをのせ、ごま油をたらす。

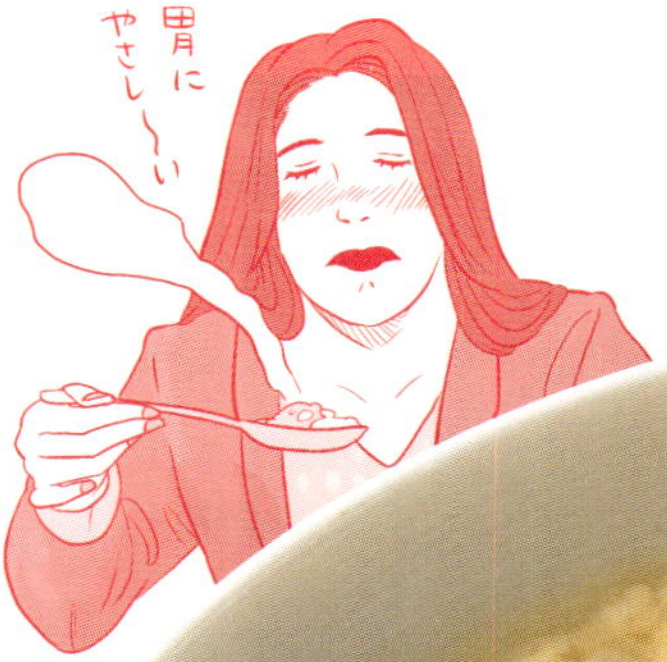

鮭フレークときのこの卵雑炊

簡単に手に入るたんぱく質で

糖質	脂質	たんぱく質
27.5g	6.4g	12.4g

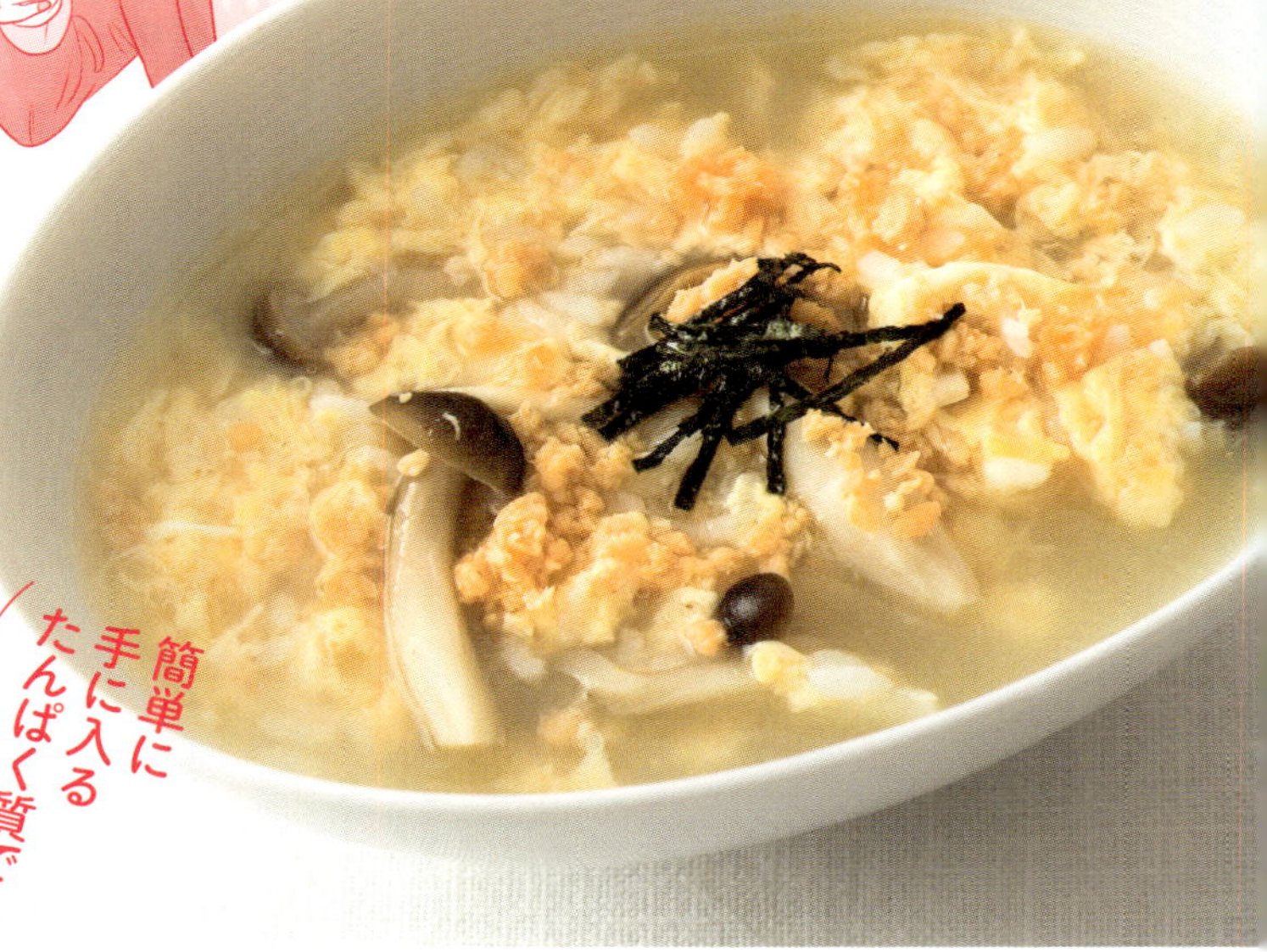

材料（2人分）

鮭フレーク…大さじ2
お好みのきのこ…100g
卵…2個

水…500cc
ご飯…150g
かつおぶし粉…1g
塩…適宜
刻み海苔…適量

作り方

1. きのこは石づきをとって、食べやすい大きさにほぐす。卵は溶く。
2. 鍋に水ときのこを入れ、フタをして火にかける。沸いたら中火にし、ご飯を入れて1〜2分煮る。
3. 鮭フレークと溶き卵、かつおぶし粉を入れて、フタをして1分煮る。塩で味を調える。
4. 器に盛って（2膳）、刻み海苔をかける。

ここがヤセPOINT！

鮭フレークは注意して購入しないと添加物がたっぷり使われているものも売っている。純粋なものを選ぶように。

手羽元と大根の生姜雑炊
サムゲタン風

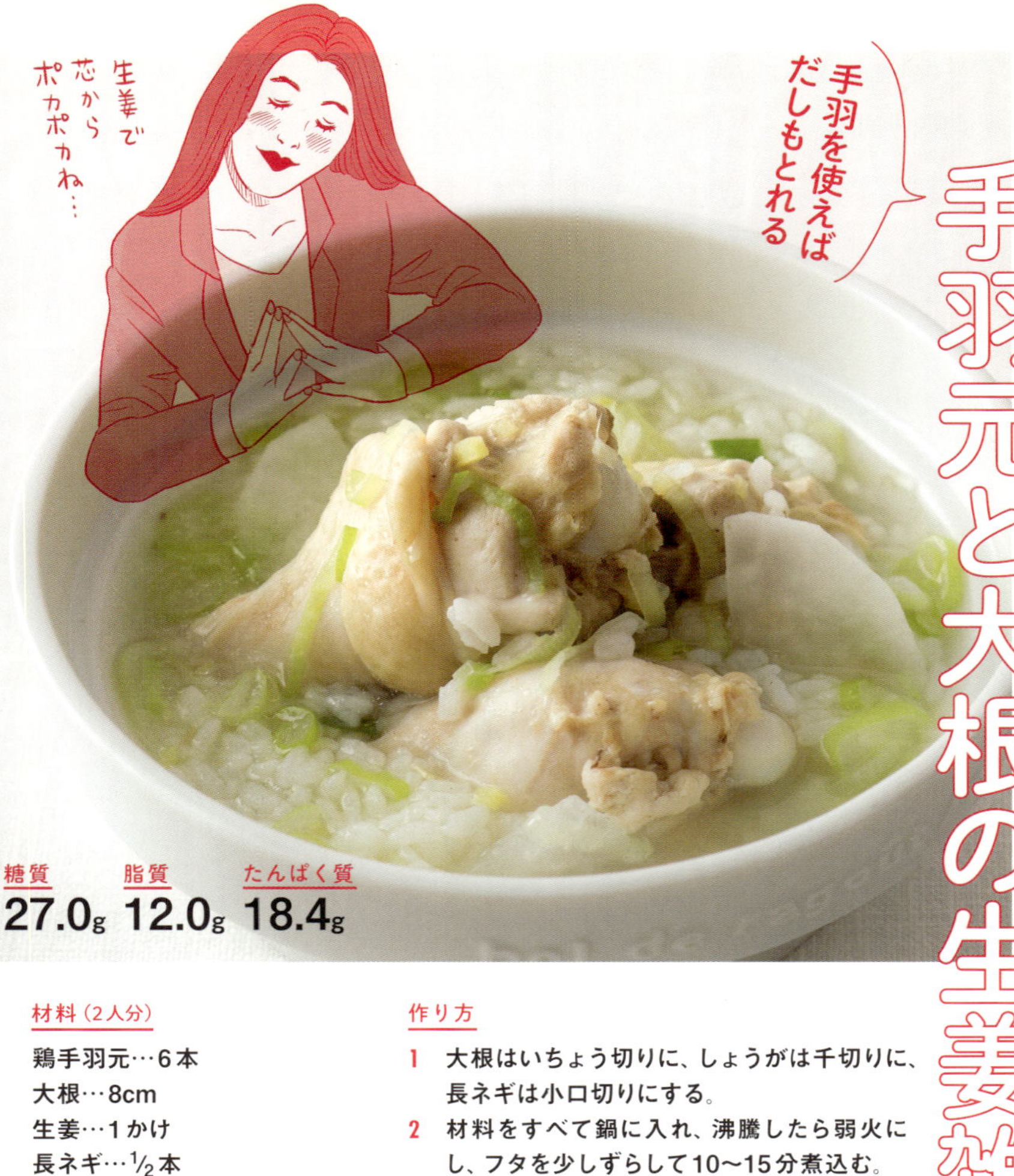
手羽を使えば
だしもとれる
生姜で
芯から
ポカポカね…

糖質 **27.0g**　脂質 **12.0g**　たんぱく質 **18.4g**

材料（2人分）

鶏手羽元…6本
大根…8cm
生姜…1かけ
長ネギ…$\frac{1}{2}$本

水…500cc
日本酒…大さじ1
塩…小さじ1
ご飯…150g

作り方

1 大根はいちょう切りに、しょうがは千切りに、長ネギは小口切りにする。
2 材料をすべて鍋に入れ、沸騰したら弱火にし、フタを少しずらして10〜15分煮込む。

ここが ヤセPOINT！
手羽元は、手羽先に比べてたんぱく質の量が多く、骨ごと煮るので鶏ももよりだしが出る。さらに、コラーゲンは良質な脂質。

ニラ玉しらす雑炊

ニラをたっぷり入れるのが秘訣

糖質 27.6g　脂質 6.5g　たんぱく質 11.5g

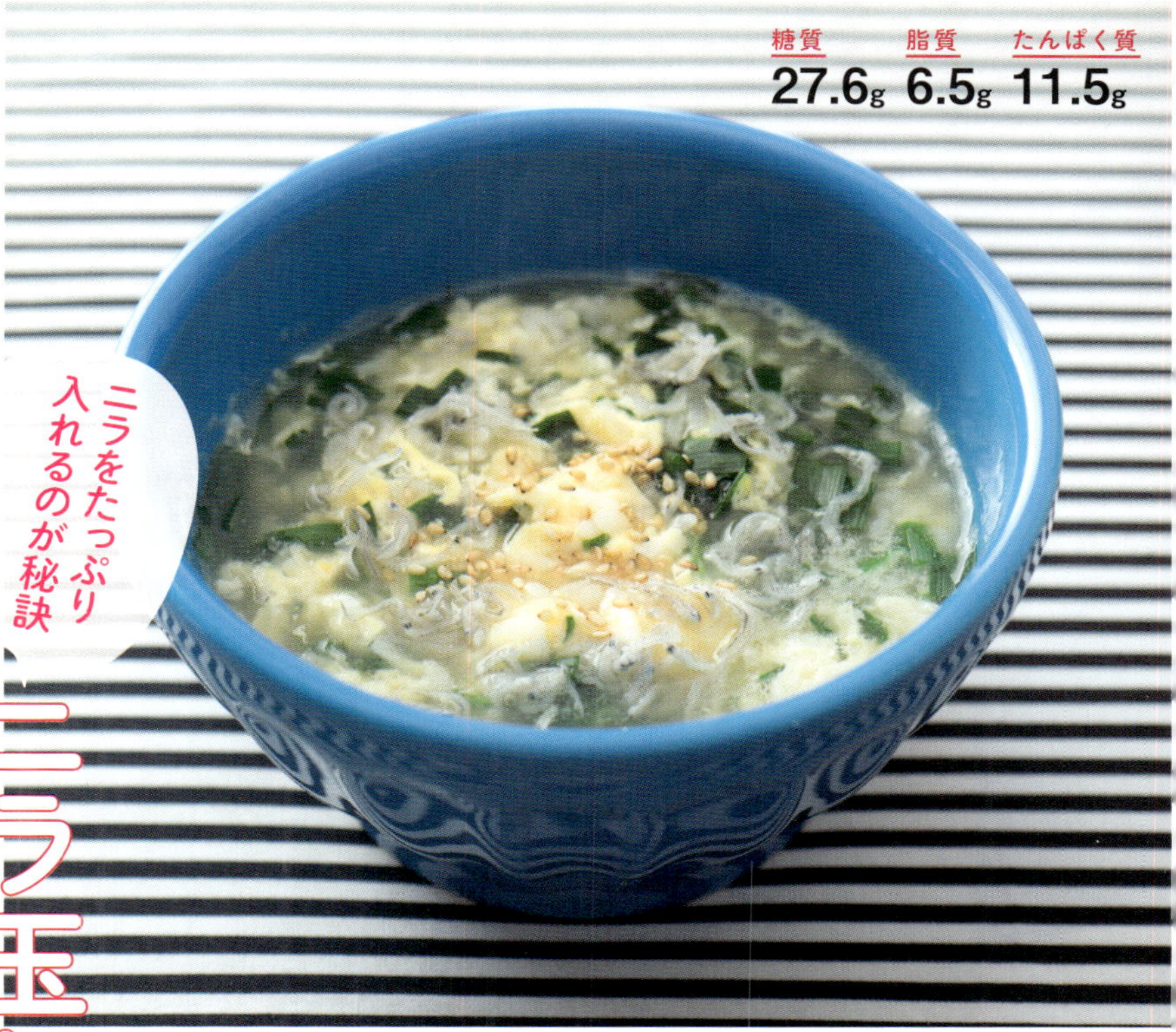

材料（2人分）

ニラ…1束
卵…2個
しらす…大さじ4（30g）

水…500cc
ご飯…150g

しょうゆ…小さじ2
白ごま…小さじ1
塩…少々

作り方

1. ニラはみじん切りにする。卵は溶く。
2. 鍋に水を沸かしてご飯を入れ、沸騰したら中火で1〜2分煮る。
3. しょうゆを入れて混ぜる。ニラとしらすを入れて混ぜ、溶き卵を回し入れる。
4. フタをして弱火で30秒煮る。塩で味を調える。
5. 器に盛り（2膳）、白ごまをかける。

ここが
ヤセPOINT!
ニラは緑黄色野菜。卵に含まれるビタミンB1の吸収をよくする効果がある。

麺を好きなだけ食べてもヤセられる？

Q

仕事帰りに呑みの〆に……
インスタにはラーメン写真を毎日更新。
家には大量に買い置きしたカップ麺。
こんな私が
ヤセるなんてムリ？

A

麺は炭水化物の塊。だけど脂質をうまく抑えれば麺を食べながらダイエットも可能になる。

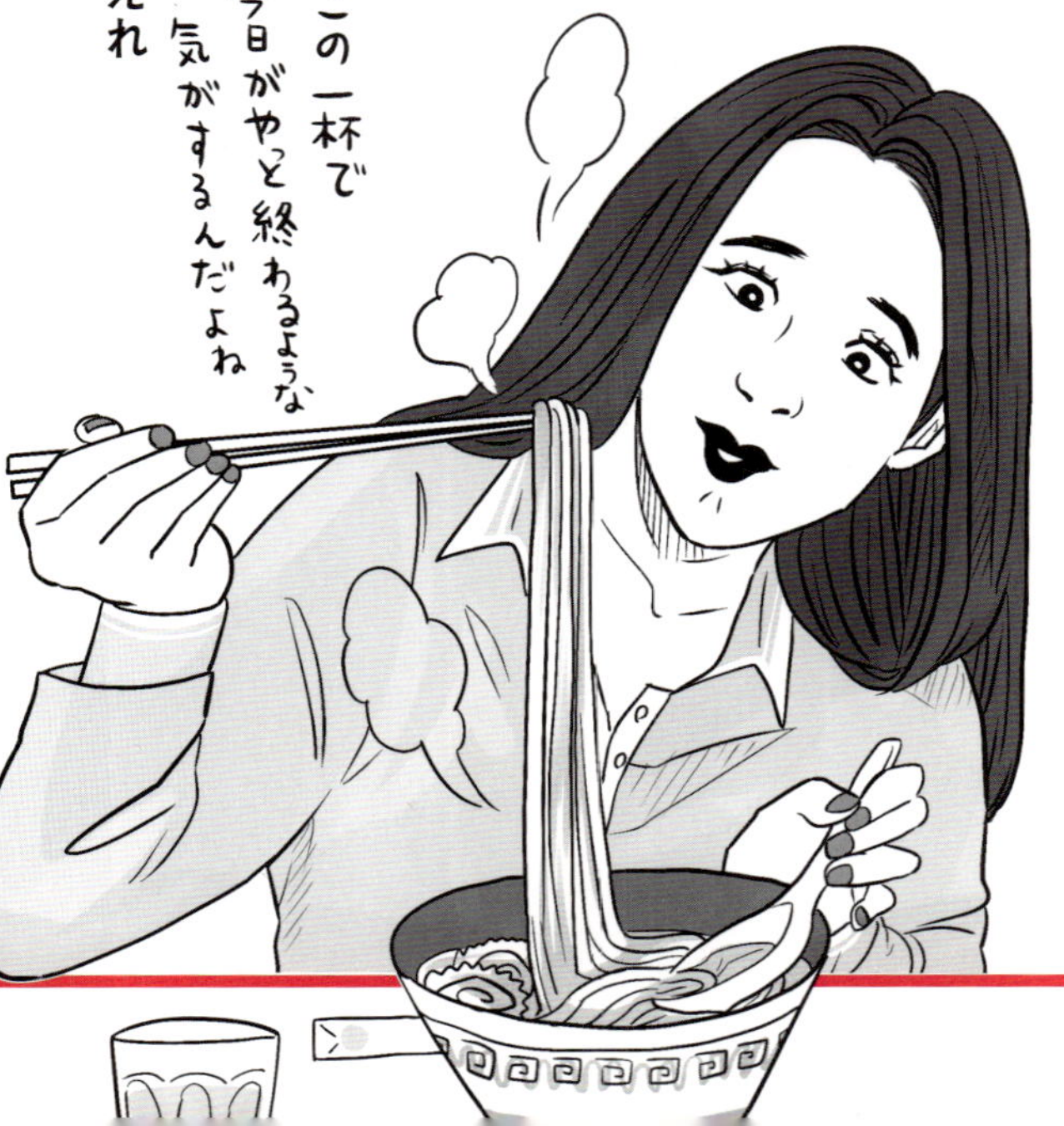
この一杯で
今日がやっと終わるような
気がするんだよね

脂質をコントロールすれば麺好きでもヤセられる

麺類が好きな人は多いですよね。ラーメンは私もたまに食べます。麺類がダイエットによくないのは、糖質に偏るのと、どうしても脂質過多になりがちだから。

たんぱく質などの具を多くして、スープやソースはあっさり味にすれば、麺も意外に捨てたもんじゃありません。具だくさんの豪華なラーメンにしましょう。

ラーメンならしょうゆ味、パスタなら和風などがいいでしょう。チャーシューは残念ながら脂質高。鶏胸肉、しゃぶしゃぶした豚などに替えて。

脂質と糖質の
バランスを
見極めればＯＫ！

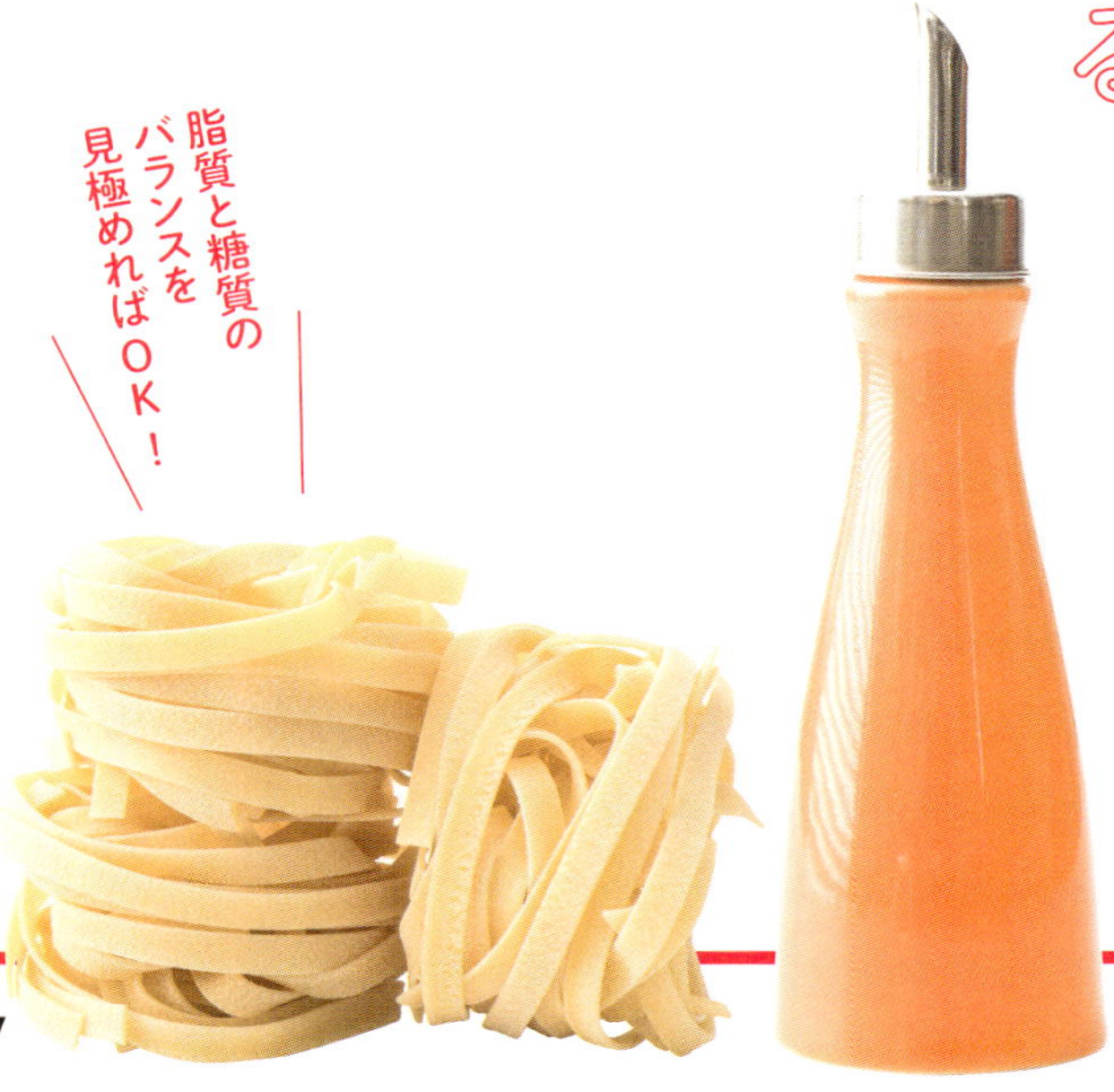

海苔じゃこカルボナーラ

卵たっぷりなら罪悪感なし

糖質	脂質	たんぱく質
57.3g	7.1g	20.2g

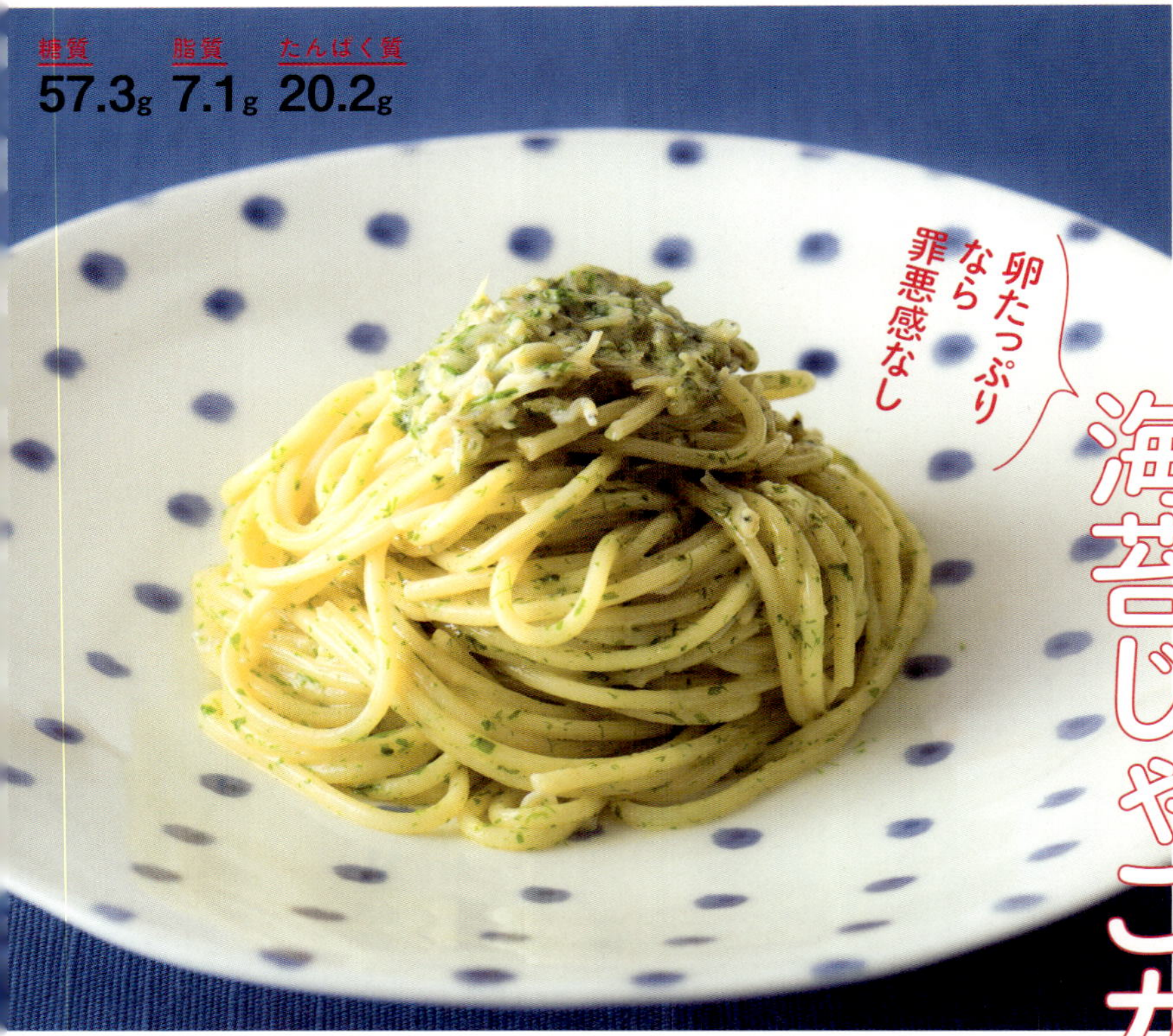

材料（2人分）

- A
  - 卵…2個
  - 豆乳…大さじ1
  - 塩…少々
  - こしょう…少々
  - ちりめんじゃこ…大さじ4
  - 青のり…小さじ2
  - しょうゆ…小さじ½
- パスタ…160g
- 水…2ℓ
- 塩…大さじ1

作り方

1 卵は溶き、Aをボウルで混ぜておく。

2 お湯を沸かして塩を入れ、パスタを茹でる。

3 パスタは水気を切り、熱いうちにボウルに入れて絡ませる。

ここがヤセPOINT！

1回に食べるパスタの量としての目安は80gに。イイお店だと、だいたい80g。ファミレスのようなお店だと、それより多くなっているので注意して。

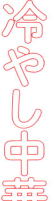

やみつきニラダレ冷やし中華

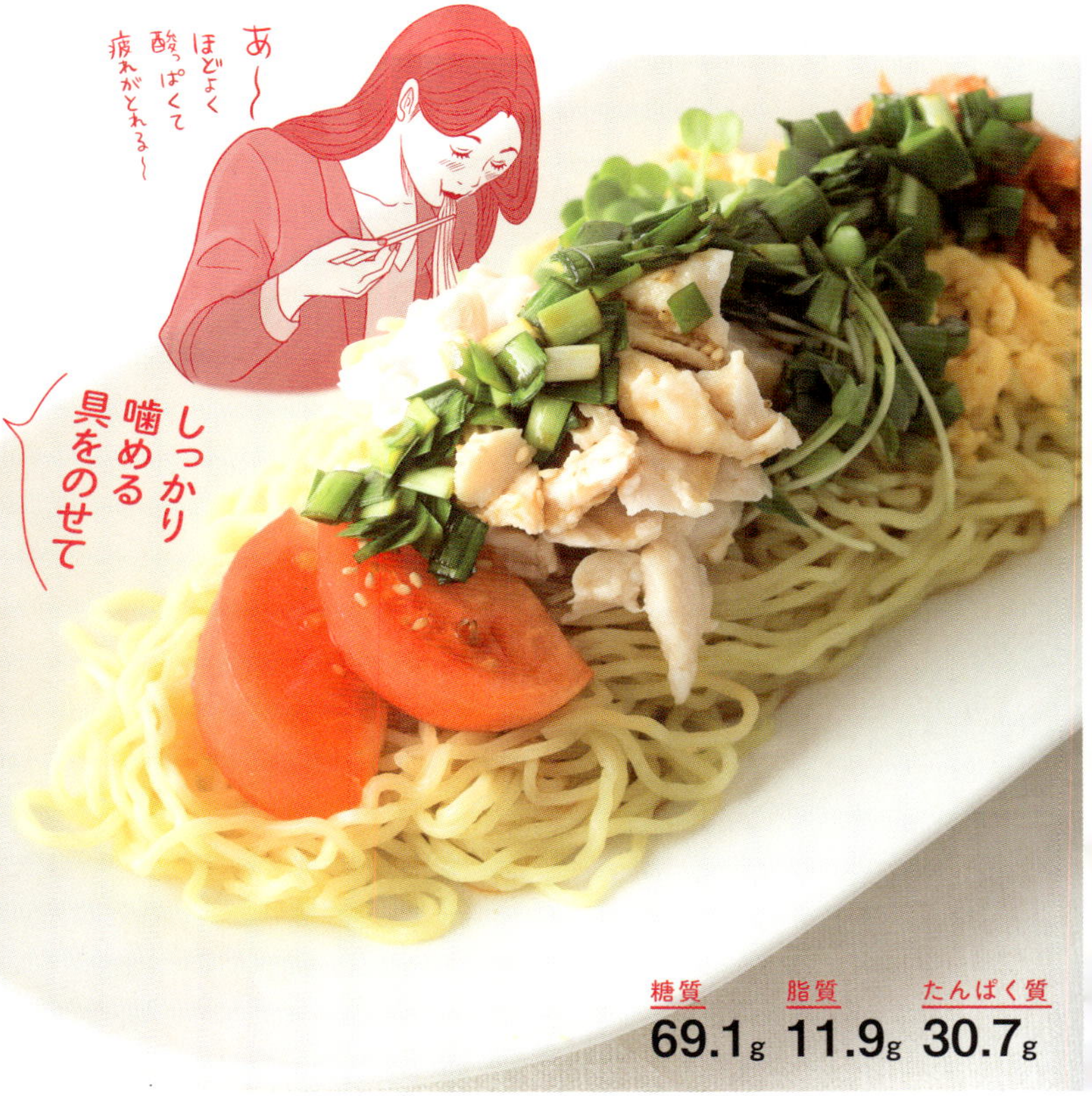
あ〜
ほどよく
酸っぱくて
疲れがとれる〜
しっかり
噛める
具をのせて

糖質 69.1g　脂質 11.9g　たんぱく質 30.7g

材料（2人分）

中華麺…2玉
卵…2個
塩…ひとつまみ
サラダチキン…1枚
かいわれ大根…1パック
トマト…1個
キムチ…60g
白ごま…小さじ2

ニラダレ

ニラ…$\frac{1}{4}$束
しょうゆ…大さじ2
酢…小さじ2
ごま油…小さじ$\frac{1}{2}$

作り方

1. ニラはみじん切りにし、［ニラダレ］の材料を混ぜておく。事前に作ってなじませておくとさらによい（1ヵ月保存可能）。
2. 中華麺を茹でる。卵は塩をひとつまみ入れ、牛脂（材料外）をひいたフライパンでスクランブルエッグにする。サラダチキンは手で裂いておく。かいわれ大根は半分に切る。トマトはくし切りにする。
3. 皿に中華麺を盛り、上に具をのせ、ニラダレ、白ごまをかける。

ルーなし手作りカレーうどん

カレーうどんは意外とヘルシー

糖質 52.6g　脂質 11.9g　たんぱく質 26.2g

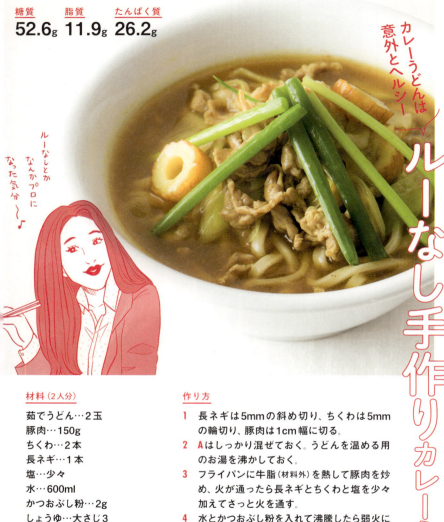

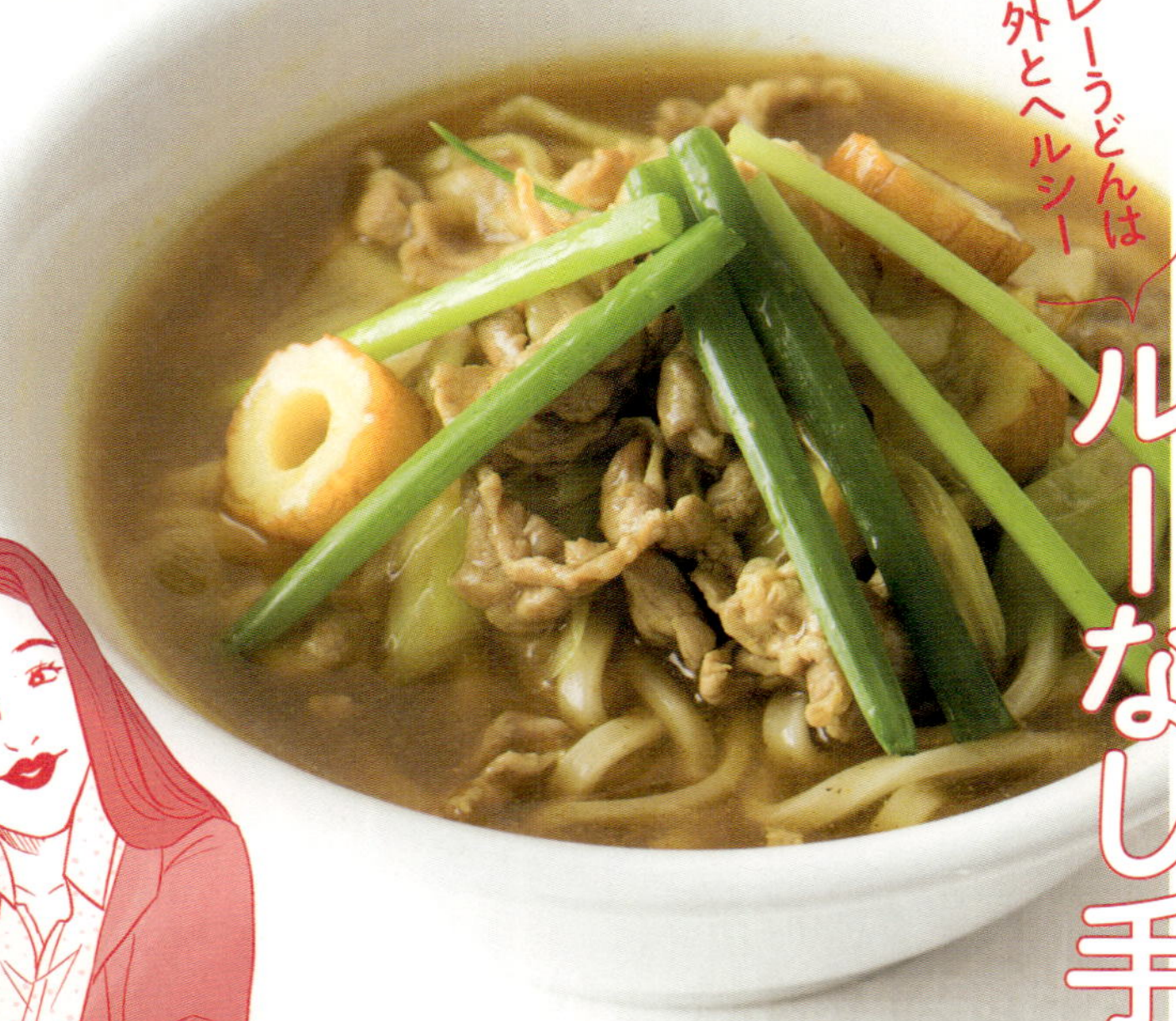

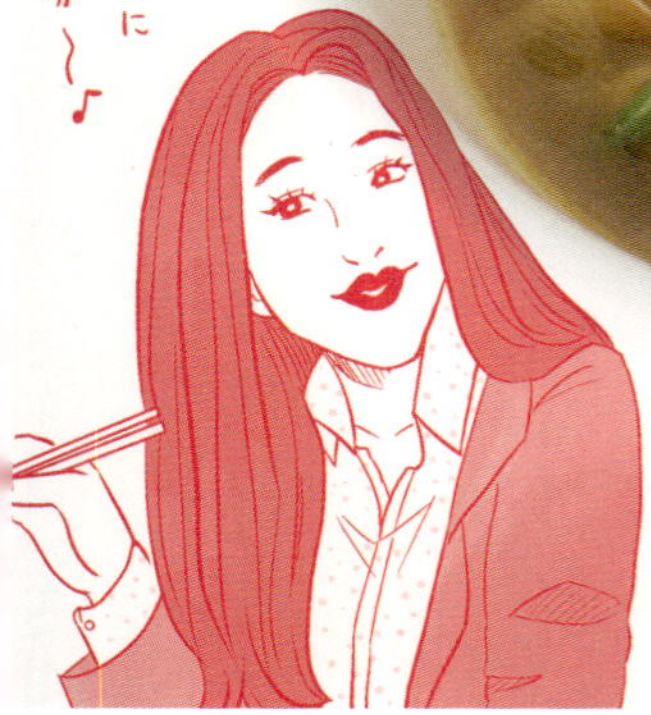

材料（2人分）

茹でうどん…2玉
豚肉…150g
ちくわ…2本
長ネギ…1本
塩…少々
水…600ml
かつおぶし粉…2g
しょうゆ…大さじ3
みりん…大さじ3

A
- カレー粉…大さじ1
- 片栗粉…大さじ1
- 米粉…大さじ1
- 水…大さじ5

作り方

1 長ネギは5mmの斜め切り、ちくわは5mmの輪切り、豚肉は1cm幅に切る。
2 Aはしっかり混ぜておく。うどんを温める用のお湯を沸かしておく。
3 フライパンに牛脂（材料外）を熱して豚肉を炒め、火が通ったら長ネギとちくわと塩を少々加えてさっと火を通す。
4 水とかつおぶし粉を入れて沸騰したら弱火にし、しょうゆとみりんを加えて2分ほど煮込む。
5 Aを混ぜながら少しずつ加え（すべて入れなくてもよい）、好みのとろみがついたら1〜2分煮立たせる。
6 うどんを茹でて器に盛り、5をかける。

温麺ならフォーが◎

焼きなすと豚肉の甘辛フォー

糖質	脂質	たんぱく質
46.6g	10.4g	17.4g

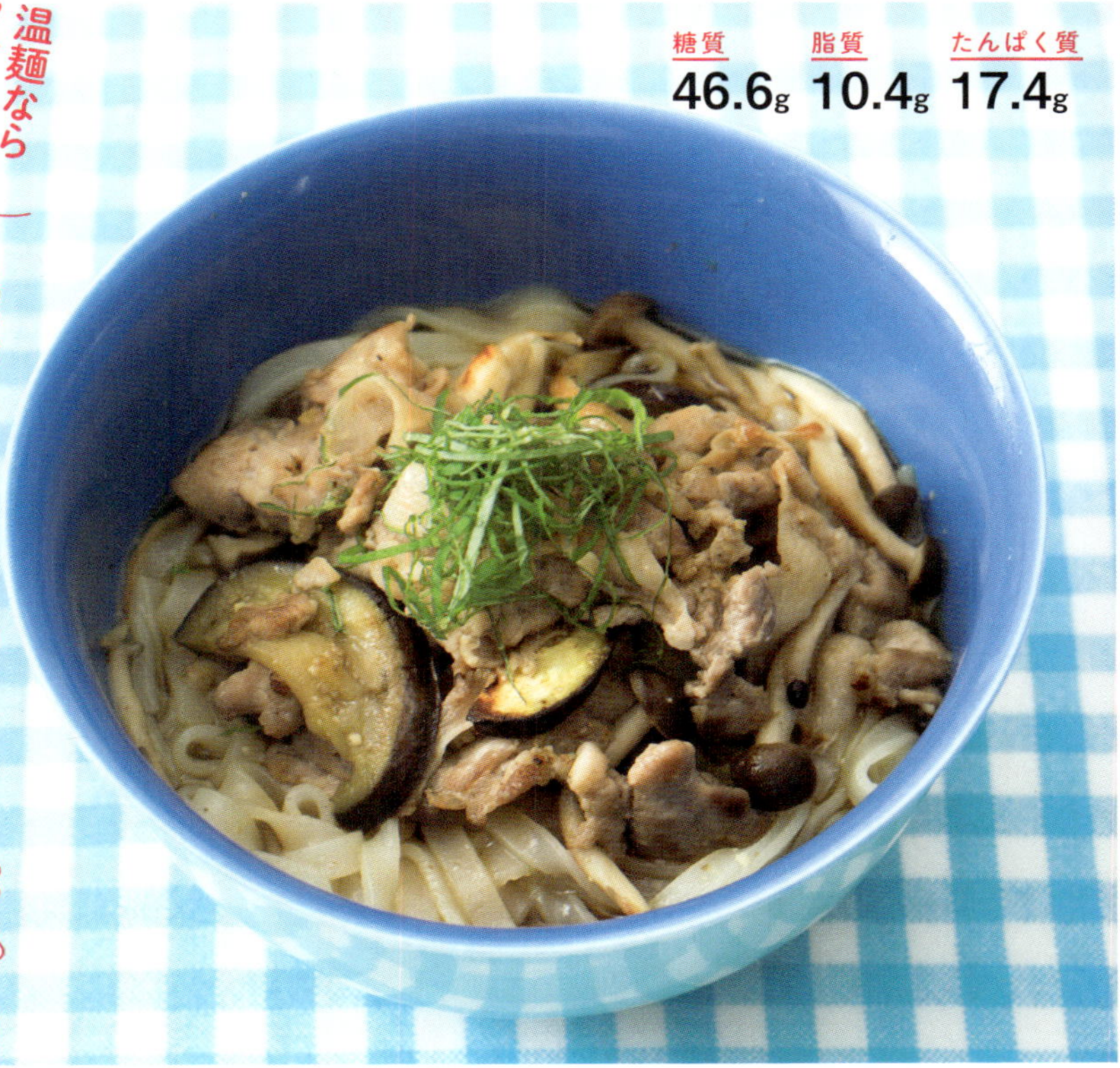

材料（2人分）

なす…2本
豚こま肉…200g
しめじ…100g
大葉…10枚
A すりごま…小さじ2
　みそ…小さじ1
　しょうゆ…小さじ1
　みりん…小さじ2
フォー（乾）…100g
めんつゆ…適量
七味唐辛子…適量

作り方

1 なすは半分に切って、斜めに5mm幅に切る。しめじは石づきを落とし、ほぐしておく。大葉は千切りにする。Aは混ぜておく。
2 フライパンに牛脂（材料外）を熱し、豚肉を炒める。豚肉の色が変わってきたら、なすとしめじを入れ、Aを入れて絡めながら炒める。
3 フォーを茹で、ザルにあげて水気をとり、器に盛る。
4 上に2の具と大葉をのせ、めんつゆをかける。お好みで七味唐辛子をかける。

子育てしててヤセられない！メニュー選びの前提は子どもが大好きな味

現在は2人の子どもを子育て中。出産前はそれなりの体型だったけれど、当時の洋服はまったく入らない体型に変化。

子どもが好きなメニューを作り、休日はフードコードでジャンク。さらに子どもが残したものもつい食べてしまう。

子どもとの食事が早い時間なので、帰りの遅い夫を待っているとお腹が空いてしまって……。気づけば1日4～5食の生活になっている！

出産前の体型に……

子育てしてても ヤセたい女子の食生活

- ☐ 子どもが大好きなメニューは炭水化物＋油ばかり。
- ☐ 美味しくてお手軽でつい買い過ぎちゃう。ベーカリー通いがやめられない。
- ☐ たんぱく質を摂りたいけれど、毎日ステーキは金銭的にムリ。
- ☐ 私だけ海藻をプラスしてダイエットに挑戦！でも、すぐ飽きた。
- ☐ 豆腐ダイエット、納豆ダイエット……。もう見るのもウンザリに……。
- ☐ 早い時間の夕飯。ついつい深夜につまみ食いしちゃう。

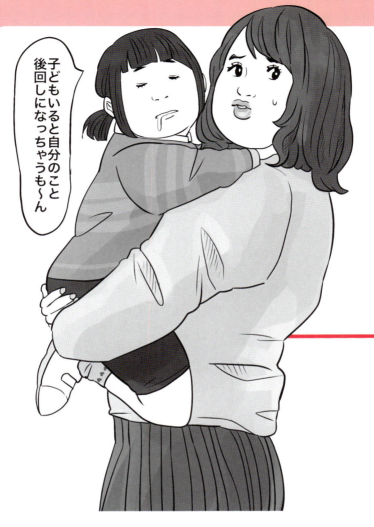

モリタク的アドバイス

子どもが好きだから……といって作っているその高糖質×高脂質メニュー。本当に最初から子どもが好きだったのでしょうか。何を好んで食べるかはお母さん次第の部分も……!?

子どもにもウケがよくてヤセるメニューはある？

Q

ハンバーグにカレーにオムライス。
毎日のメニューは、
どうしても子どもの好みに偏りがち。
スタイル維持のためには
自分だけ別メニューにするしかない？

A

子どもの食の好みは親が作り上げたものだったりします。子どもの好きな料理でも健康的な方向に少しずつシフトしましょう！

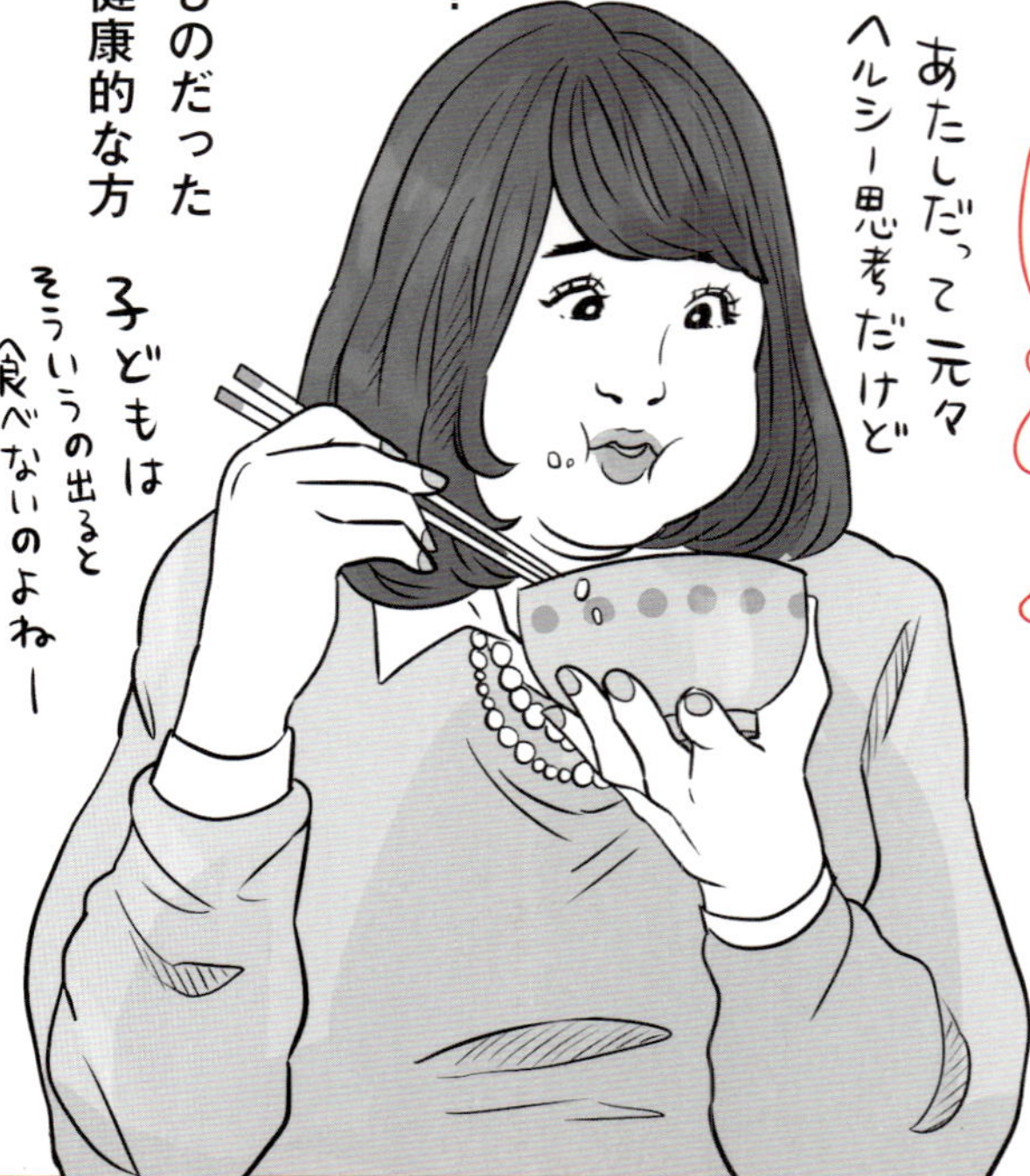

あたしだって元々
ヘルシー思考だけど
子どもは
そういうの出ると
食べないのよねー

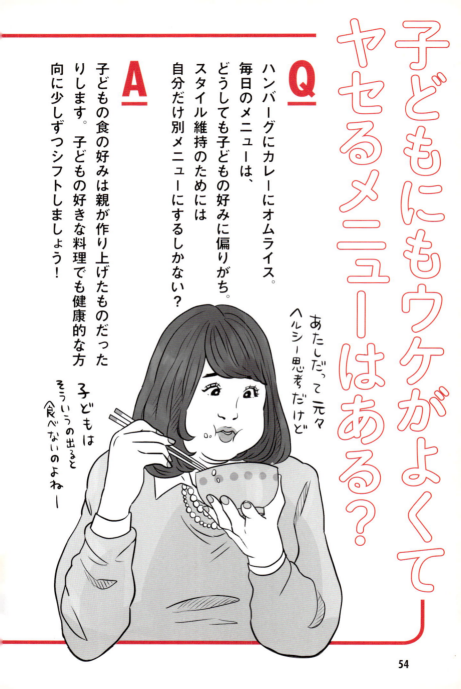

食欲を満足させながら ヘルシーな方向にスイッチ

子どもが好きなメニューを選んで作ったり、子どもの残した分がもったいないからと、つい食べ過ぎたり。子どもがいると、これまでと同じ食生活にするのは難しい、ということもあるでしょう。

でも、工夫次第で、子どもが好きな味のまま、ヘルシーな食事は可能。油を極力控えて、おからパウダーや豆腐などを使ってみましょう。牛脂を使えば、旨味もプラスできます。

自分だけでなく、子どもも一緒に正しい味覚にしてあげたいものです。ただし、急に変えるのは大変ですから、徐々にヘルシーな味に慣れさせていきましょう。

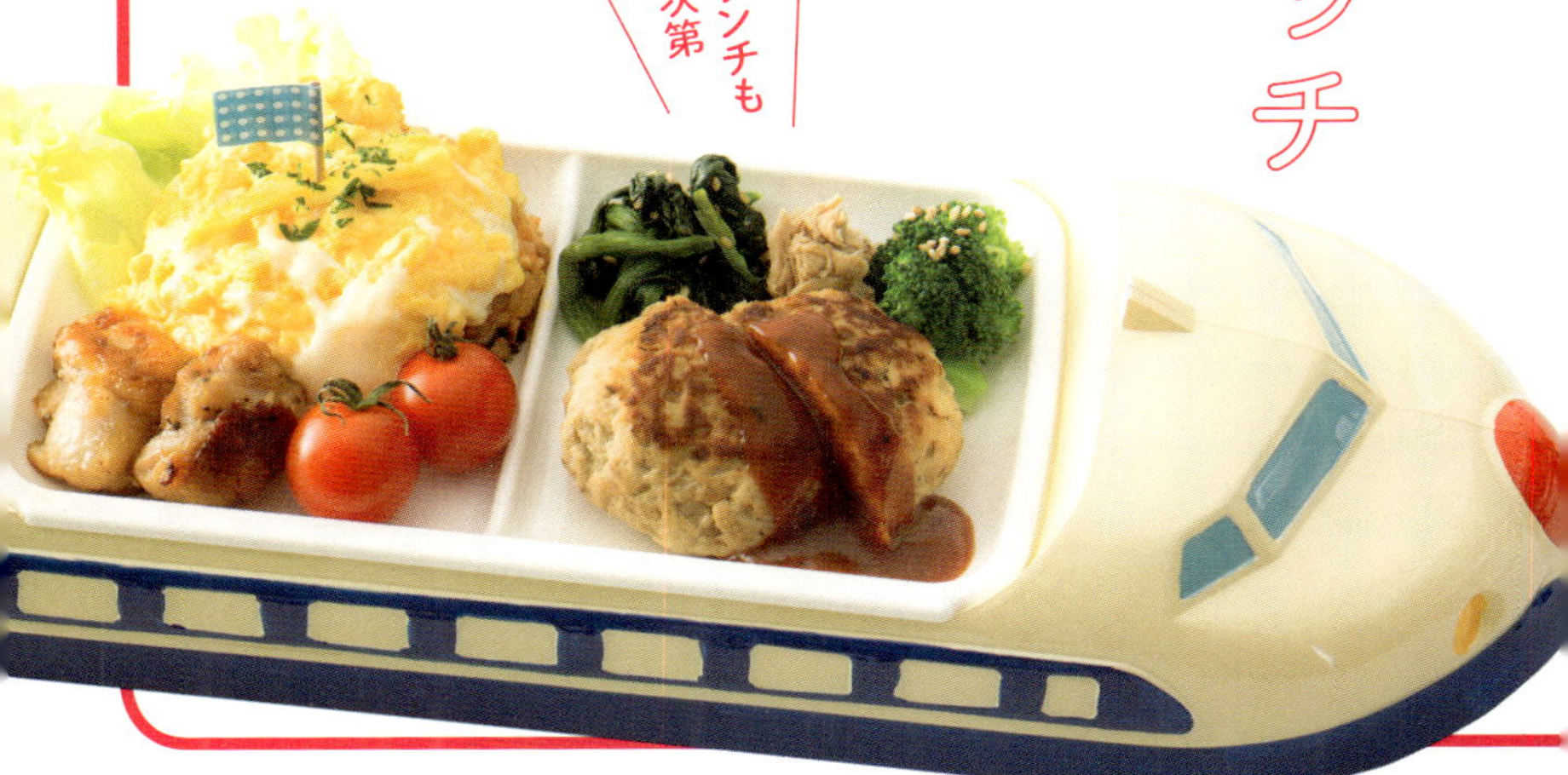

お子様ランチも作り方次第

糖質 11.6g　脂質 15g　たんぱく質 19.4g

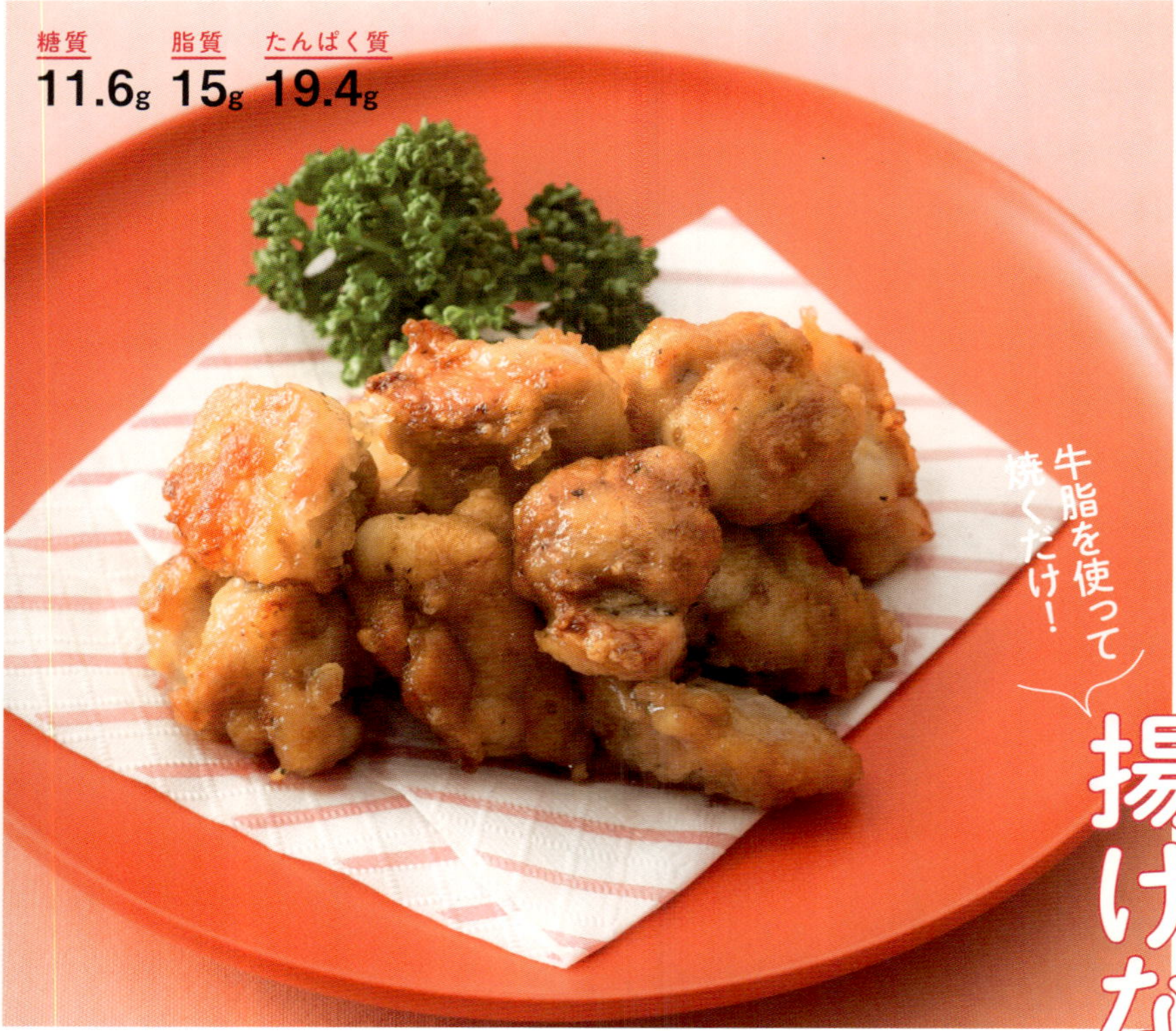

牛脂を使って焼くだけ！

揚げないからあげ

材料（2人分）

鶏もも肉（皮なし）…１枚
塩…少々
こしょう…少々

A
- にんにく…１かけ
- しょうが…１かけ
- しょうゆ…大さじ1.5
- 日本酒…小さじ2

片栗粉…大さじ3
牛脂…2cm角１〜2個

作り方

1. 鶏肉を一口大に切り、塩・こしょうを振る。
2. にんにくとしょうがをすりおろし、Aは混ぜておく。
3. 鶏肉とAを、密封袋に入れてよく揉み込み、冷蔵庫で10分漬け込む（急ぎの場合は省いてもよい）。取り出して、片栗粉をひとつずつまぶす。
4. フライパンで牛脂を加熱して完全に溶かし、全体に薄く油をひく。片栗粉をまぶした鶏肉を中火で4〜5分焼く。焼き色がつくまで触らないようにする。
5. 裏返してさらに4〜5分焼く。
   ※キッチンペーパーで油をとりながら焼くと油はねを防げる。

シンプルな食材で
美味しい中華に

素を使わない麻婆豆腐

糖質	脂質	たんぱく質
10.5g	13.5g	21.0g

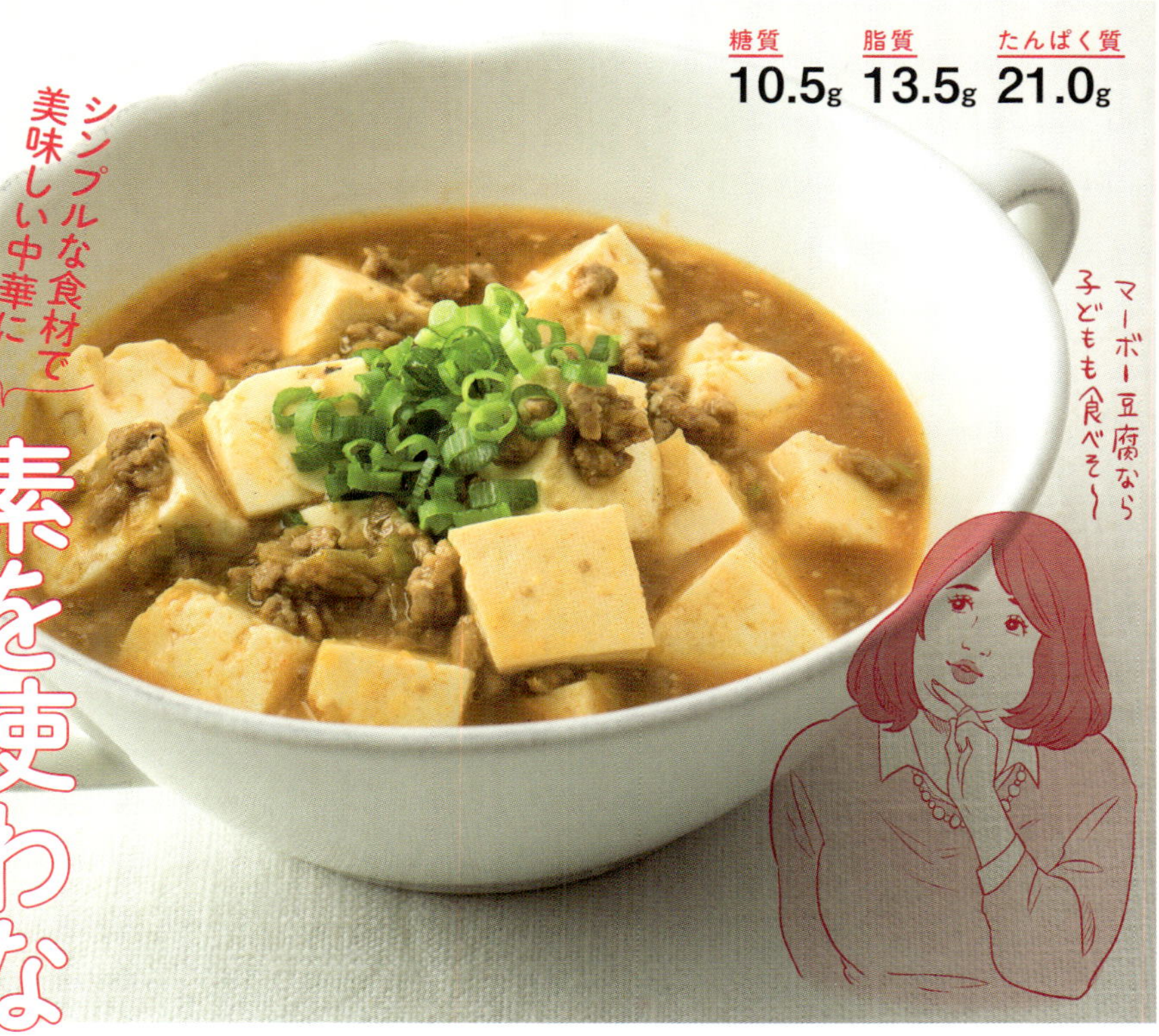

材料（2人分）

豆腐…1丁
豚こま肉…100g
長ネギ…$\frac{1}{3}$本
にんにく…1かけ
しょうが…1かけ

A
みりん…大さじ1
豆板醤またはみそ…小さじ1
日本酒…大さじ1
しょうゆ…大さじ2
水…120cc

B
片栗粉…大さじ1
水…大さじ1

小ねぎ…お好みで

作り方

1. 豆腐は1cm角に切る。**A**は合わせておく。
   ※絹豆腐の場合は軽く湯通しすると型崩れを防ぐことができる。
2. 長ネギ、にんにく、しょうがをみじん切りにする。豚こま肉は包丁でたたき、細かくする。
3. フライパン（または中華鍋）を熱し、牛脂（材料外）をひき、にんにく・しょうがを炒め、香りが出てきたら長ネギを加える。
4. 豚肉を加えて強火で炒める。しっかり火が通ったら、**A**を加える。
5. 煮立ったら豆腐を入れ、全体を混ぜる。
6. さらに一煮立ちしたら火を弱め、**B**の水溶き片栗粉を少しずつ入れてとろみをつける。
7. 皿に盛り、小ねぎを飾る。

カリフラワーご飯カレー

糖質 45.5g　**脂質** 8.1g　**たんぱく質** 24.6g

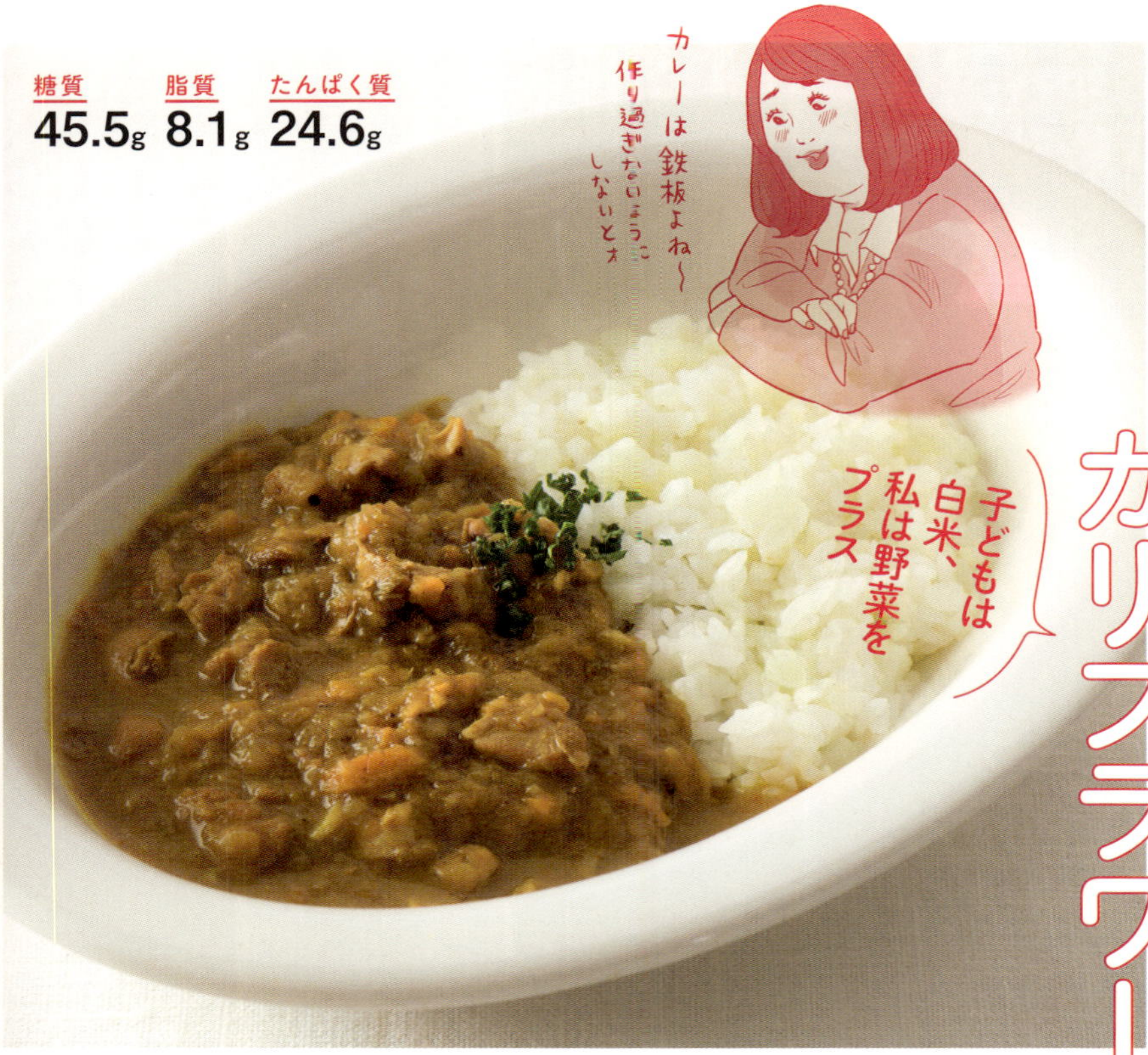

カレーは鉄板よね～
作り過ぎないようにしないとォ
子どもは白米、私は野菜をプラス

材料（4人分）

鶏もも肉（皮なし）…2枚
玉ねぎ…1個
にんじん…1本
にんにく・しょうが…1かけ
りんご…1個
カレー粉・米粉…大さじ2

A
- 塩…小さじ$\frac{1}{2}$
- こしょう…少々
- お湯…600ml

B
- しょうゆ…小さじ1
- ウスターソース…大さじ1

カリフラワー…1株
ご飯…75g×人数分

作り方

1. カリフラワーは塩を入れたたっぷりの湯で6～7分茹でる。粗熱をとったら密封袋に入れ、上から手でつぶして、ご飯と混ぜる。
2. 鶏肉は一口大に、玉ねぎ、にんじん、しょうが、にんにく、りんごはみじん切りにする。
3. 牛脂（材料外）をひいた深めのフライパンで、玉ねぎ、しょうが、にんにくを炒める。きつね色になったら、鶏肉を加えてさらに炒める。にんじん、りんごを加えて弱火で5分ほど炒める。
4. いったん火を止めて、米粉とカレー粉を加えて全体を混ぜ合わせる。
5. **A**を加え、20分ほど混ぜながら煮込む。最後に**B**を加えて10分煮る。

おからパウダーと豆腐のハンバーグ

豆腐を入れてもしっかり肉

糖質 10.7g　脂質 23.6g　たんぱく質 23.2g

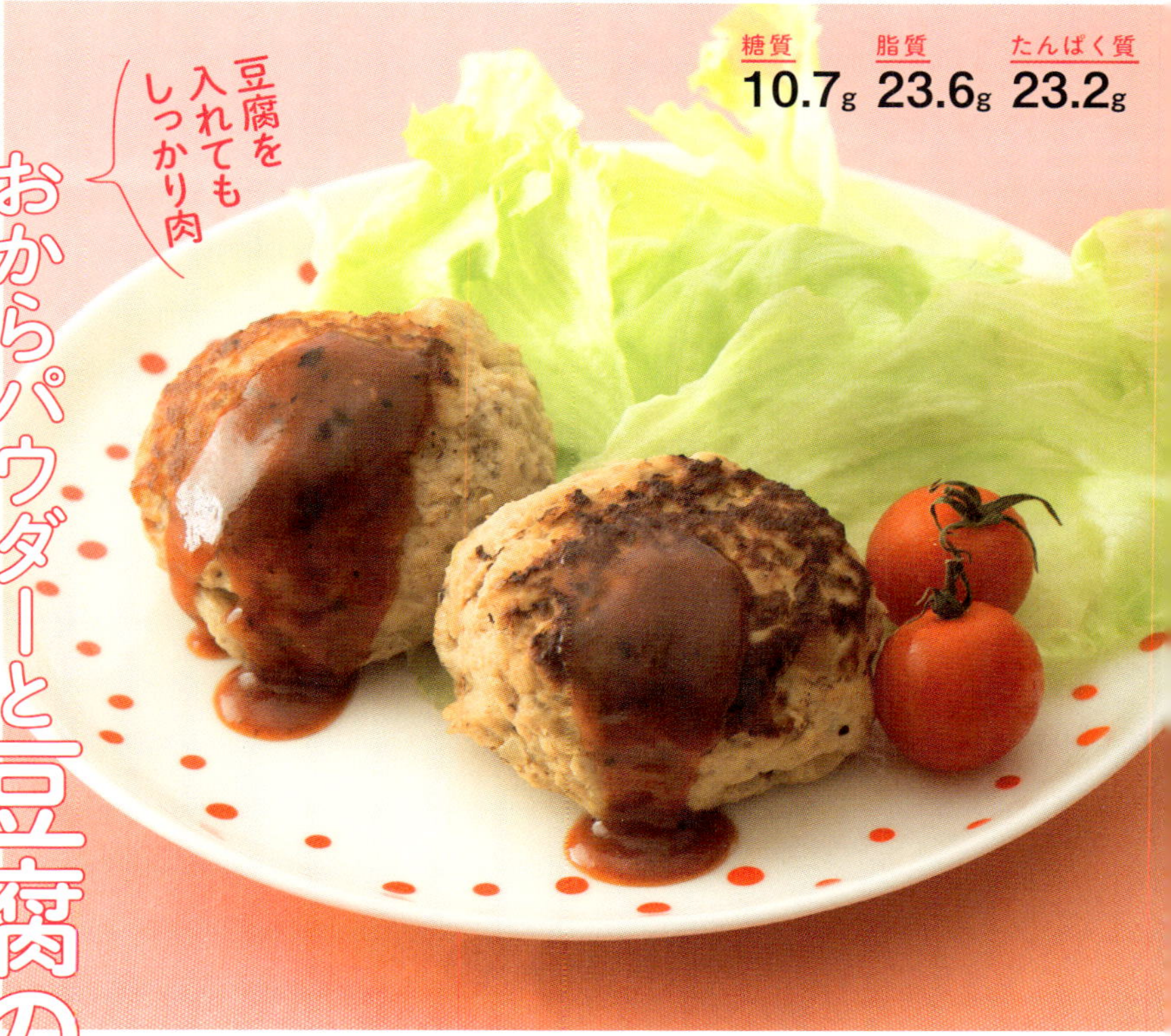

材料（作りやすい分量4〜8個）

合挽き肉…400g
塩…小さじ$\frac{1}{4}$
こしょう…少々
おからパウダー…大さじ1
（まとまらなければ追加）
絹ごし豆腐…200g
卵…1個
玉ねぎ…1個
水…100cc
ソース
　ケチャップ…大さじ4
　中濃ソース…大さじ2
　日本酒…大さじ3

作り方

1 玉ねぎはみじん切りにし、牛脂（材料外）をひいたフライパンで炒める。
2 ボウルに合挽き肉と塩・こしょうを粘りが出るまでよく混ぜる。卵、豆腐、おからパウダー、炒めた玉ねぎを加えてさらに混ぜる。
3 4〜8等分にし、牛脂（材料外）をひいたフライパンで強火で焼き色がつくまで両面を焼く。
4 両面に焼き目がついたら、水を100cc入れてフタをし、中火で蒸し焼きにする。
5 水分がなくなったら竹串などを刺して、透明な汁が出たら火を止める。
6 フライパンの汚れをふき、[ソース]の材料を熱する。弱火で全体を混ぜて温める程度に。

糖質 **5.2g**　脂質 **20.4g**　たんぱく質 **37.6g**

豆乳でホワイトソース

ひき肉のスコップグラタン

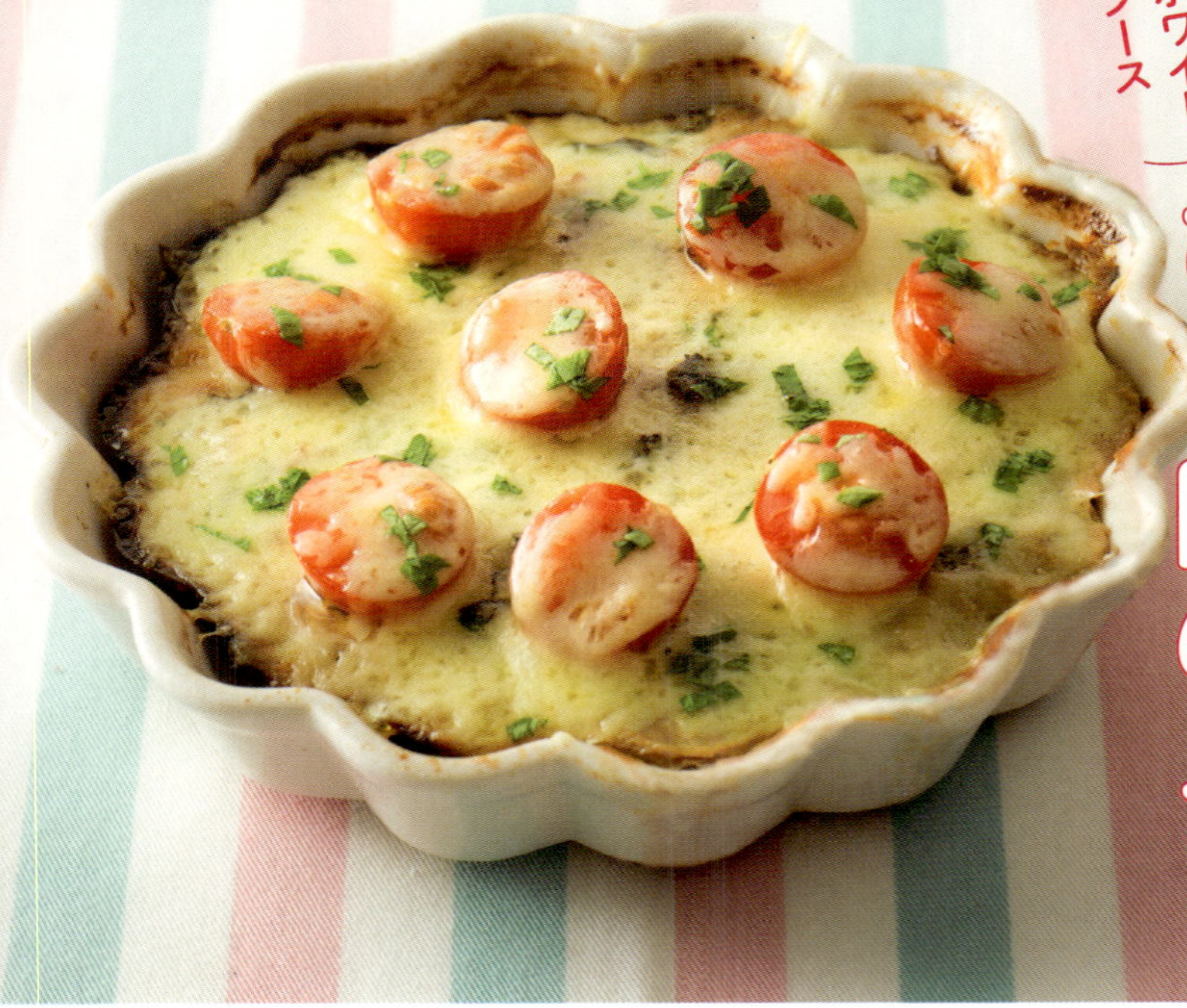

材料（2人分）

- **A**
  - 豚ひき肉（赤身）…300g
  - 塩…小さじ1/4
  - こしょう…少々
  - 卵…1個
  - プレーンヨーグルト…100g
  - 無調整豆乳…100cc
  - しょうゆ…小さじ1
  - 大葉…3枚
- シュレッドチーズ…40g
- ミニトマト…3個

作り方

1. 卵は溶き、大葉は手でちぎる。Aはすべてボウルで混ぜ合わせておく。ミニトマトは半分に切る。
2. 混ぜたAをグラタン皿に詰める。
3. ホイルをして200℃のオーブン（トースター）で20分焼き、ミニトマトとシュレッドチーズをのせて、ホイルをはずして250℃で10分焼く（または魚焼きグリルで、ホイルをかぶせて焼いて肉に火を通す）。竹串を刺して、液体が透明ならOK。
4. トマトとチーズをのせ、焼き目がつくまで焼く。

※ブロッコリーやきのこを入れてもよい。

ふわふわ豆腐オムライス

ご飯の量を減らし
豆腐を混ぜて

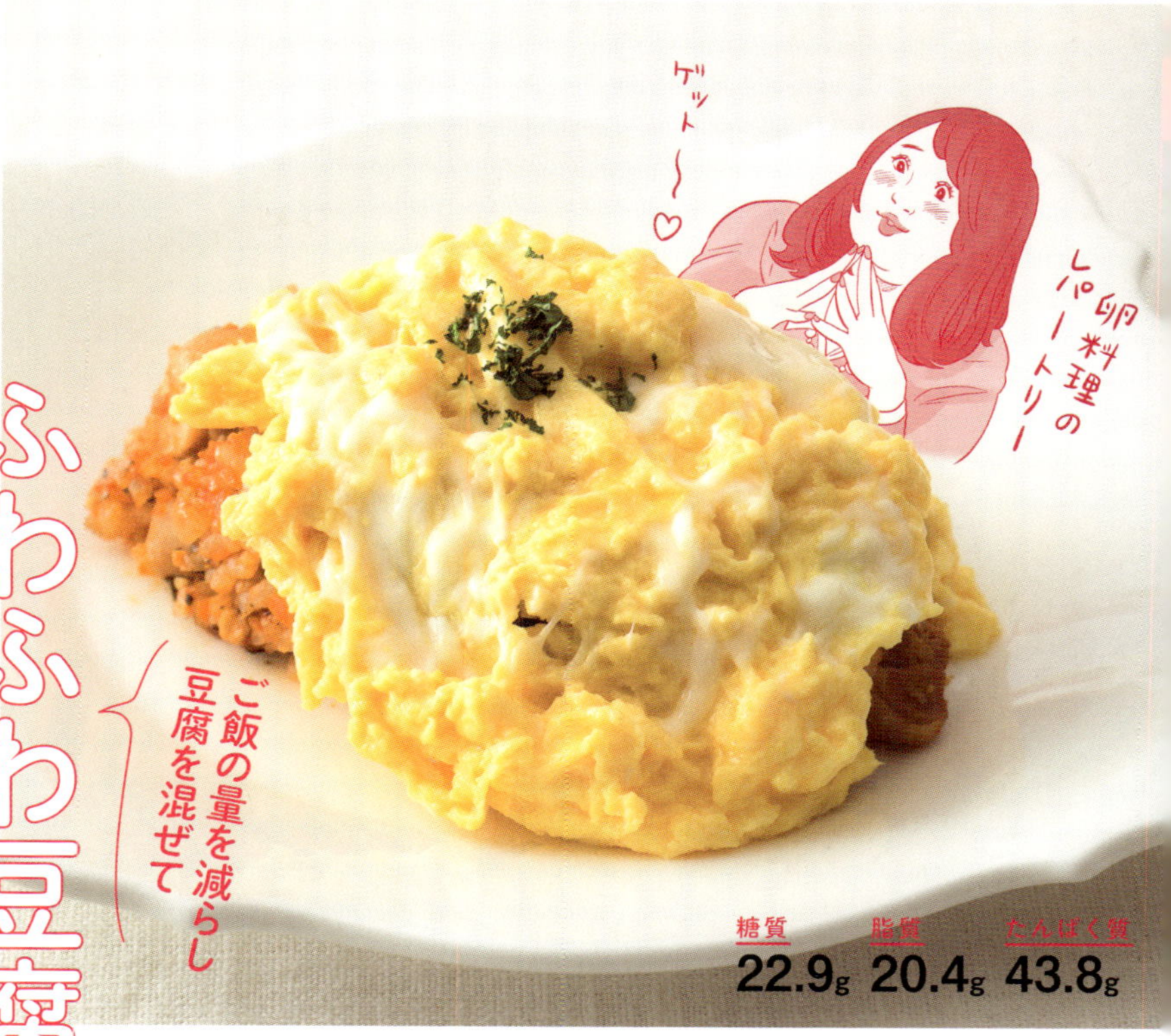

糖質 22.9g　**脂質** 20.4g　**たんぱく質** 43.8g

材料（2人分）

卵…4個
豆乳…大さじ2
塩…ひとつまみ
チキンライス
- 鶏胸肉（皮なし）…1枚
- にんじん…$\frac{1}{2}$本
- しめじ…100g
- 玉ねぎ…$\frac{1}{2}$個
- ケチャップ…大さじ3
- 木綿豆腐…100g
- ご飯…75g×2人分
- 塩…適量
- こしょう…少々

作り方

1. 豆腐は、平らの皿で挟んで、水気を切る。鶏胸肉は小さめのそぎ切りにする。にんじん、玉ねぎ、しめじはみじん切りにする。
2. 熱したフライパンに牛脂（材料外）をひき、鶏胸肉を炒める。色が変わったらみじん切りした野菜を入れる。
3. 豆腐をくずしながらご飯を加えて炒め、ケチャップを混ぜたら、塩こしょうで味を調える。
4. 卵はよく溶き、豆乳と塩を混ぜる。
5. 牛脂（材料外）を多めにひいたフライパンを熱し、2個分の卵液を流し込む。卵をかき混ぜて少し緩いくらいで火を止め、余熱で形を調える。ライスの上に卵を盛りつける。

ベーカリーの誘惑に勝てない！

Q

話題になっているパン屋に入ったら最後。欲望を抑えられず2個、3個と買ってしまう。具材が入ったサンドイッチを選ぶようにしているけど、やっぱりパンはダメ？

A

菓子パンは避けて、美味しい食パンを買ってみては？　ご飯を食べるときのおかずを8枚切りの食パンに挟めば、そこまでパンも悪くない。

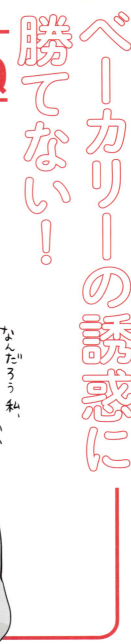

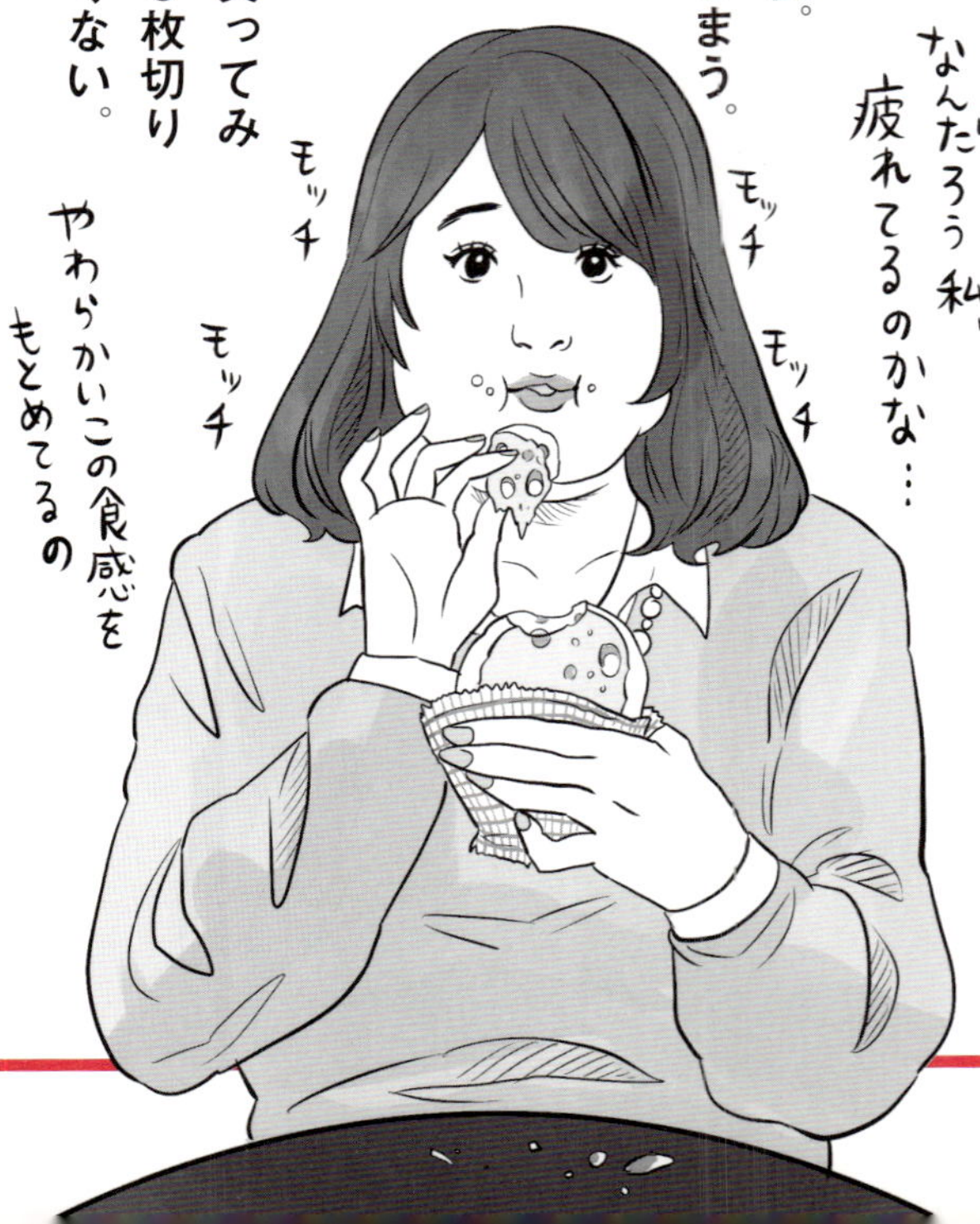
なんだろう私、
疲れてるのかな…
モッチ
モッチ
モッチ
モッチ
やわらかいこの食感を
もとめてるの

食パン＋たんぱく質盛り盛りの〝盛りサン〟を味方につけて

菓子パンはお菓子です。パン好きといいますが、要はお菓子が食べたいんですよ。パンはそもそもバターを含んでいます。さらに糖質や脂質を組み合わせた菓子パンや総菜パンはＮＧ。クロワッサンはあんなにフワフワで腹にたまらないのに、ごはん１杯以上の攻撃力です。

　ベターなのは脂質が低い食パン。これにマッチする味の肉や魚をたっぷり挟んで食べれば、満足感のあるサンドイッチに。

　ご飯よりは脂質が高くなりますが、朝食やランチならＯＫ。脂質が高い具材を選ばないように気をつけて。

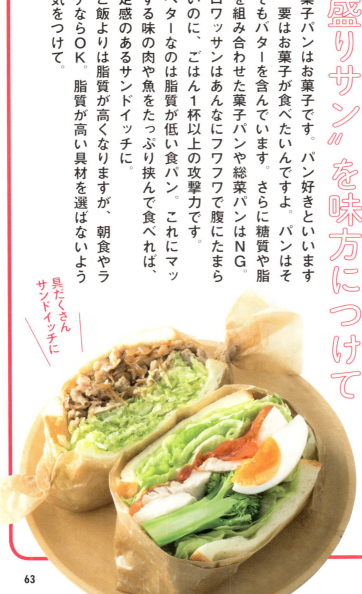

具だくさんサンドイッチに

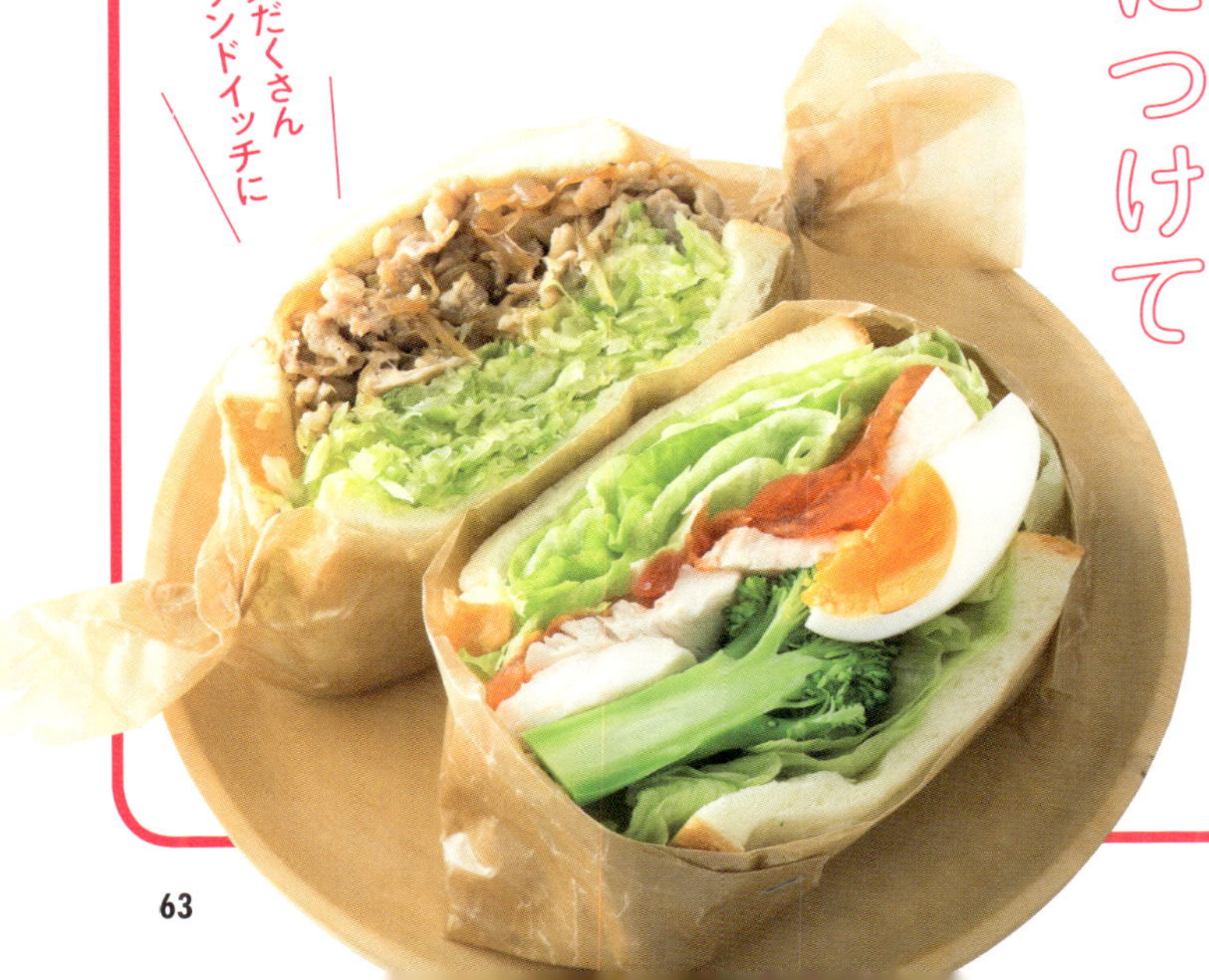

豚肉の生姜焼きサンド

豚肉をたっぷり重ねて

糖質 31.7g　脂質 14.6g　たんぱく質 20.6g

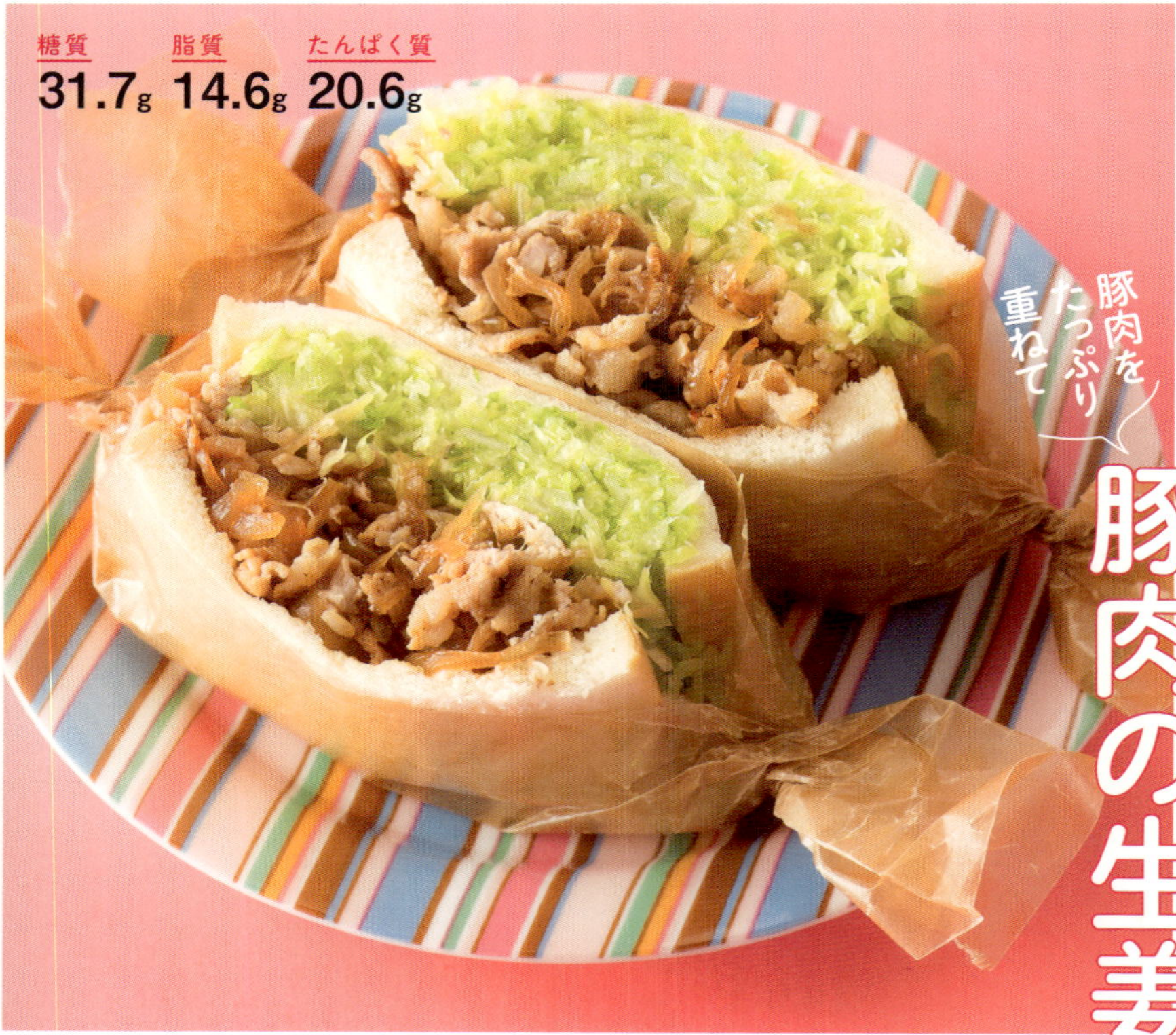

材料（食パン2枚分）

豚肉…150g
日本酒…小さじ1/2
米粉…大さじ1/2
玉ねぎ…1/4個
しょうが…1/4かけ
しょうゆ…小さじ2
みりん…小さじ2
キャベツ…1/4個
塩…少々
食パン…8枚切り2枚

作り方

1 豚肉に酒を揉み込み、米粉をまぶす。玉ねぎはくし切りにする。しょうがはすりおろす。キャベツは千切りして、カサが減るくらいよく塩揉みして、水分をしぼっておく。

2 フライパンに牛脂（材料外）をひき、豚肉を焼く。だいたい火が通ったら玉ねぎを加えて炒め、しんなりしたら、しょうがとしょうゆ、みりんを加えて味つけする。

3 ラップフィルムの上に食パンを1枚おき、キャベツと生姜焼きをのせる。もう一枚の食パンを重ねて上からおさえ、ラップフィルムで巻く。半分にカットする。

サバ缶サンド

糖質 20.9g　脂質 14.5g　たんぱく質 26.7g

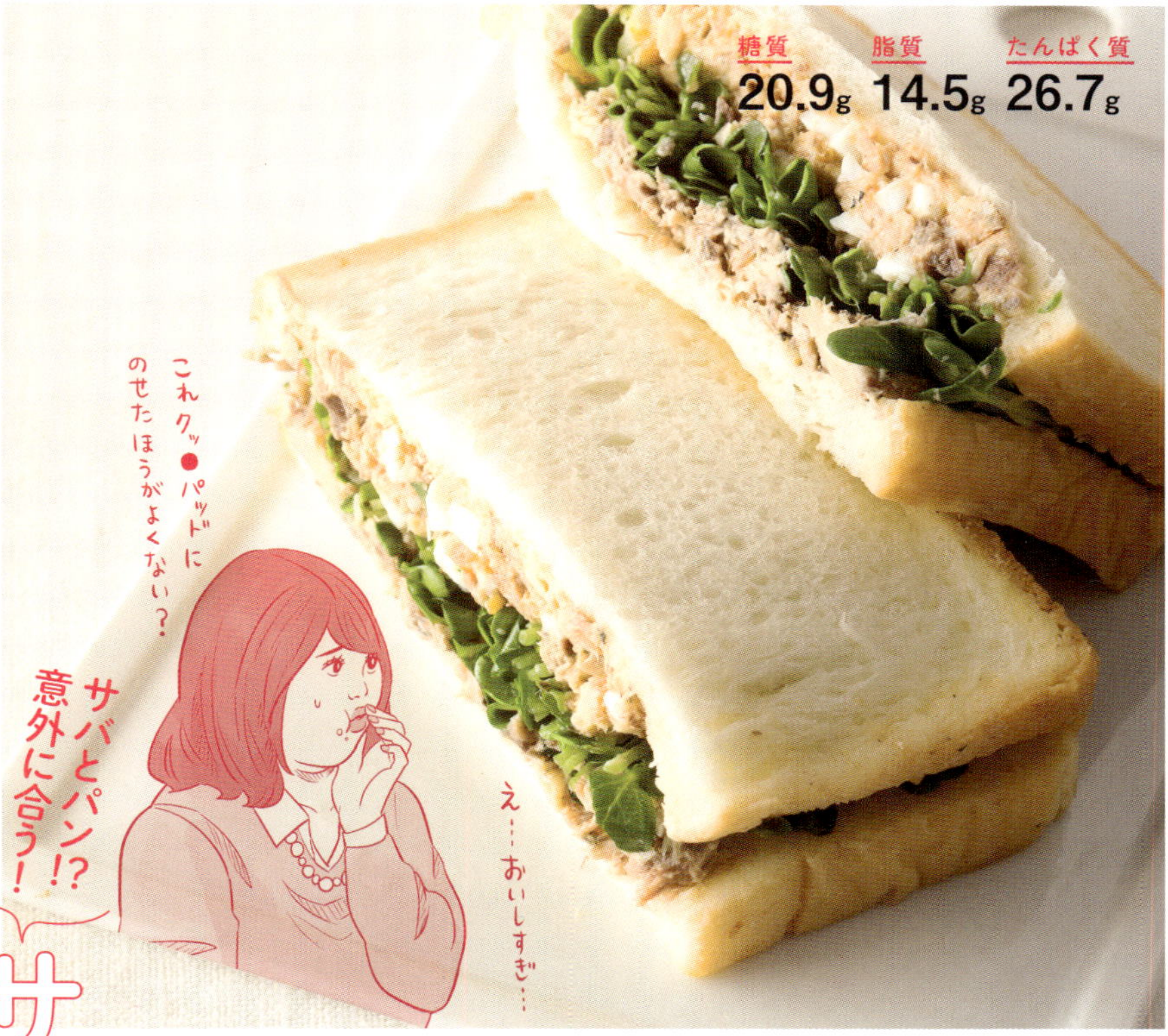

これクッ●パッドにのせたほうがよくない？
サバとパン!?
意外に合う!
え…おいしすぎ…

材料（食パン2枚分）

サバ缶（水煮）…1缶
ヨーグルト…大さじ1
塩…小さじ1/4※
こしょう…少々
ゆで卵…1個
かいわれ大根…1パック
食パン…8枚切り2枚
※サバ缶が塩使用の場合、塩はなし。

作り方

1 サバ缶の水を切り、フォークなどで細かくしたゆで卵とヨーグルト、塩、こしょうで味つけをする。かいわれ大根は根元を切っておく。

2 ラップフィルムの上に食パンを1枚おき、かいわれ大根、その上にサバをのせる。もう一枚の食パンを重ねて上からおさえ、半分にカットする。

ここが ヤセPOINT!

サンドイッチに付き物のマヨネーズは油なので、代わりにヨーグルトを使用。酸味が入り、クリーミーに。卵と混ぜてマヨネーズ感を出して。

しらすと海苔のチーズサンド

溶けたチーズとしらすの組み合わせ

糖質 20.2g　**脂質** 7.6g　**たんぱく質** 15.5g

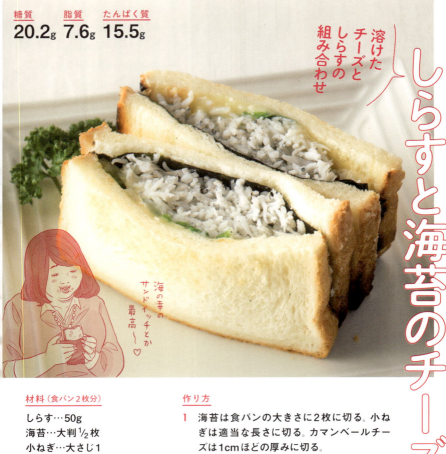

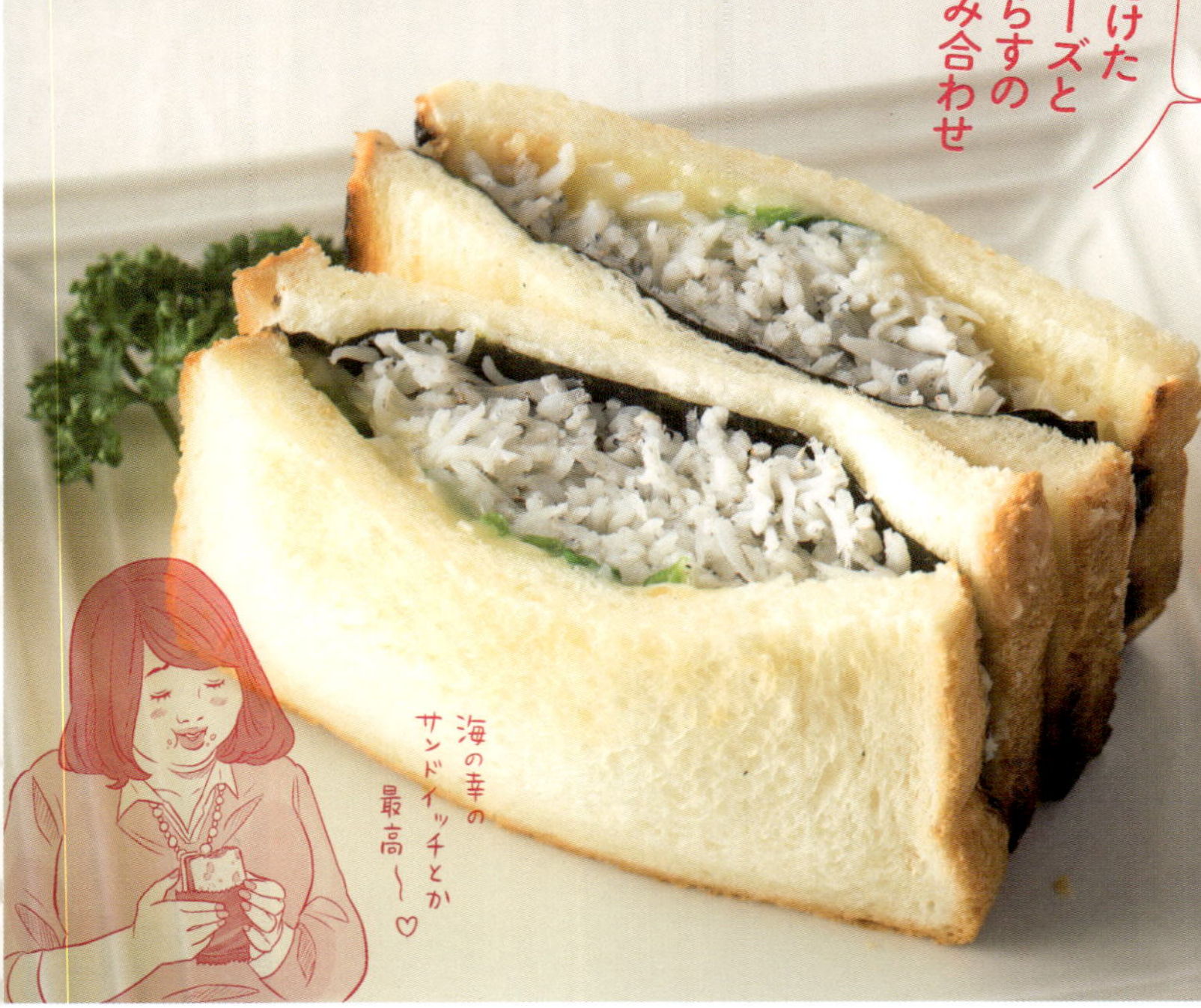

材料（食パン2枚分）

しらす…50g
海苔…大判1/2枚
小ねぎ…大さじ1
カマンベールチーズ…1/6×2個
食パン…8枚切り2枚

作り方

1 海苔は食パンの大きさに2枚に切る。小ねぎは適当な長さに切る。カマンベールチーズは1cmほどの厚みに切る。
2 食パン1枚に海苔をおき、上にしらすと小ねぎ、カマンベールチーズをのせる。そのままグリルかトースターでトーストする。もう1枚の食パンも一緒にトーストする。
3 チーズが溶けるくらい焼けたら、ラップの上におき、海苔と食パンを重ねておさえ、ラップでとめる。半分にカットする。

ここがヤセPOINT！

しらすはとっても使いやすい魚。まるごと魚を食べることができ、カルシウム、マグネシウムが豊富。少しの量でも栄養価が高い、優れもの。

サラダチキンサンド

糖質 22.7g　脂質 6.6g　たんぱく質 31.3g

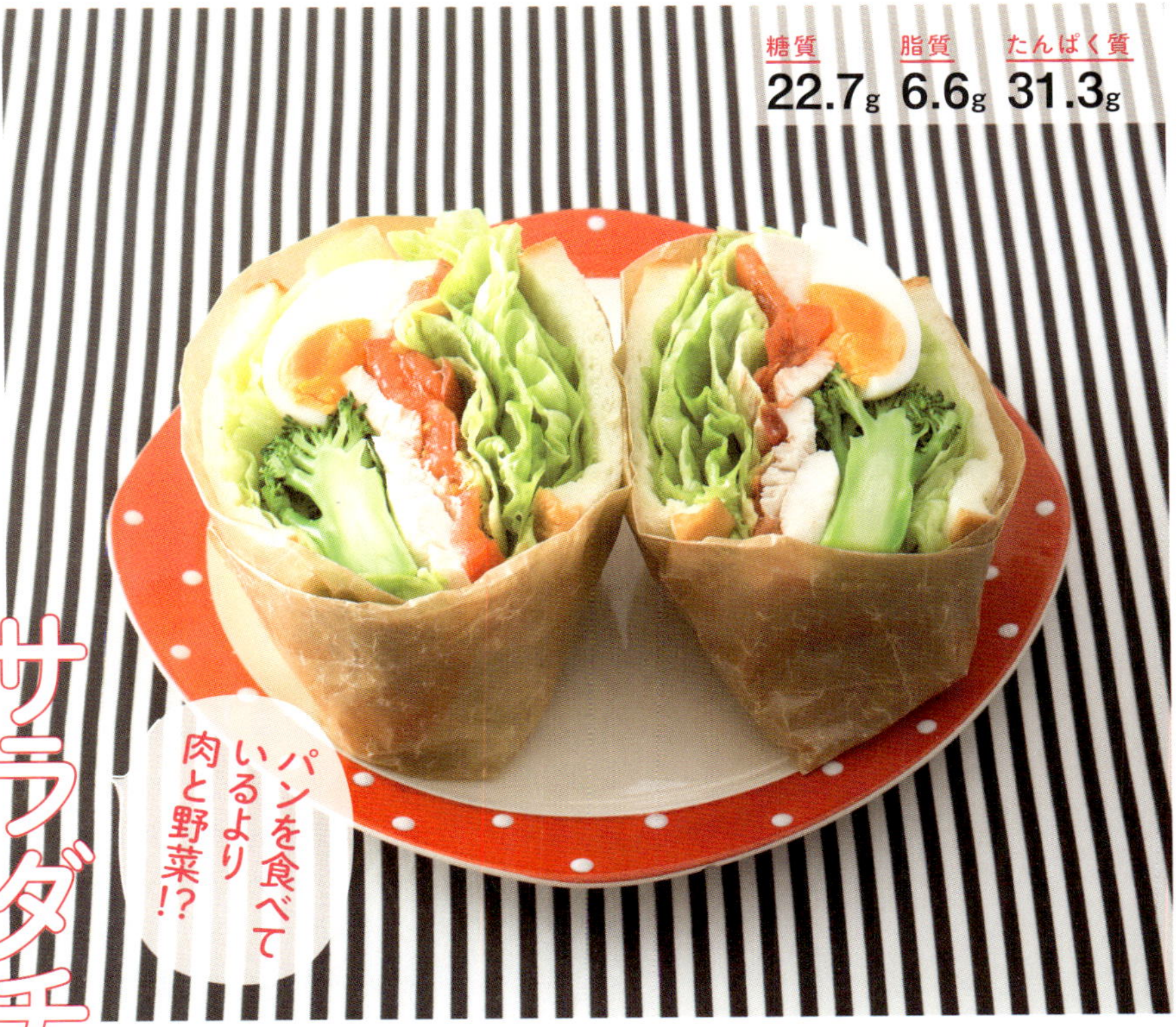

材料（食パン2枚分）

サラダチキン…1枚
ゆで卵…1個
ブロッコリー…2〜4房
トマト…$\frac{1}{2}$個
レタス…2枚
食パン…8枚切り2枚

作り方

1 サラダチキンは1cmの厚みに斜め薄切りにする。
2 ブロッコリーはフライパンに薄く水を張り、塩をひとつまみ加える。沸騰したらフタをして、1〜2分転がしながら蒸し茹でし、しっかり水気を切る。トマトは輪切りにする。レタスは食パンの大きさのまま重ねる。
3 食パン、レタス、サラダチキン、ブロッコリー、トマト、レタス、食パンの順にラップフィルムの上で重ねて、上からおさえつけ、ラップフィルムで巻く。半分にカットする。

たんぱく質たっぷりの盛り盛りサンド

パンなのに、
たんぱく質がたっぷり
摂れるのが「盛りサン」。
本書で紹介している料理を
挟んで食べるのも
オススメです。

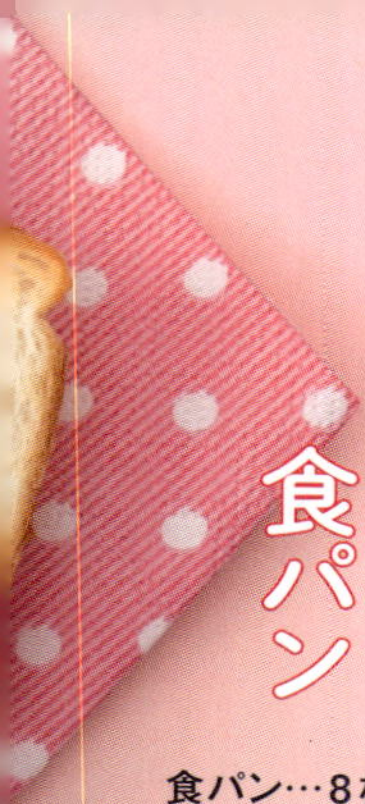

食パン

食パン…8枚切り2枚
（トーストしてもOK）

納豆麹オムレツ

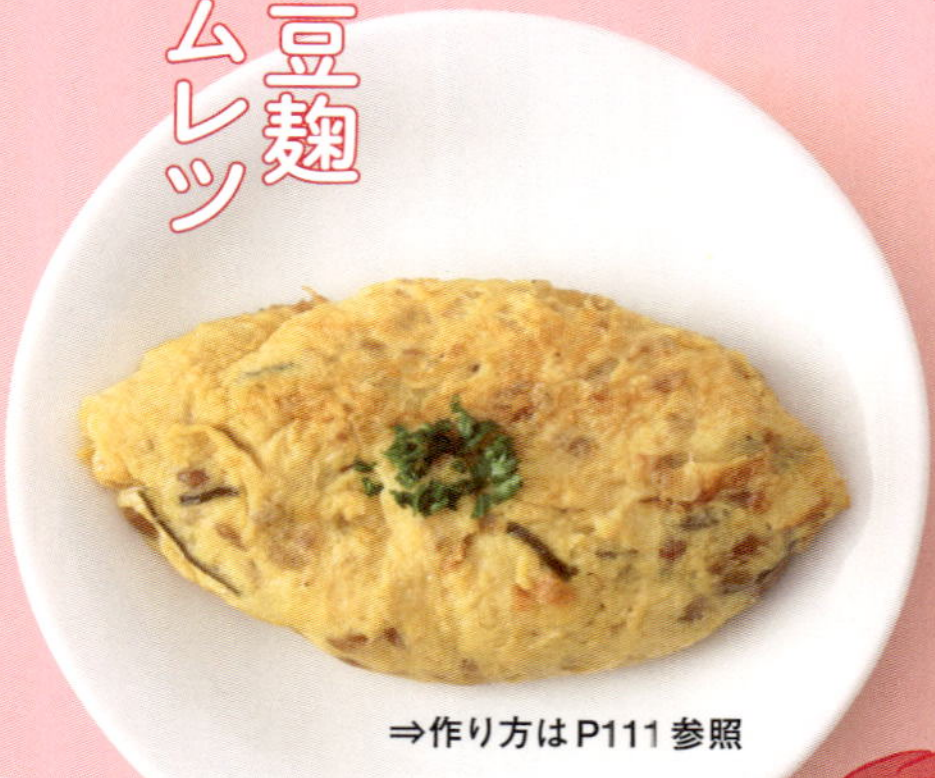

⇒作り方はP111参照

かつおの竜田焼き

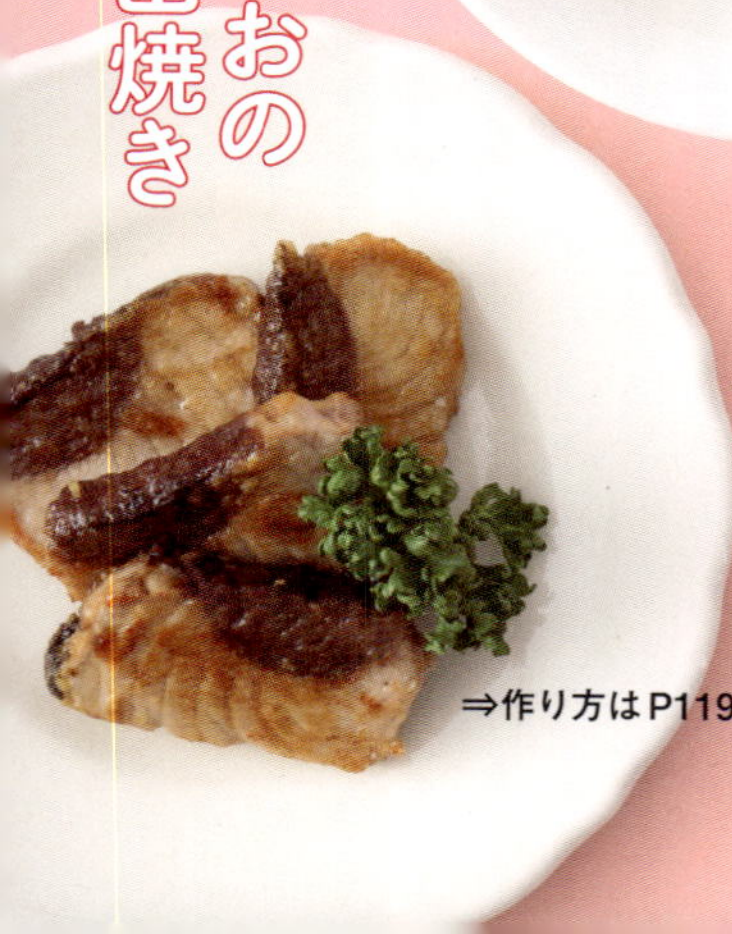

⇒作り方はP119参照

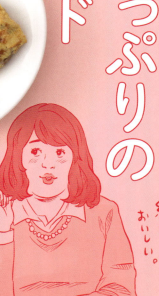

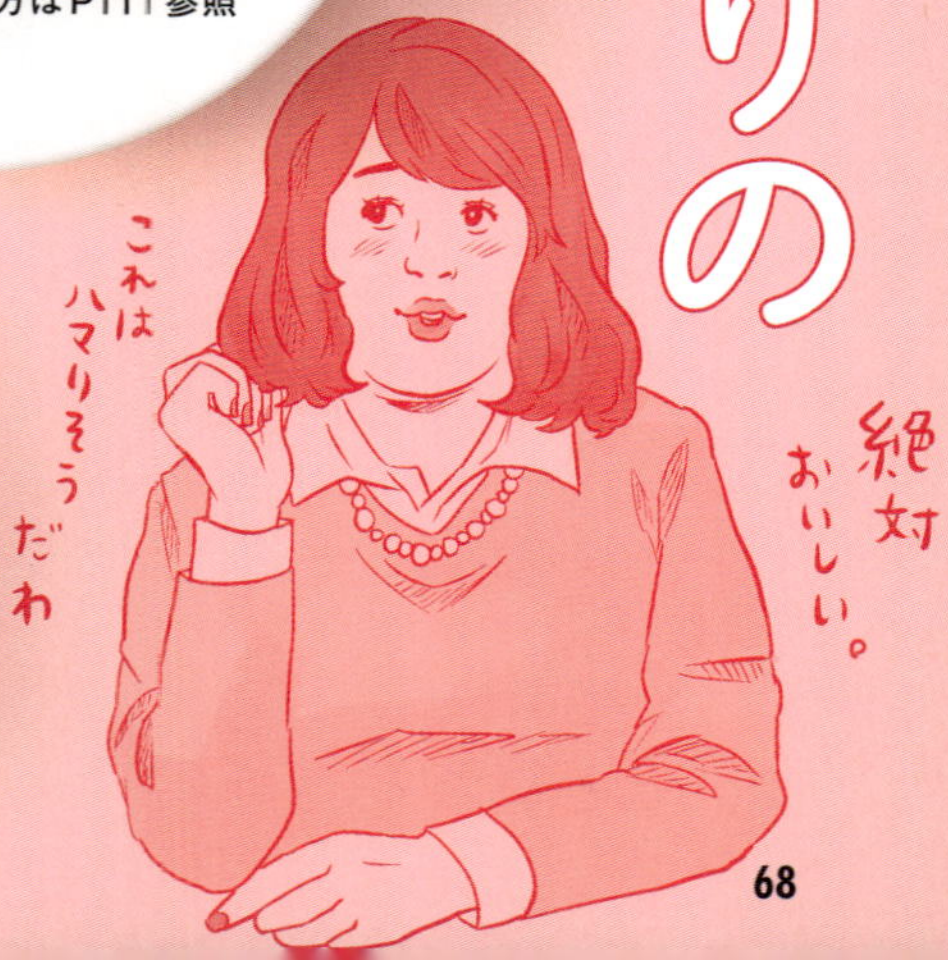

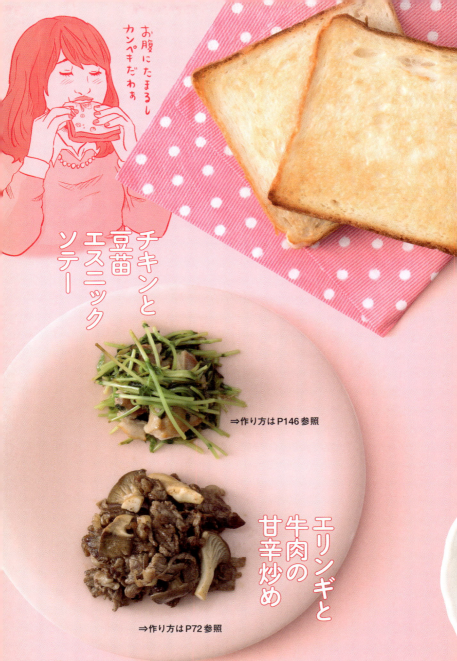

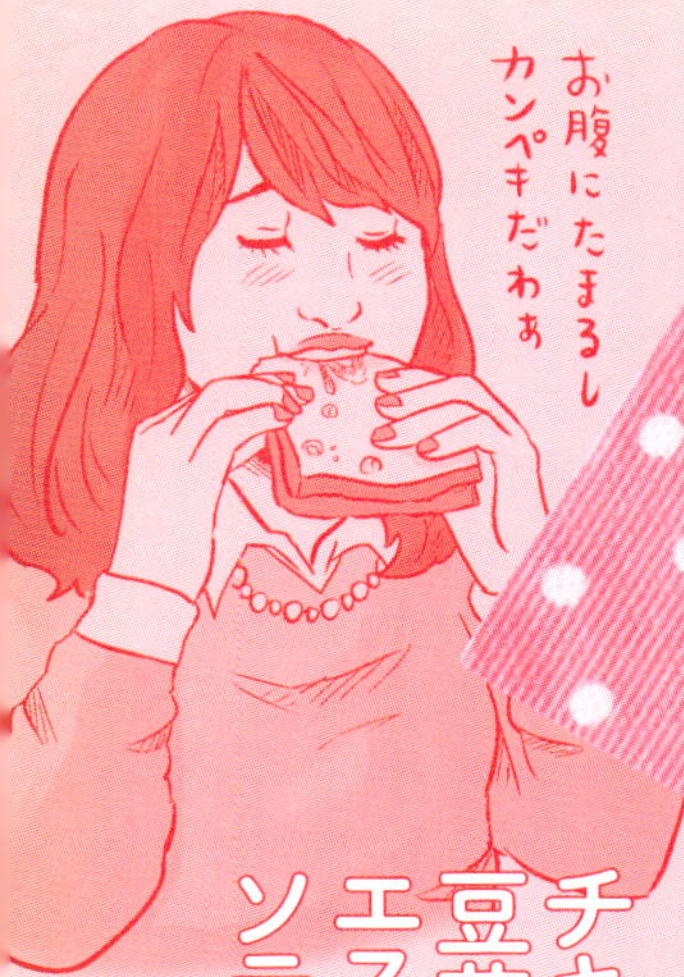

チキンと豆苗エスニックソテー

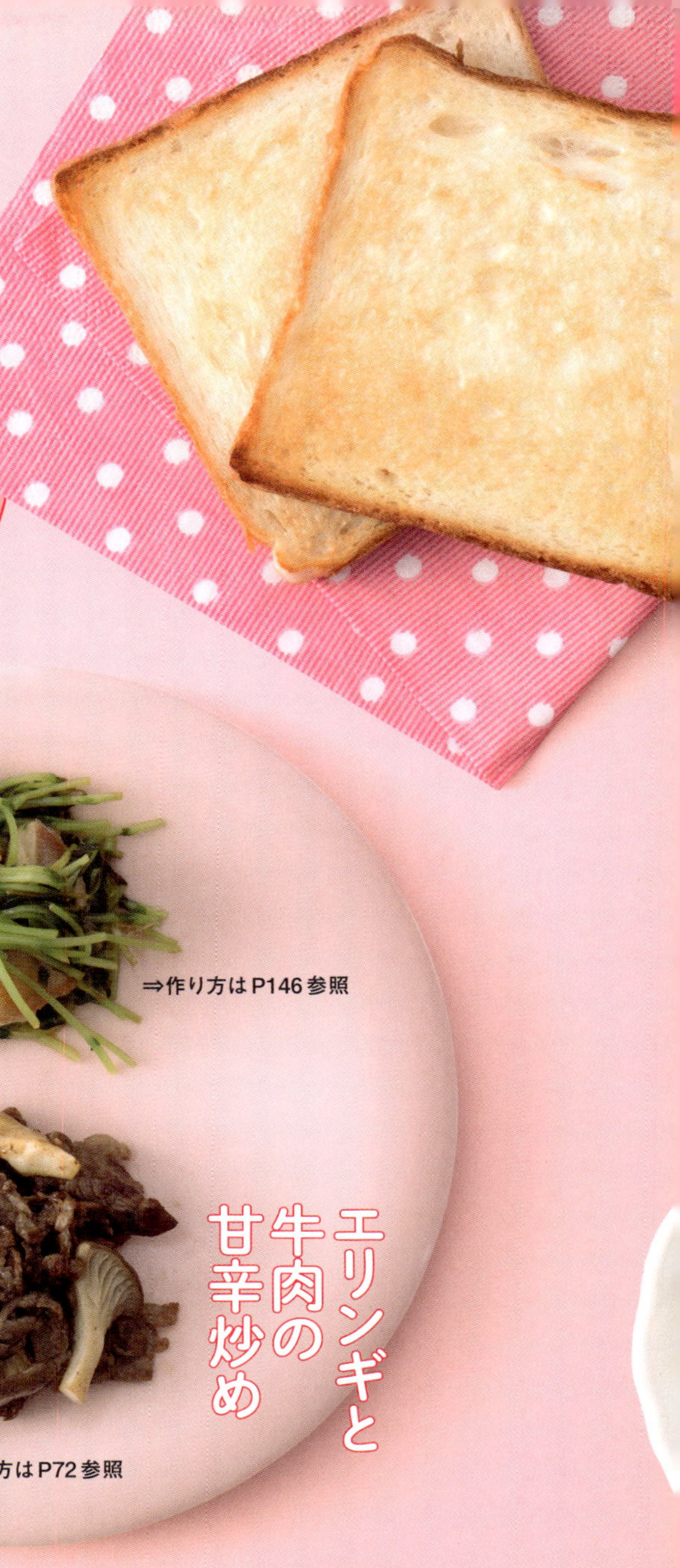

⇒作り方はP146参照

エリンギと牛肉の甘辛炒め

⇒作り方はP72参照

糖質オフってすごくお金がかかる！

Q

肉や魚を以前より摂るようになって、ヤセるのは嬉しいけどかかるお金がハンパない！夫のお給料が食費に消えていく……。

A

たんぱく質は大事だけど、さらに食物繊維を足したら栄養もエンゲル係数もバランスも◎！

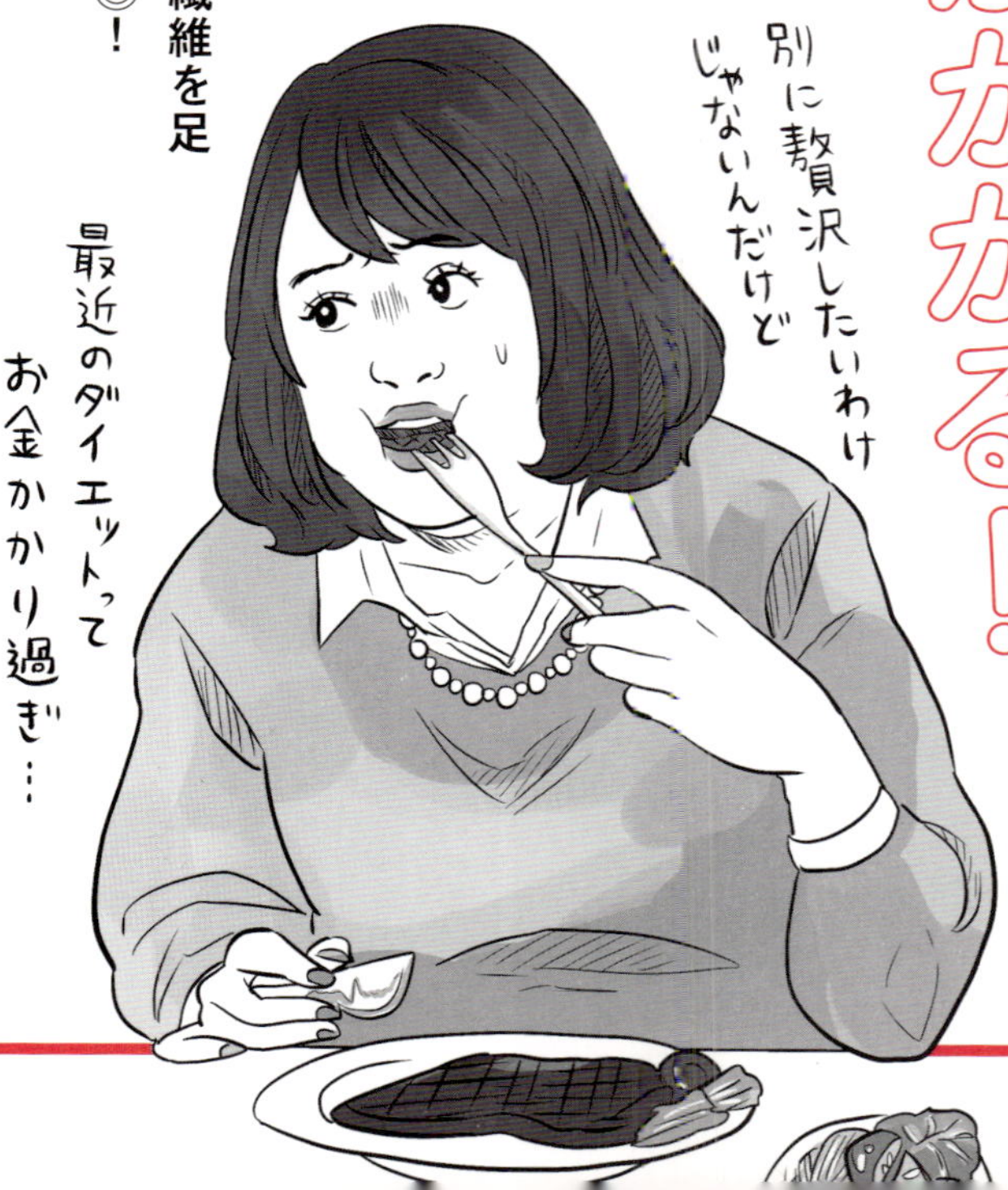
別に贅沢したいわけじゃないんだけど
最近のダイエットってお金かかり過ぎ…

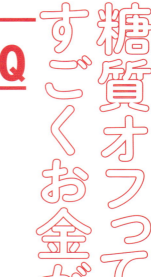

コスパがよく繊維質が豊富
きのこ類を組み合わせる

肉、魚などのたんぱく質だけでお腹をいっぱいにしようとするとコストがかかります。

そんなときは、食物繊維でカサ増しを。食物繊維はそれ自体には栄養はないのですが、腸を刺激し、便通をよくしてくれます。

とくにきのこは噛み応えがあるので、満足感のアップとともに、ヤセエキスであるだ液の分泌も増えます。

ただし、油を吸い込みやすいので、調理法には気をつけて。基本的には煮る、茹でるなどがオススメです。

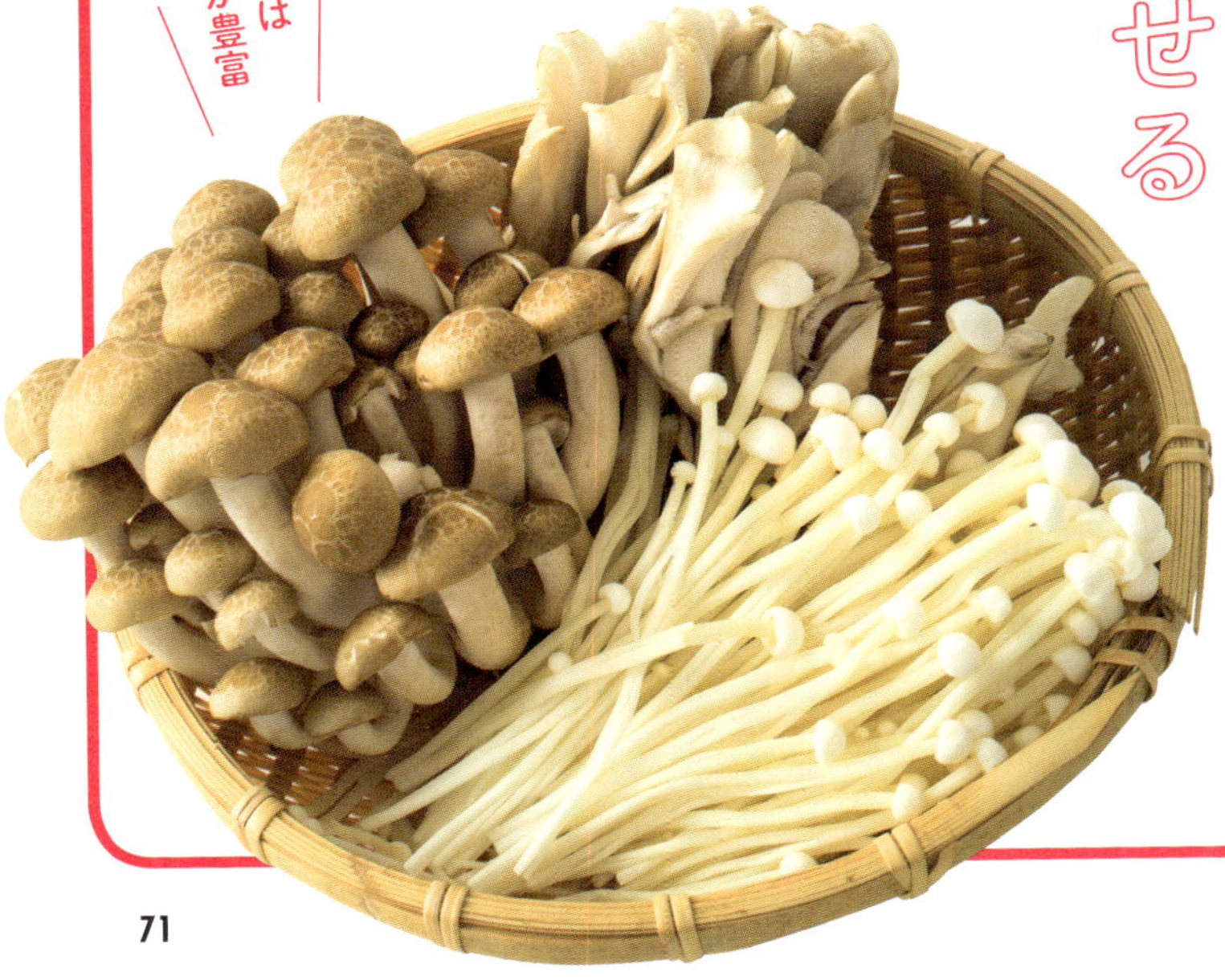

きのこは種類が豊富

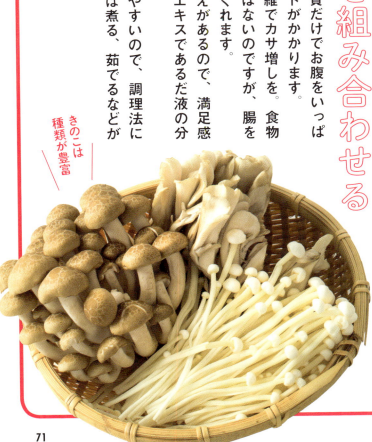

糖質 6.2g　脂質 14g　たんぱく質 18.4g

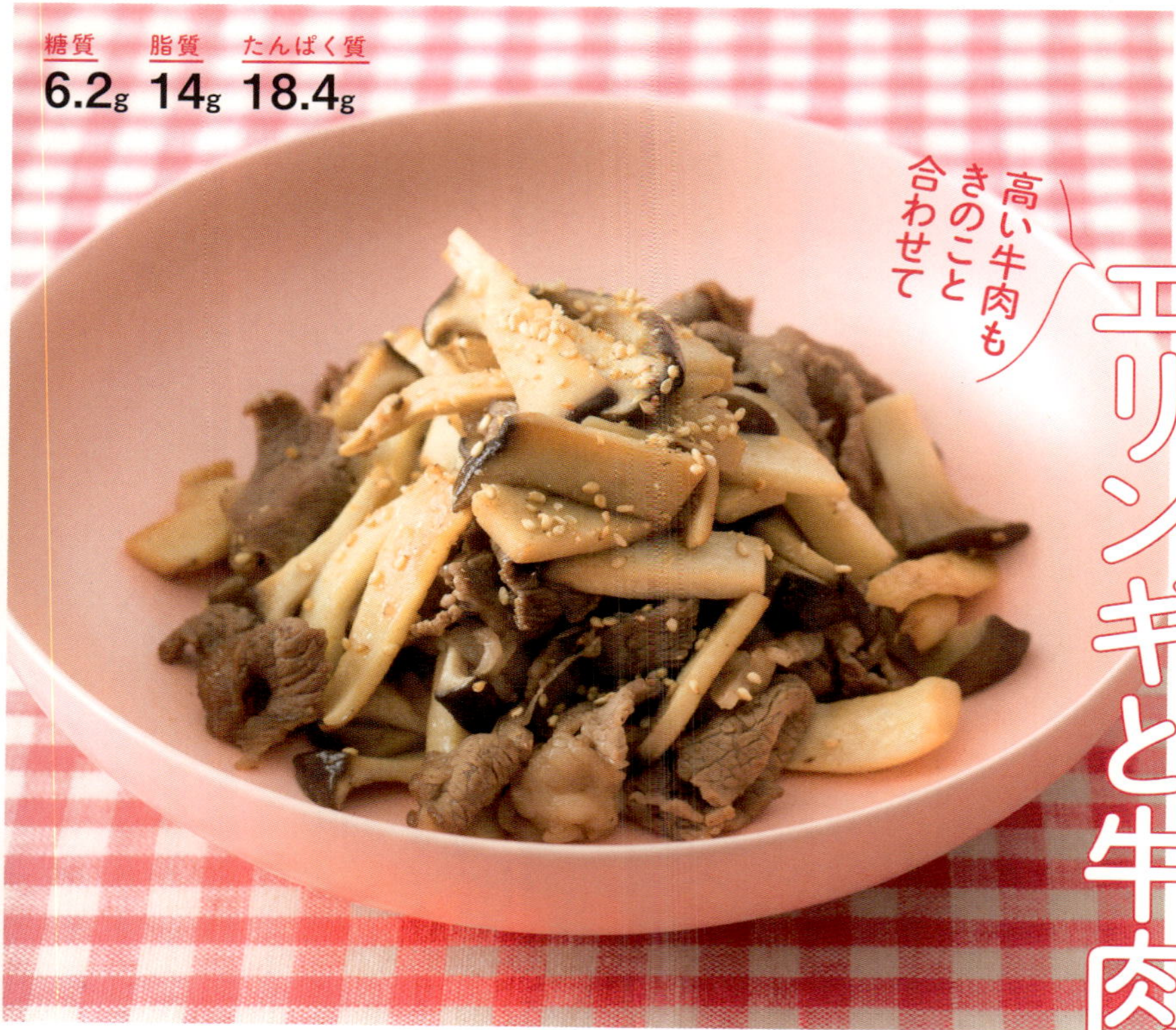

高い牛肉もきのこと合わせて

エリンギと牛肉の甘辛炒め

材料（2人分）

エリンギ…2パック（200g）
牛肉…150g
しょうゆ…大さじ1.5
みりん …大さじ1.5
塩こしょう…適量
白ごま…小さじ1

作り方

1. エリンギは縦5mm幅に切り、長いものは横半分に切る。
2. フライパンに牛脂（材料外）を薄くひき、エリンギを炒める。
3. 炒まってきたら真ん中をあけ、牛肉を炒める。
4. 牛肉の色が変わったらみりん、しょうゆの順に加えて汁気がなくなるまで炒める。塩こしょうで味を調え、白ごまをかける。

ここがヤセPOINT！

牛肉は、肉の中で鉄や亜鉛などのミネラルが多め。疲れた人、風邪予防にも。赤いところが重要なので、赤身肉を選んで。

常備菜にも使えるきのこ料理

ししゃもの南蛮漬け

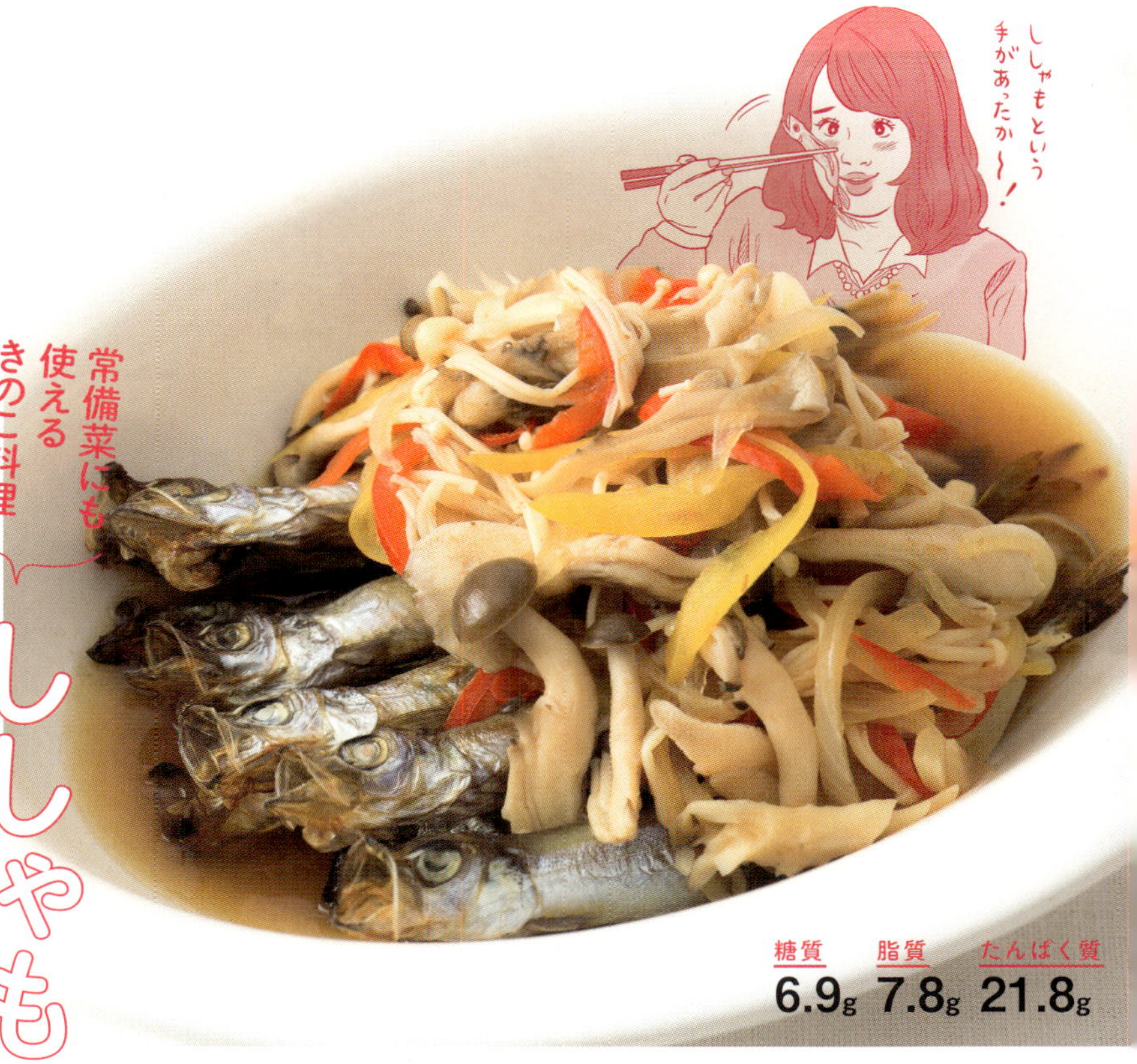

糖質 **6.9**g　脂質 **7.8**g　たんぱく質 **21.8**g

材料（2人分）

ししゃも…10尾
玉ねぎ…1/4個
赤パプリカ…1/4個
きのこ（お好みで）…150g
A　しょうゆ…大さじ1.5
　みりん…大さじ1
　酢…50cc
　水…50cc
　かつおぶし粉…1g
輪切り唐辛子（あれば）
…お好みで

作り方

1 玉ねぎは薄くスライスし、赤パプリカは千切りにする。きのこ類は石づきを落として食べやすい大きさに裂く。

2 ししゃもは魚焼きグリル（フライパン）で焼いて取り出す。

3 フライパンに玉ねぎ、きのこ類とAを熱し、フタをしてきのこに火が通るまで弱〜中火で熱する。

4 タッパーなどの容器にししゃもを入れ、3を上からかけ入れ、漬ける。

5 冷蔵庫で冷やす。

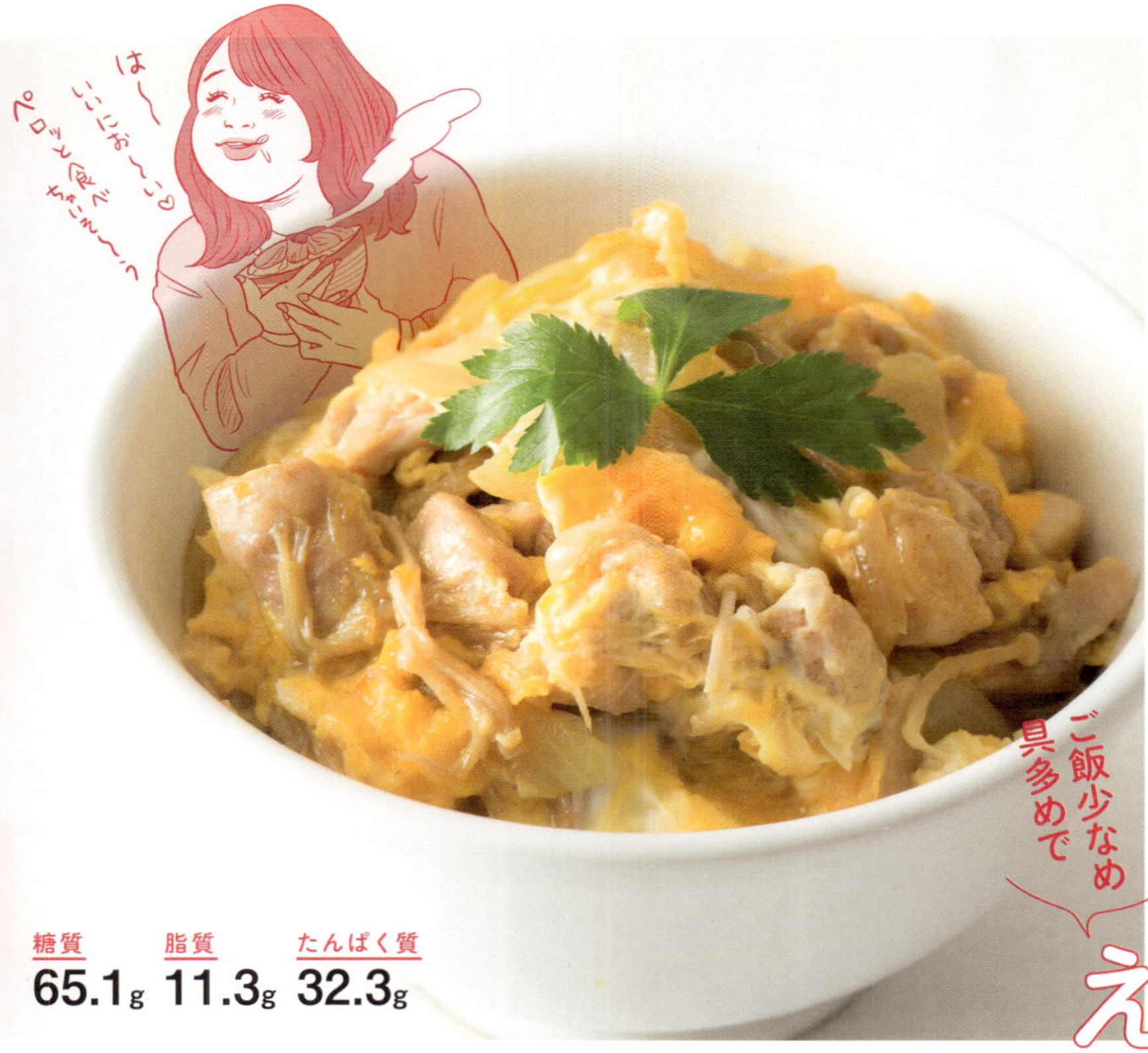

ご飯少なめ具多めで

えのき親子丼

糖質 **65.1g** **脂質** **11.3g** **たんぱく質** **32.3g**

材料（2人分）

鶏もも肉（皮なし）…1枚
えのき…100g
玉ねぎ…1個
卵…2個
ご飯…200g（2膳）
A しょうゆ…大さじ2
　みりん…大さじ2
　水…100cc
　かつおぶし粉…1g

作り方

1 鶏肉は小さめの一口大に、えのきは石づきを落として半分に、玉ねぎはくし切りにする。
2 Aと玉ねぎとえのきを合わせてフライパンで煮立たせ、フタをして弱火で2〜3分煮てからひと混ぜし、鶏肉を加える。
3 中火で少し煮詰めるようにグツグツと加熱する。
4 鶏肉に火が通ったら、溶き卵を全体に流し入れる。フタをして30秒弱火で、火を止めて1分火を通す。

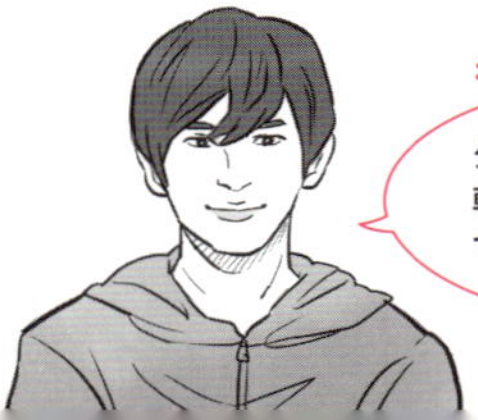

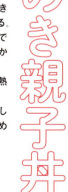

モリタクのつぶやき

夕食のご飯は80gに。朝食は100gでもOKです。

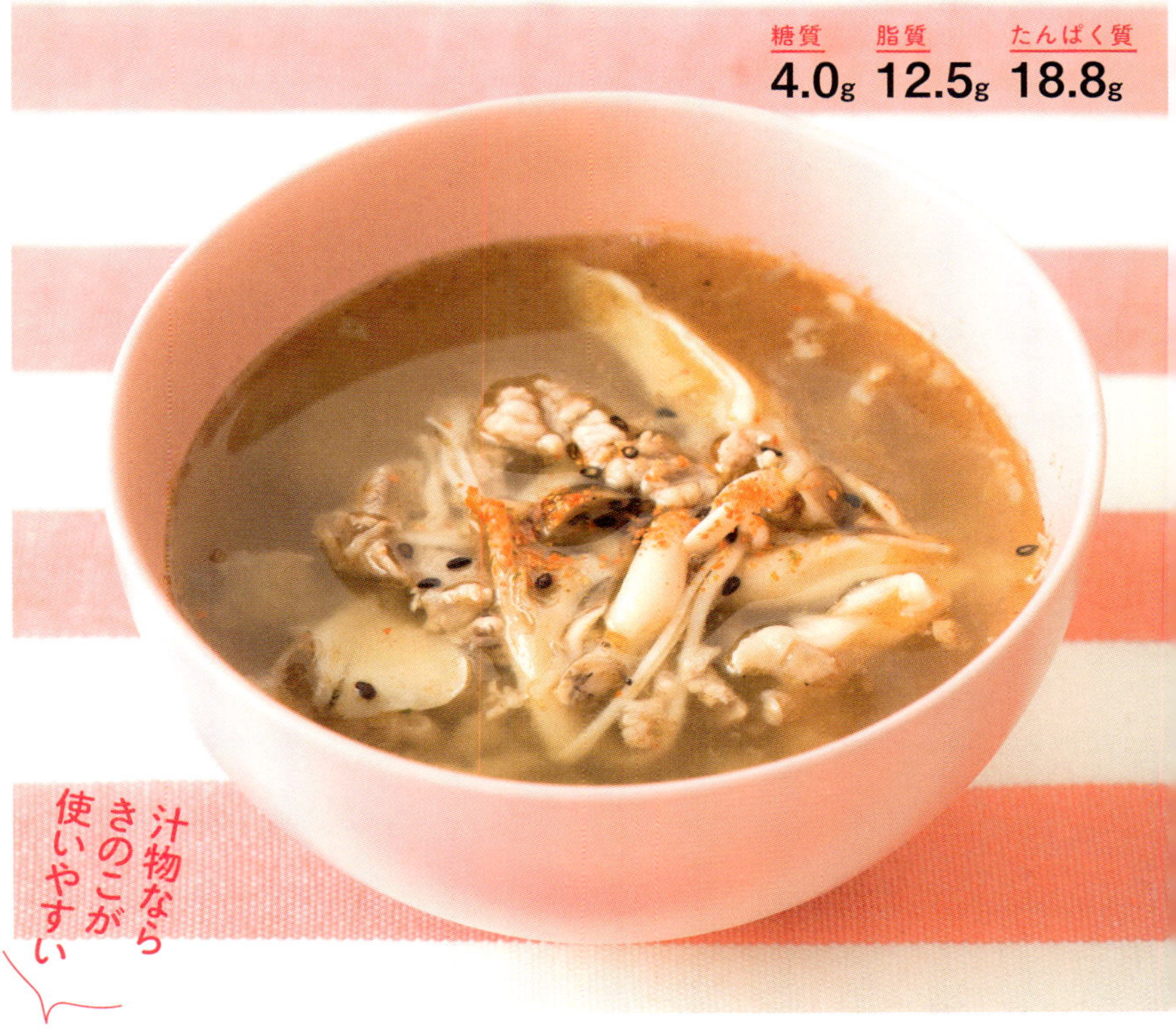

糖質 **4.0g** 脂質 **12.5g** たんぱく質 **18.8g**

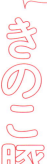

汁物なら
きのこが
使いやすい

きのこ豚汁

材料（2人分）

好みのきのこ…200g
豚肉…150g
しょうが…1かけ
かつおぶし粉…1g
みそ…大さじ2
ごま油…小さじ$\frac{1}{2}$
七味唐辛子…お好みで

作り方

1 きのこは石づきを落として食べやすい大きさにする。しょうがはみじん切りにする。
2 鍋に牛脂（材料外）を薄くひき、しょうがを炒める。そこに豚肉を入れて炒め、色が変わり始めたらきのこを入れ、さっと炒める。
3 具材がかぶるくらいの水を入れて、フタをして煮込む。沸騰したら弱火にして、かつおぶし粉を入れる。
4 火を弱めてみそを溶かし入れる。
5 お椀に盛り、ごま油と七味唐辛子をたらす。

海藻料理を食卓に増やすには？

Q

ダイエットにいい海藻。
でも、思いつくのはみそ汁かサラダ、和え物。
同じメニューの無限ループに
夫も「またか」とウンザリ気味。
食欲の湧く食べ方ってある？

A

海藻だけで食べようとするとモチベージョンも
上がらない。魚介類などと組み合わせて。

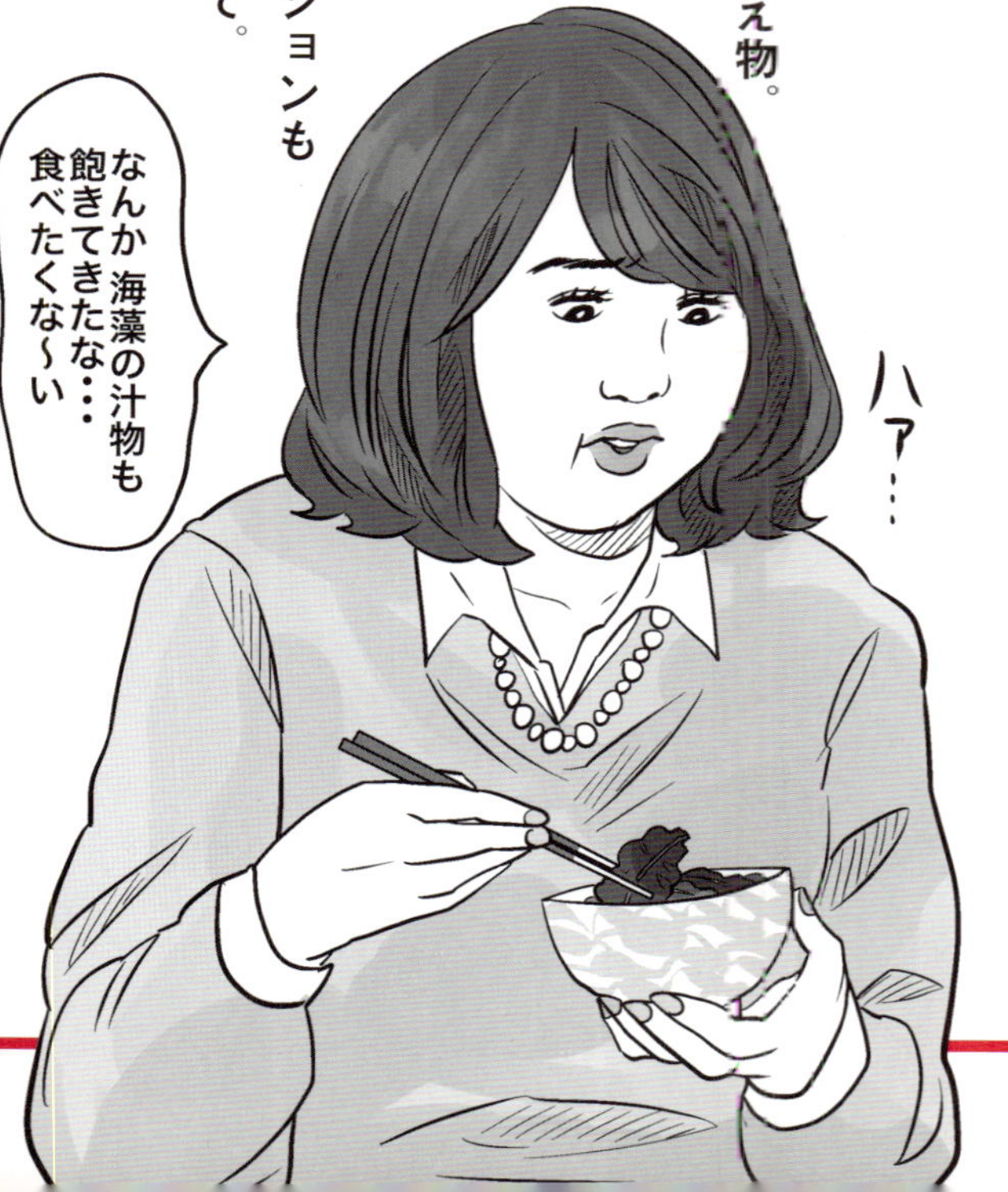
なんか海藻の汁物も
飽きてきたな…
食べたくな〜い
ハァ…

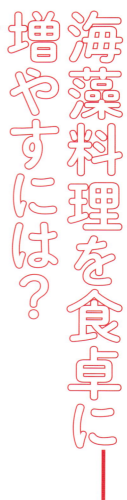

丼メシと合わせてＯＫ いろいろな味つけで

海藻は丼ものに

野菜より優れている海藻のダイエット効果。それは便秘を解消する水溶性食物繊維のほか、マグネシウム、ヨウ素などダイエットに重要な栄養素を含むからです。

ヨウ素は甲状腺ホルモンの分泌を活発にし、代謝をコントロールしてくれる栄養素。

低カロリーの食生活だと代謝が落ちてしまうので、実はヨウ素を不足しないように摂るのは、ダイエット成功のポイントです。

海藻は脂質を含まないので、丼ご飯を合わせて食べてもＯＫなところが強みですね。

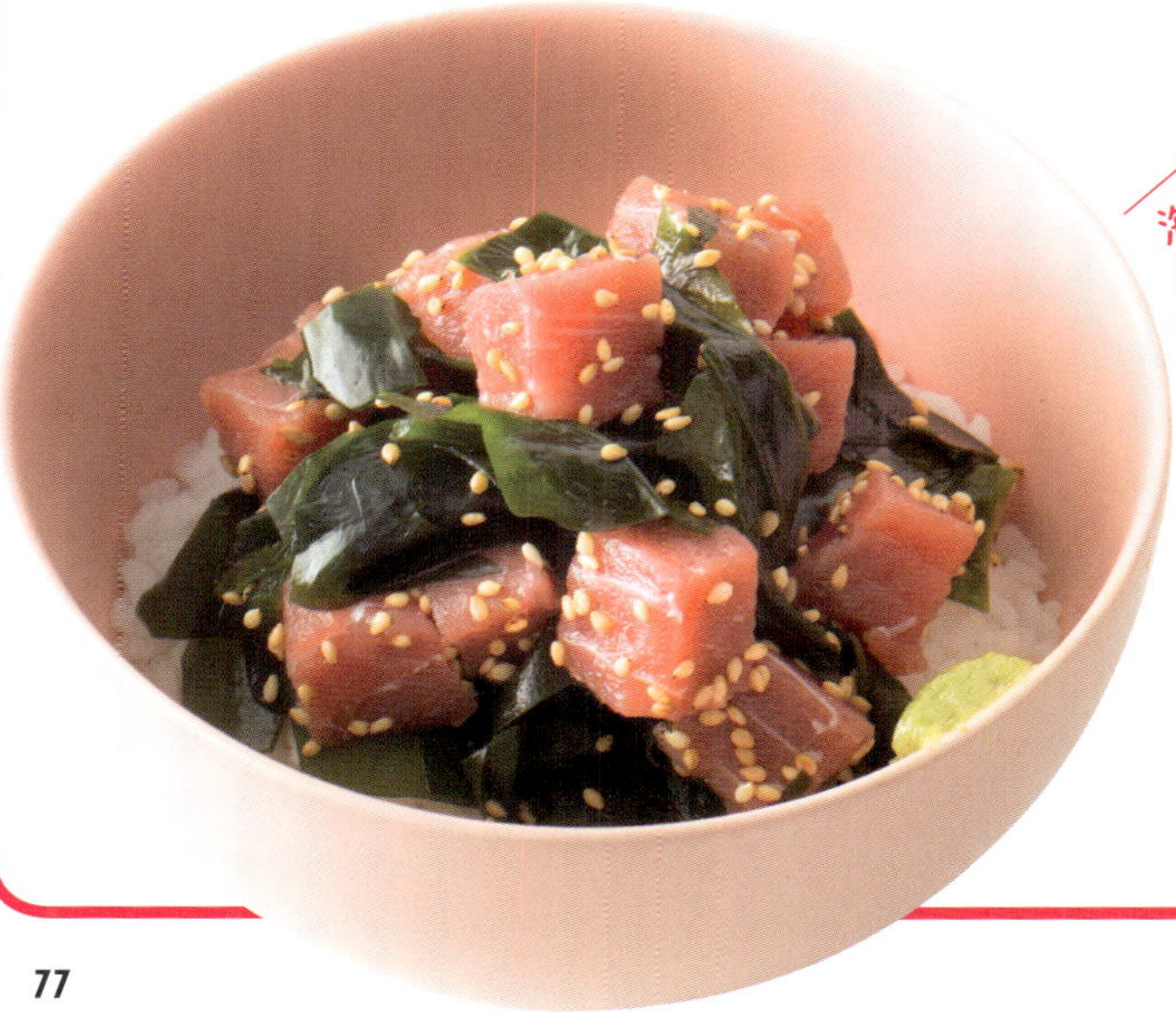

糖質 **56.9g** 脂質 **5.5g** たんぱく質 **12.5g**

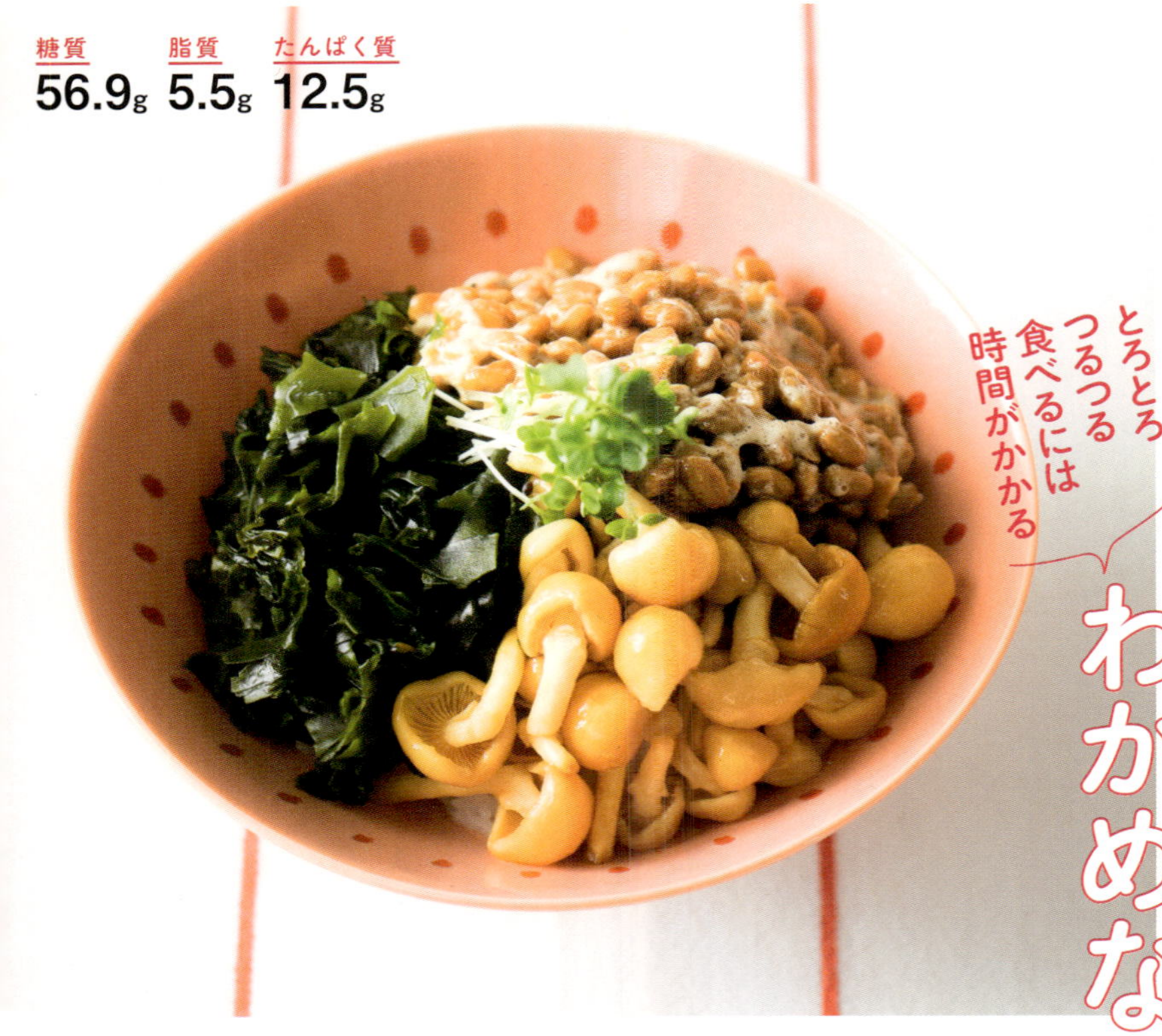

わかめなめこ納豆丼

とろとろ
つるつる
食べるには
時間がかかる

材料（1人分）

ご飯…100g
わかめ
…乾燥：1g、生：10g（お好みで）
なめこ…$\frac{1}{2}$パック
納豆…1パック
しょうゆ…小さじ$\frac{1}{2}$
ごま、小ねぎ…お好みで

作り方

1 なめこは沸騰したお湯に入れて、さっと茹でる。わかめは水で戻し、食べやすい大きさに切る。
2 丼にご飯を盛り、わかめ、なめこ、納豆をのせる。
3 しょうゆと薬味をかけ、混ぜながら食べる。

ここが ヤセPOINT！

わかめやなめこのぬめりは食物繊維で、胃の粘膜を守り、血糖値を上げにくくする。穏やかに糖質が吸収されので、糖質が多いときは一緒に摂るのがオススメ。

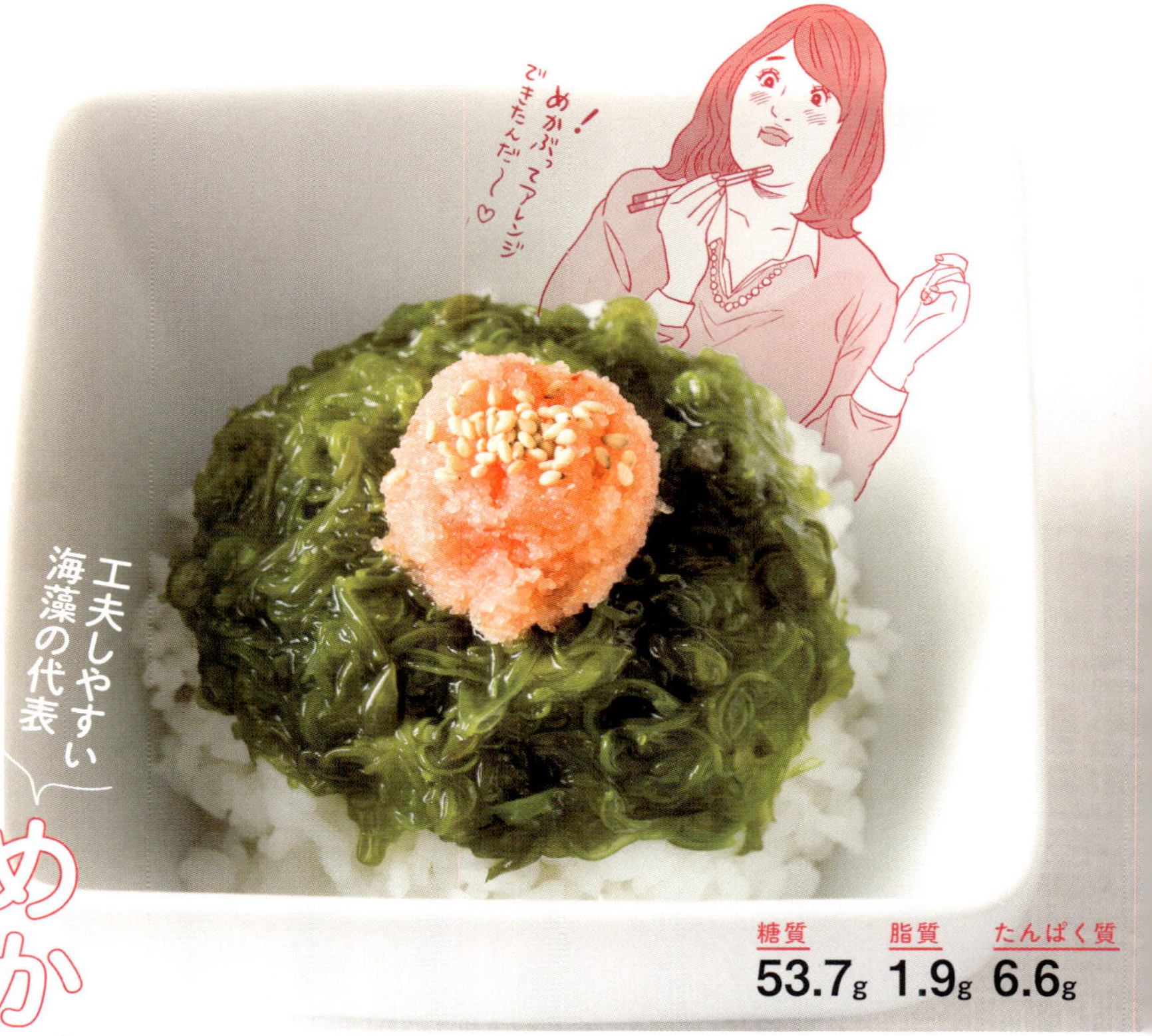

工夫しやすい
海藻の代表

めかぶ明太子丼

糖質 **53.7g**　脂質 **1.9g**　たんぱく質 **6.6g**

材料（1人分）

ご飯…100g
めかぶ…50g
明太子…1/4腹
白ごま…適量
しょうゆ…お好みで

作り方

1. 丼にご飯を盛り、明太子、めかぶをのせる。白ごまをかける。
2. 好みでしょうゆをかける。

ここがヤセPOINT！

ご飯の量はひとり100gが目安。夜遅い時間の食事なら、80gくらいに調整をして。

マグロもずく丼

鉄火丼にプラスして

糖質 **57.5g** 脂質 **1.8g** たんぱく質 **18.2g**

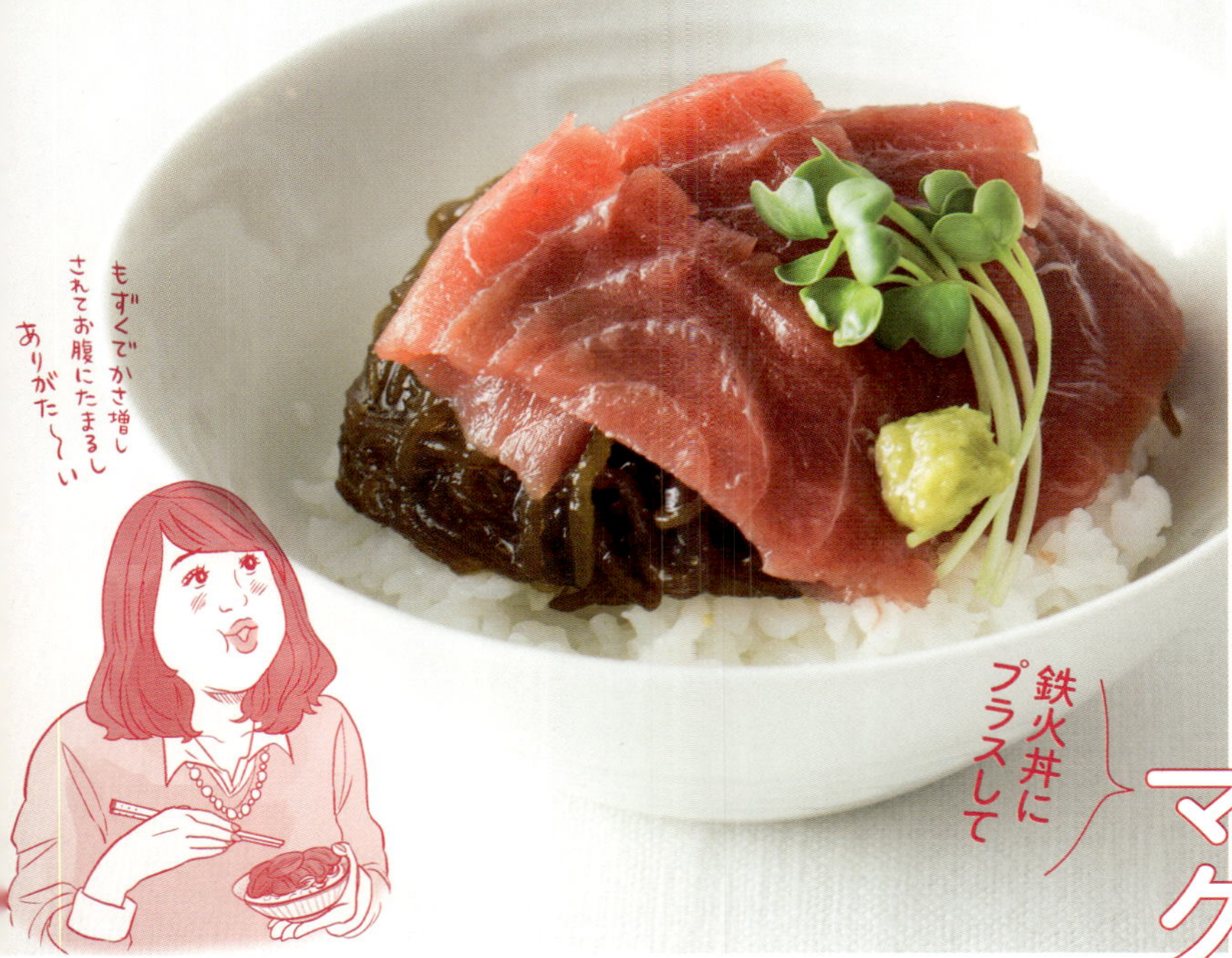
もずくでかさ増し
されてお腹にたまるし
ありがた～い

材料（1人分）

ご飯…100g
まぐろ赤身…3～4切
もずく…30g
かいわれ大根…適量
しょうゆ…適量
わさび…適量

作り方

1 丼にご飯を盛り、もずく、マグロをのせる。上にかいわれ大根をのせる。
2 しょうゆをかけ、わさびを添える。

モリタクのつぶやき

丼飯は忙しいときにもとっても便利。刺身ともずくを買ってきてのせるだけでいい。

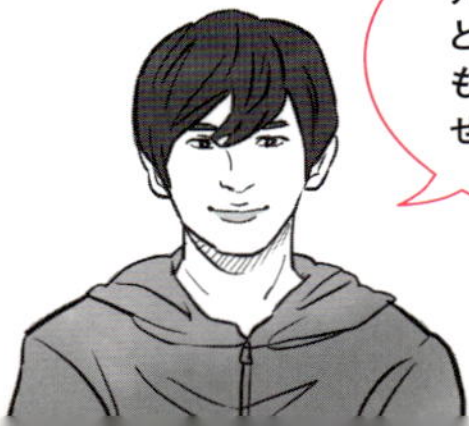

みそ汁以外の使い道

とろろ昆布サーモン丼

糖質 **53.9g**　脂質 **9.0g**　たんぱく質 **14.2g**

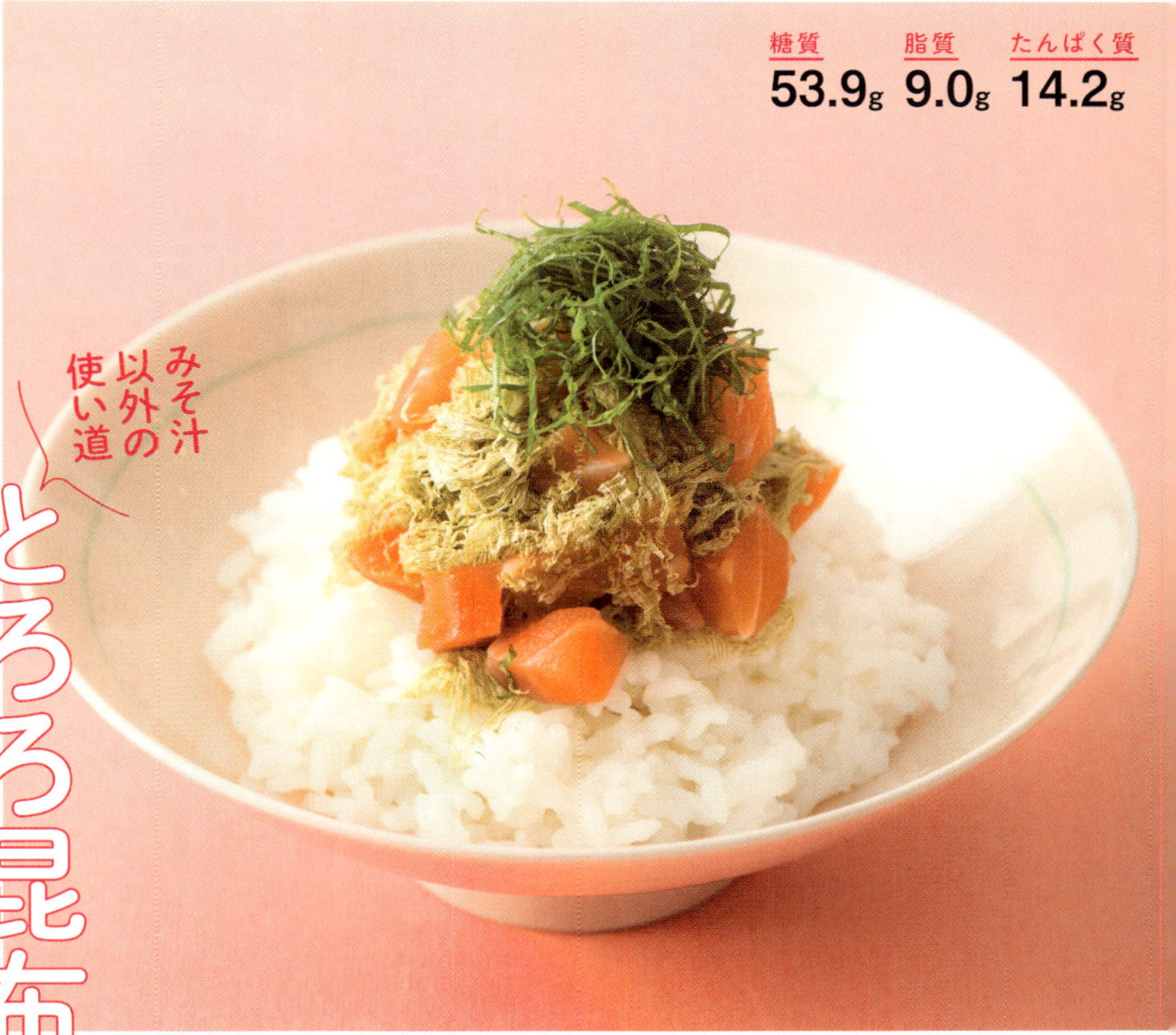

材料（2人分）

ご飯…100g
とろろ昆布…2g
サーモン刺身…3〜4切
大葉…２枚
しょうゆ…適量

作り方

1 丼にご飯を盛り、角切りしたサーモンととろろ昆布をのせて、上に刻んだ大葉をのせる。
2 しょうゆをかける。

ここがヤセPOINT！

昆布はヨウ素が多く含まれるので、週2〜3日摂るくらいで十分。摂り過ぎても甲状腺の病気にかかりやすくなるので、1日10g以内に。

湯豆腐、納豆はもう見たくない！

Q

肉や魚以外の良質なたんぱく質といえば大豆製品。湯豆腐、冷奴、納豆ご飯。毎日同じで、さすがに飽きてきた……。簡単でアレンジのきくレシピはある？

A

ダイエットで失敗を招くのが、飽きてしまうこと。そんなときには大豆の栄養が詰まったおからパウダーがオススメ。主食からスイーツまで何にでも使え、ストックしておけるのが利点。

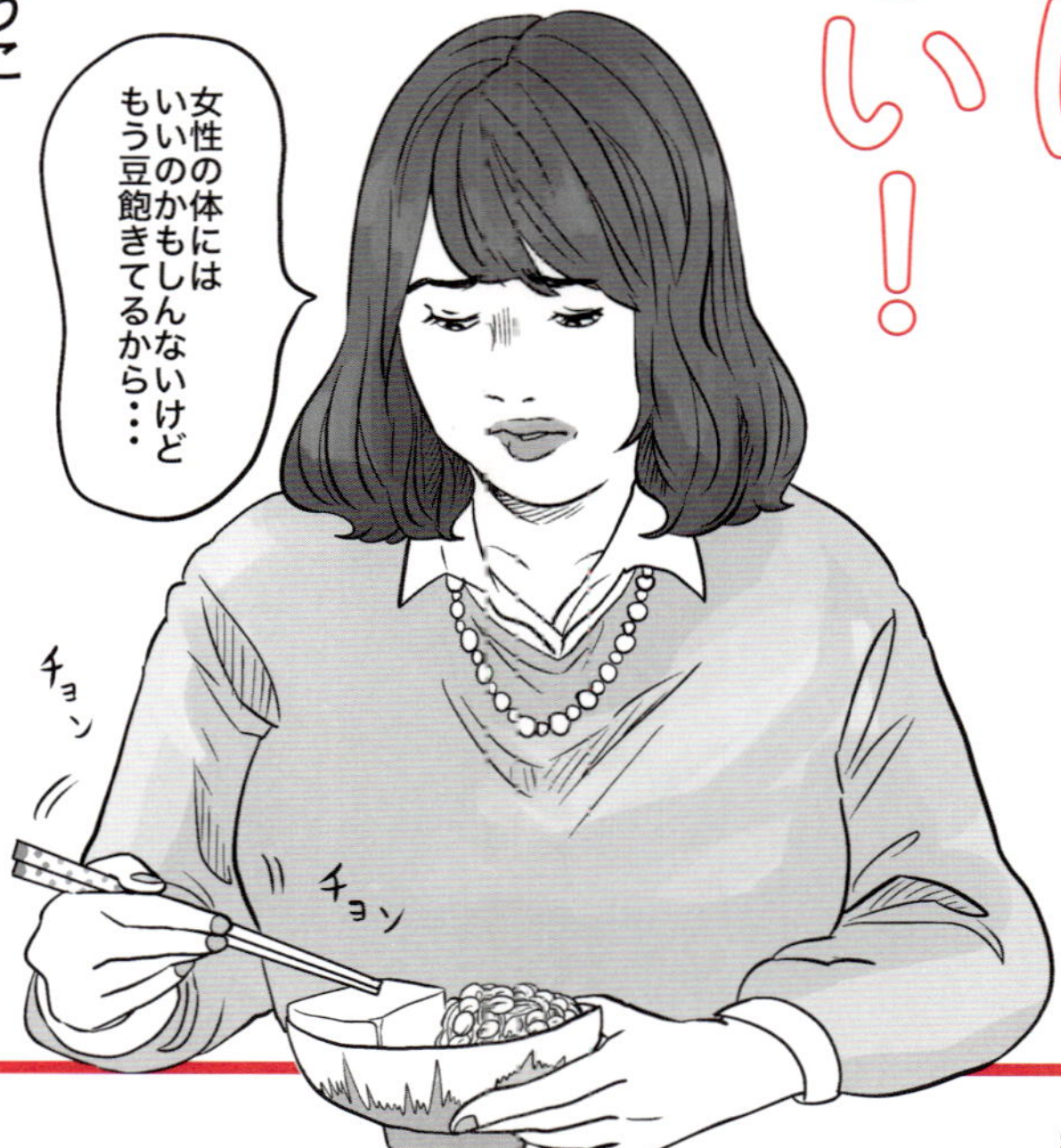

女性の体にはいいのかもしれないけどもう豆飽きてるから・・・
チョン
チョン

ストックできて超使える！おからパウダーの活用法

糖質制限ダイエットのネックのひとつが、肉や魚にお金がかかってしまうこと。植物性たんぱく質は積極的に摂りたいものの、納豆や豆腐ばかりだと飽きてしまいがち。

そんなときは、おからを乾燥させたおからパウダーを活用して。たんぱく質やビタミンB群、ミネラルがバランスよく含まれているほか、動物性だと摂れないマグネシウムも摂取できる。

粉もののようにも使えるし、スイーツ、肉に混ぜてカサ増しなどアレンジ自在。ストックして、いつでも取り出して使えるのも魅力です。

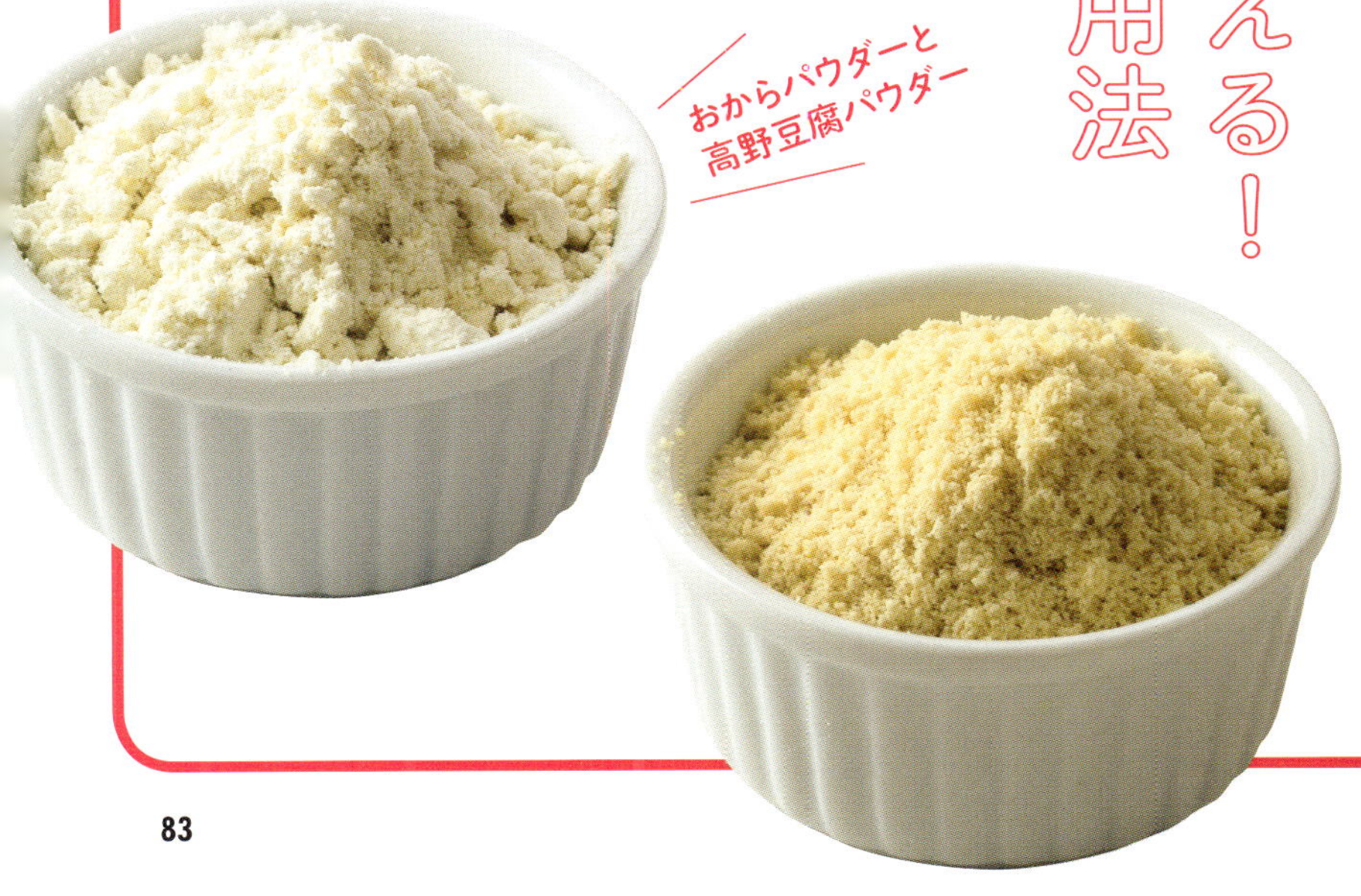

おからパウダーと
高野豆腐パウダー

小麦粉代わりにおからを使って

おからパウダーのチヂミ

糖質 **22.0g** 脂質 **8.5g** たんぱく質 **9.5g**

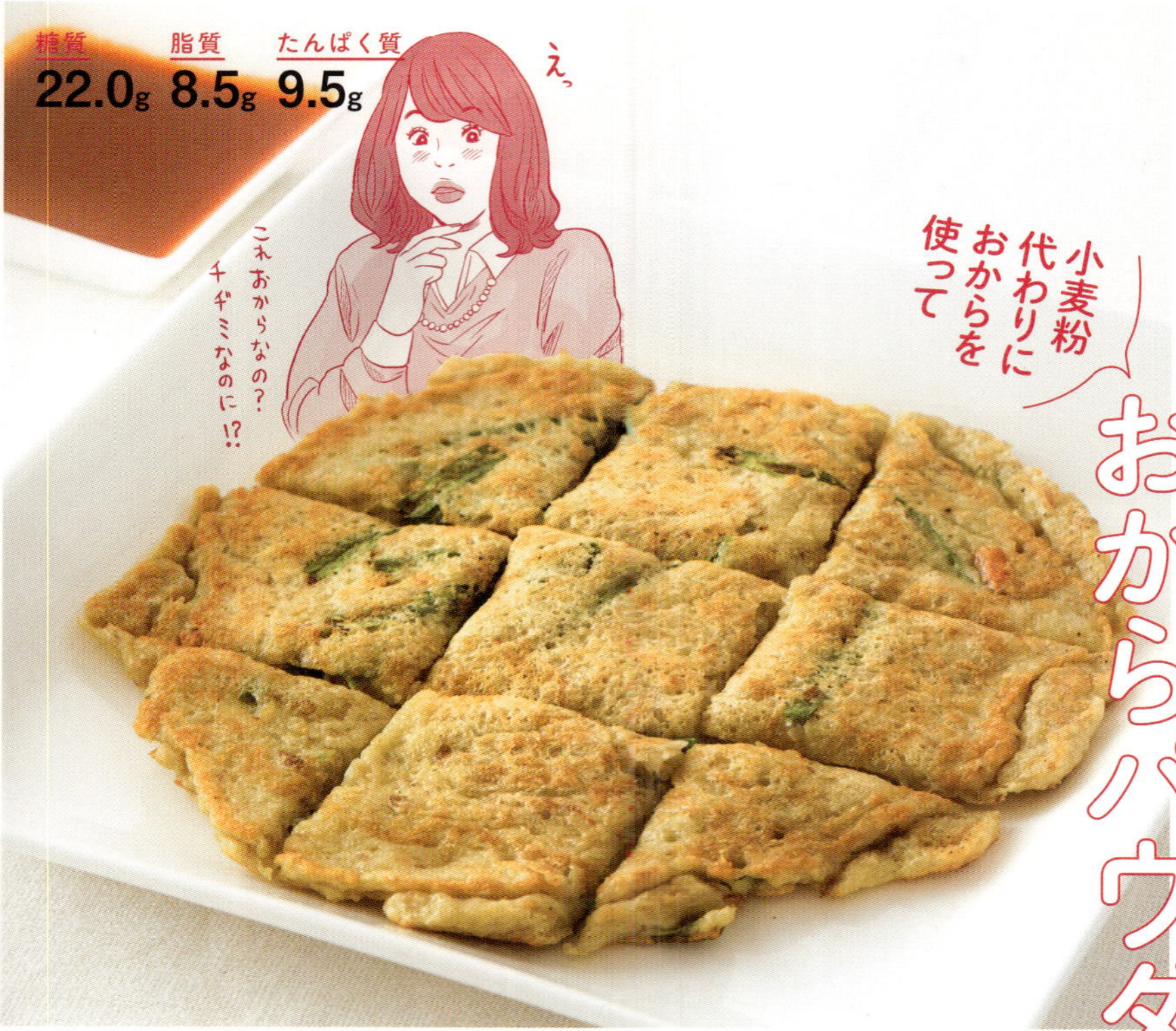

材料（2人分）

おからパウダー…大さじ2
じゃがいも…2個
ニラ…1/2束
桜エビ…小さじ1
卵…1個
かつおぶし…3g
塩…少々
タレ
- しょうゆ…小さじ2
- 酢…小さじ2
- コチュジャン（あれば）…小さじ1

作り方

1. じゃがいもは皮をむき、すりおろす。ニラは3〜4cmの長さに切る。[タレ]は混ぜておく。
2. おからパウダー、じゃがいも、ニラ、桜エビ、卵、かつおぶし、塩をボウルで混ぜる。
3. 牛脂（材料外）をひいたフライパンに生地を流し入れる。
4. 焼き色がついたら裏返して焼く。
5. 器に盛って、食べやすい大きさに切り、タレを添える。

※コチュジャンの代わりに、みそ小さじ1＋みりん小さじ1/2＋七味唐辛子少々で代用してもよい。

おからとさつまいものケーキ

甘いケーキでもたんぱく質摂取

糖質 13.2g　脂質 3.6g　たんぱく質 5.1g

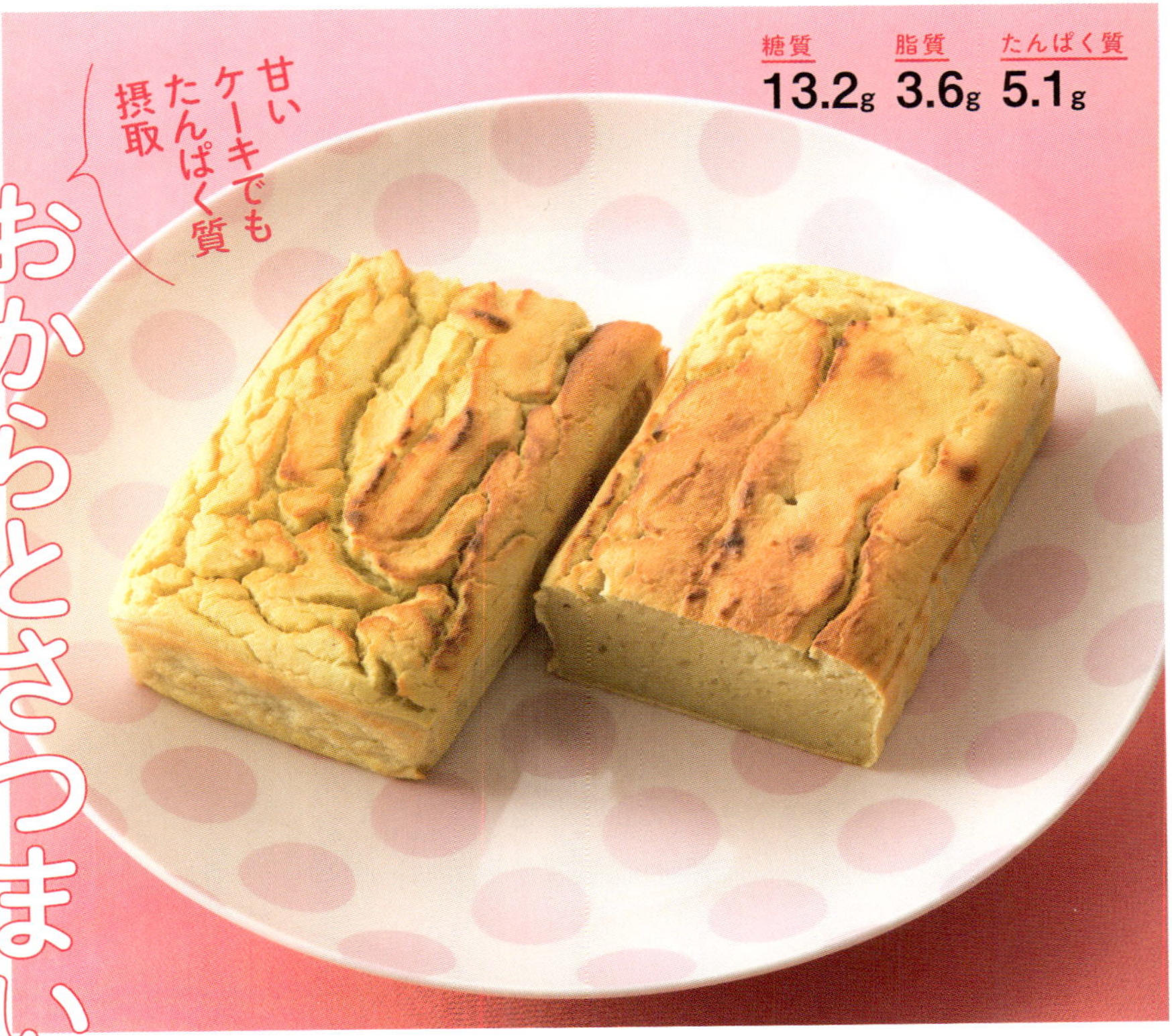

材料（パウンドケーキ型1つ分）

さつまいも…200g
おからパウダー…30g
バナナ…1本
豆乳…200cc
卵…2個
片栗粉…大さじ2
ベーキングパウダー…4g（小さじ1）

作り方

1 さつまいもは蒸す（または茹でる）。
※フライパンで茹でる方法→フライパンに水を2cmほど張り、洗ったさつまいもを入れる。フタをして火にかけ、沸騰したら弱〜中火にして20分ほど蒸す。途中でさつまいもを返し、水が減り過ぎたら足す。

2 さつまいもとバナナをつぶしながら、その他の材料をすべて混ぜる（フードプロセッサーやブレンダーで混ぜてもよい）。

3 型に流し入れ、170度のオーブンで35分焼く。

4 粗熱がとれたら型からはずす。冷蔵庫で冷やしてもよい。

おからと卵の食事パンケーキ

パンケーキを食べてもいいの!?

糖質	脂質	たんぱく質
4.1g	15.6g	13.8g

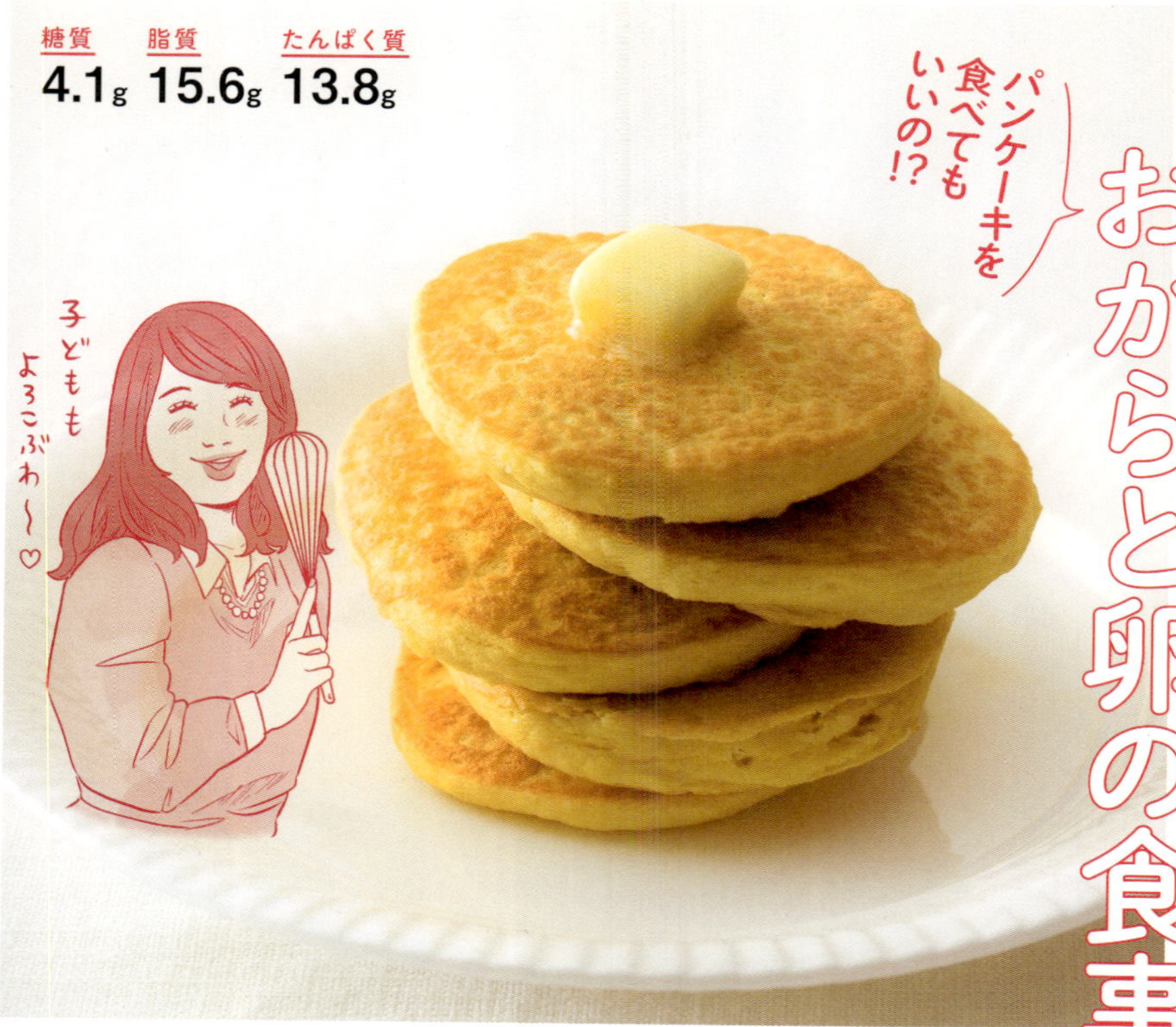

材料（2人分）

おからパウダー…50g
卵…2個
ベーキングパウダー…4g（小さじ1）
炭酸水（なければ水）…100cc
豆乳…100cc
塩…ふたつまみ
バター…15g

作り方

1 おからパウダーとベーキングパウダーをボウルでよく混ぜる。
2 卵と炭酸水、豆乳、塩を加えてよく混ぜる。
3 フライパンにバターを熱し、生地を落とす。
4 フタをして中火で3～5分焼く。焼き目がついたら裏返して3分ほど焼く。

モリタクのつぶやき

ナッツやドライフルーツ、シナモンパウダー、ココアパウダーなどを入れても。甘くないので、ご飯の代わりにカレーのナン的存在にもなります。

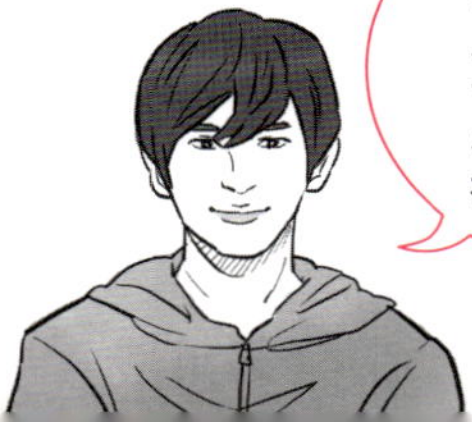

植物性&動物性をWで摂取

高野豆腐パウダー鶏つくね

糖質 8.5g　脂質 19.2g　たんぱく質 25.1g

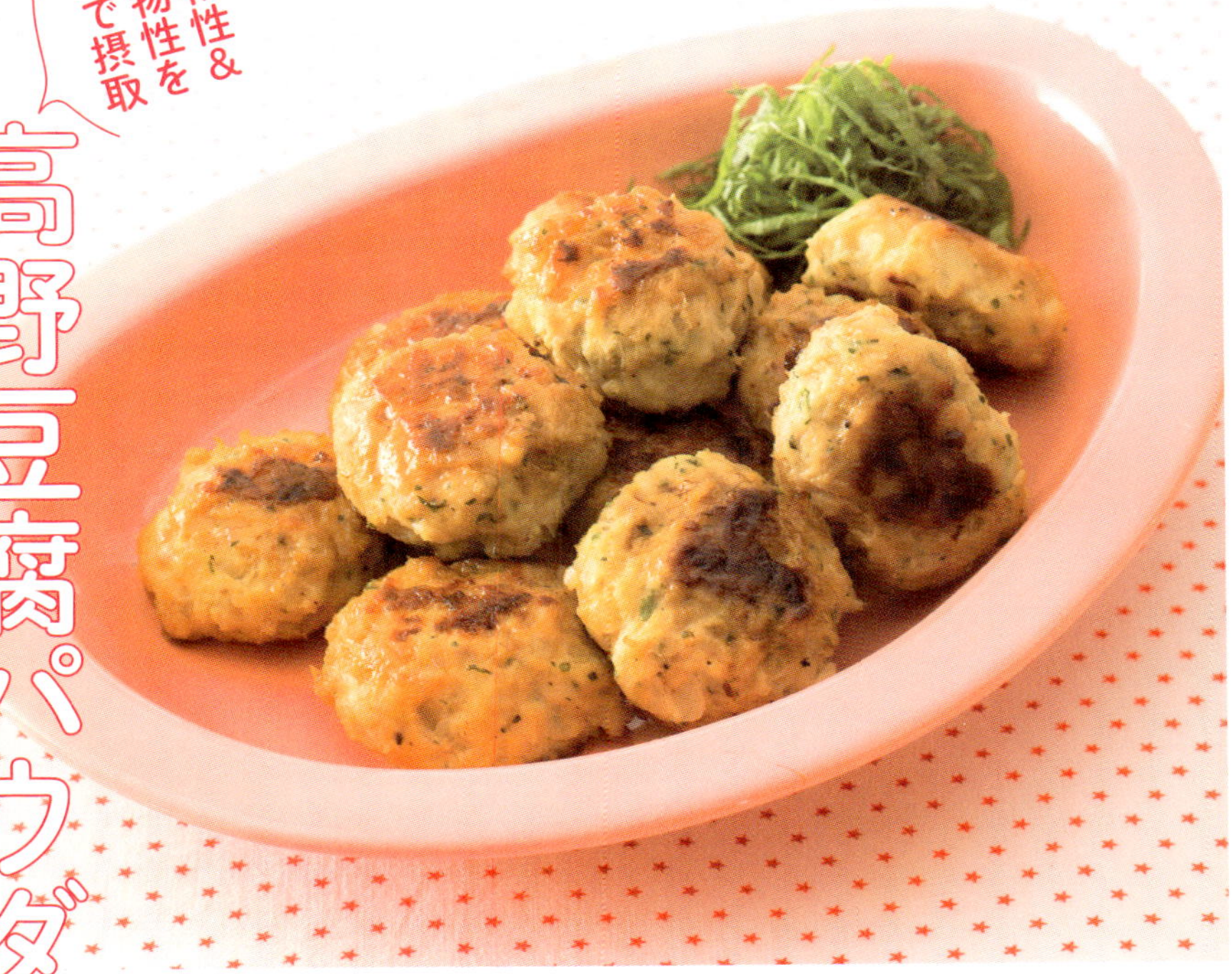

材料（2人分）

鶏ひき肉…200g
玉ねぎ…1/4個
大葉…4枚
卵…1個
塩…小さじ1/4
こしょう…少々
片栗粉…大さじ1
高野豆腐パウダー…15g
A　しょうゆ…大さじ1
　　みりん…大さじ1
　　水…大さじ2

作り方

1 玉ねぎ、大葉はみじん切りにする。Aは合わせておく。
2 牛脂（材料外）をひいたフライパンで玉ねぎを炒める。
3 鶏ひき肉、炒めた玉ねぎ、大葉、卵、塩こしょう、片栗粉、高野豆腐パウダーをボウルに入れてこねる（まとまらないときは高野豆腐パウダーを足す）。
4 成形して、牛脂（材料外）をひいたフライパンでフタをして両面焼く。
5 両面に焼き色がついたら、Aを加えて、つくねを転がしながらなじませる。

高野豆腐のオムレツ

とろとろに仕上げて

糖質	脂質	たんぱく質
5.6g	12.9g	15.2g

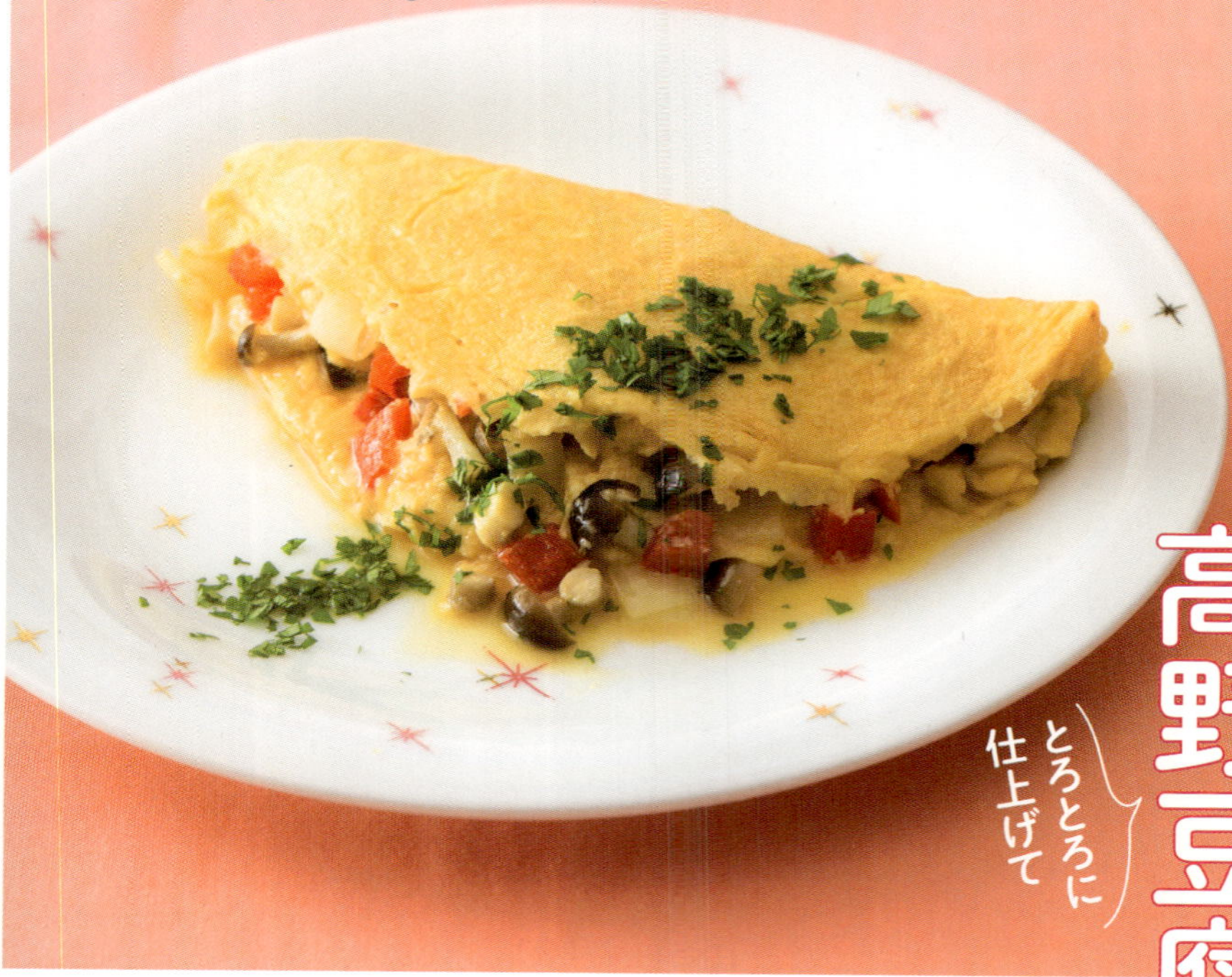

材料（2人分）

高野豆腐パウダー…大さじ2
豆乳…大さじ2
卵…3個
しょうゆ…小さじ1
パプリカ…1/2個
玉ねぎ…1/4個
しめじ…50g
塩…適宜
こしょう…適宜
パセリ…お好みで

作り方

1 高野豆腐パウダー、豆乳、卵、しょうゆを混ぜて卵液を作っておく。パプリカ、玉ねぎを1cm角に切り、しめじは細かく刻む。
2 フライパンを熱し、パプリカ、玉ねぎ、しめじを炒め、しっかりと塩こしょうをして、取り出しておく。
3 フライパンに牛脂（材料外）をひき、卵液を流し、箸で卵を溶くように混ぜながら加熱する。端が少し固まり、半熟になってきたら具を加え、卵を寄せながら折りたたみ、形を調える。
4 皿に盛り、パセリを添える。

糖質 **16.7g** 脂質 **8.4g** たんぱく質 **7.8g**

もちもちでお腹いっぱいに

高野豆腐パウダーいももち

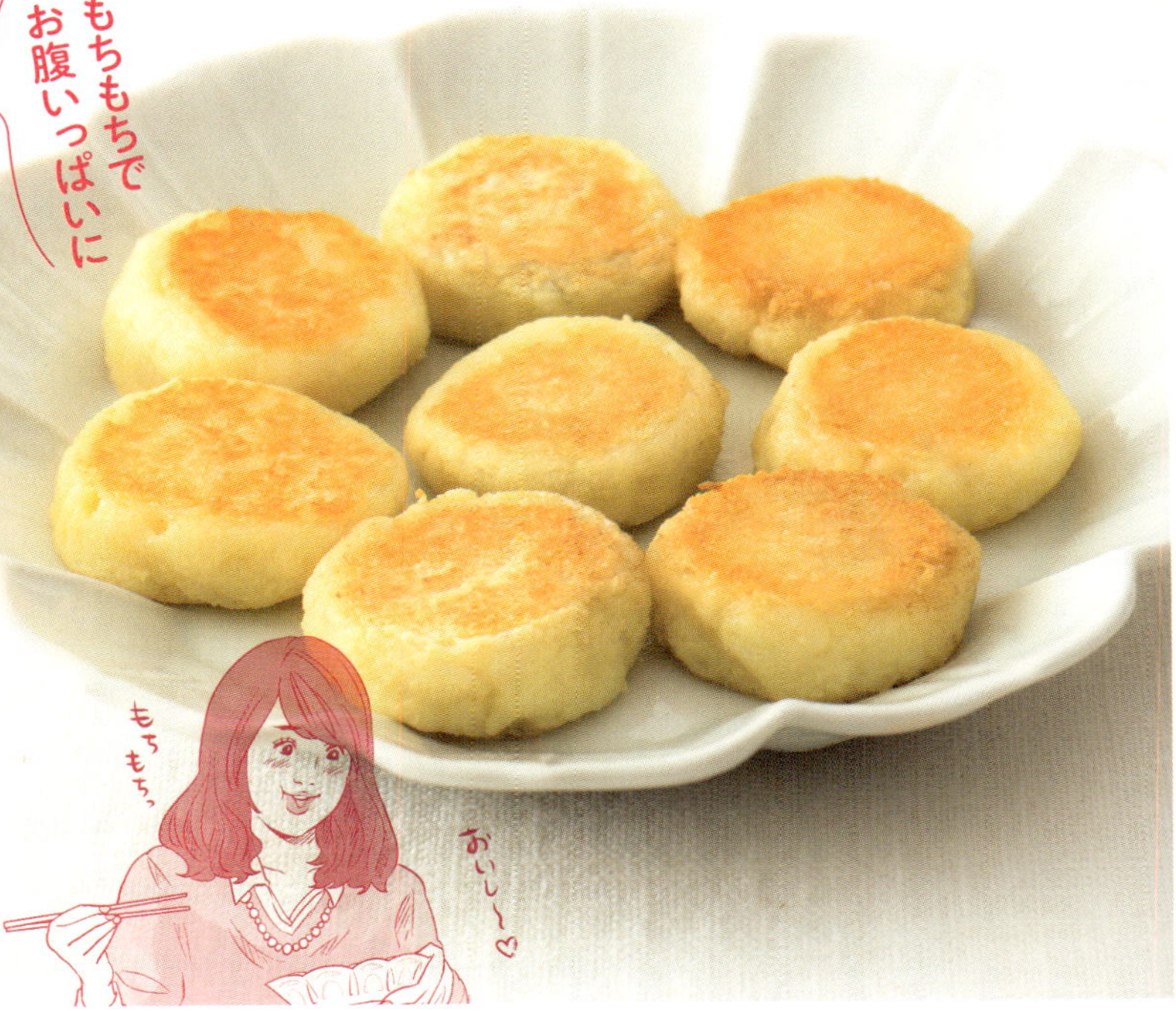

材料（2人分）

高野豆腐パウダー…大さじ1
じゃがいも…1個
片栗粉…大さじ1
豆乳…大さじ3
パルメザンチーズ…大さじ1
塩…小さじ$\frac{1}{4}$
バター…10g

作り方

1 じゃがいもを茹でる（または蒸す）。
2 皮をむいて、マッシャーなどでつぶす。
3 ボウルに2のじゃがいも、高野豆腐パウダー、片栗粉、豆乳、塩、パルメザンチーズを入れて混ぜ、成形する。
4 フライパンにバターを熱し、中火でこんがり焼き、裏返して弱火で焼き色をつける。

モリタクのつぶやき

高野豆腐パウダーはスーパーではあまり見かけないかもしれませんが、ネットで購入できます。

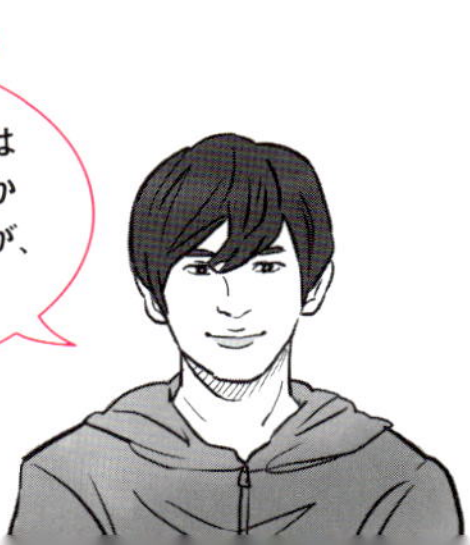

深夜なのに空腹で眠れない!

Q

子どもに合わせて早めに夕食。そうするとどうしても、寝る前にお腹がすいて……。わかっているけどちょい食べしちゃう。満腹かつ後悔と自己嫌悪で眠りにつく……。

A

ストイック過ぎるダイエットは逆効果を招くので、ムリせず食べてもOK。どうせなら栄養価が高く手軽に食べられるアボカドをチョイス。

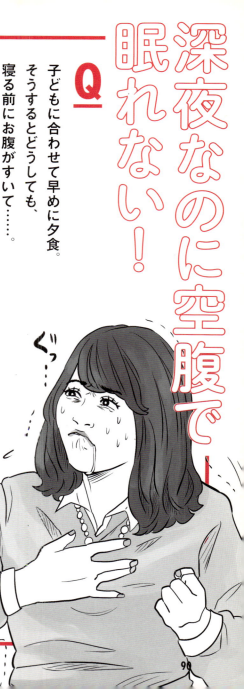

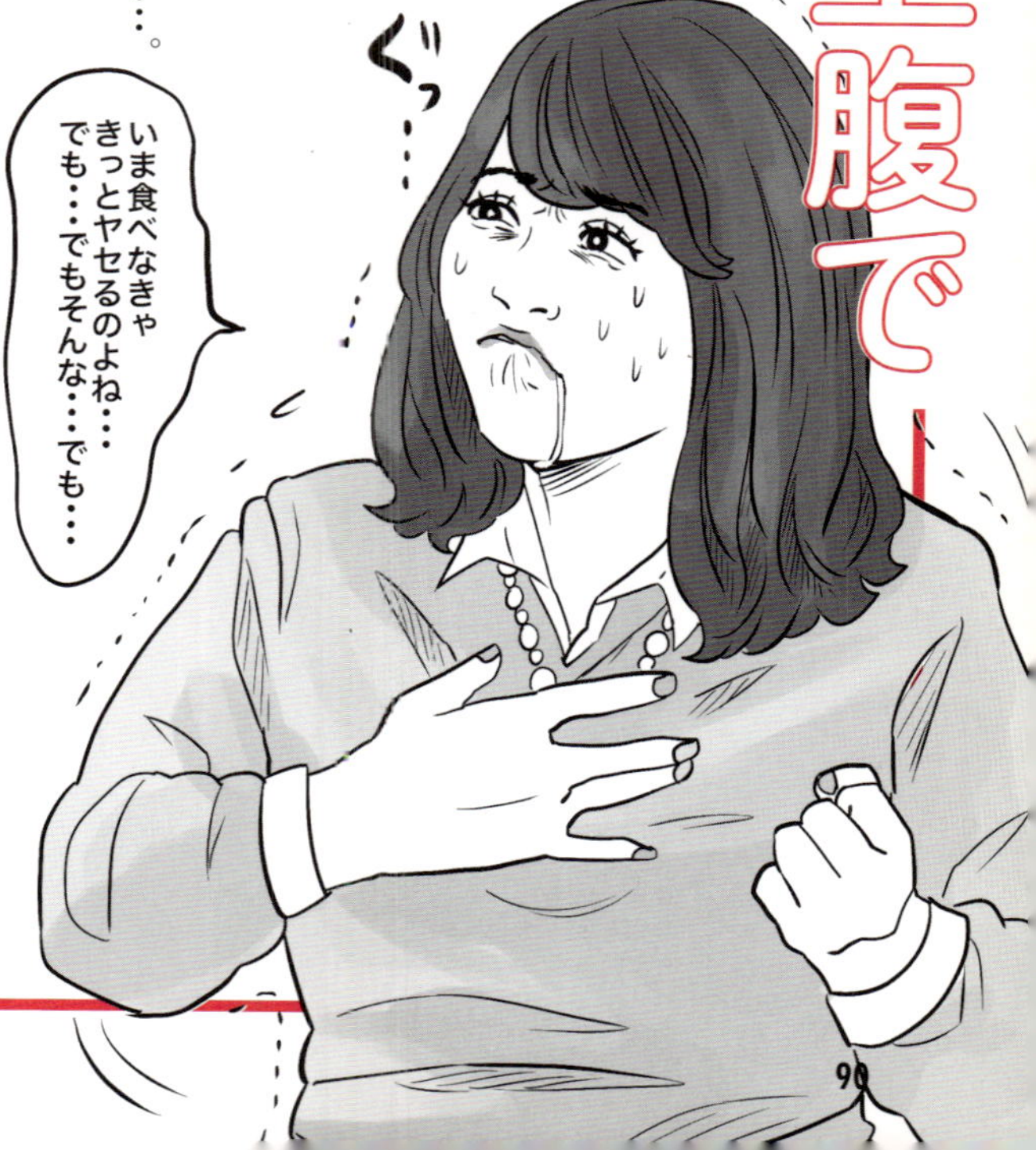
ぐっ…
いま食べなきゃ
きっとヤセるのよね・・・
でも・・・でもそんな・・・でも・・・

コッテリを少しだけ。アボカドなら満たされる

　野菜スティックならもっとオススメだけど、キュウリをかじっても眠りにはつけないですよね。ストイック過ぎるとリバウンドを招いてしまうので、ムリは禁物。手軽さ、満足度、いろいろ天秤にかけたら、ベターなのはアボカド。脂質が多いけど糖質を合わせなければOK。合わせる味次第で千変万化する素材です。

　塩やわさびじょうゆでシンプルに食べても美味しいし、はちみつを少しだけたらすとアイスクリームみたいに楽しめる。

　切って何かかければ完成するから、火を使いたくない夜食にはピッタリですね。

夜食には
アボカド

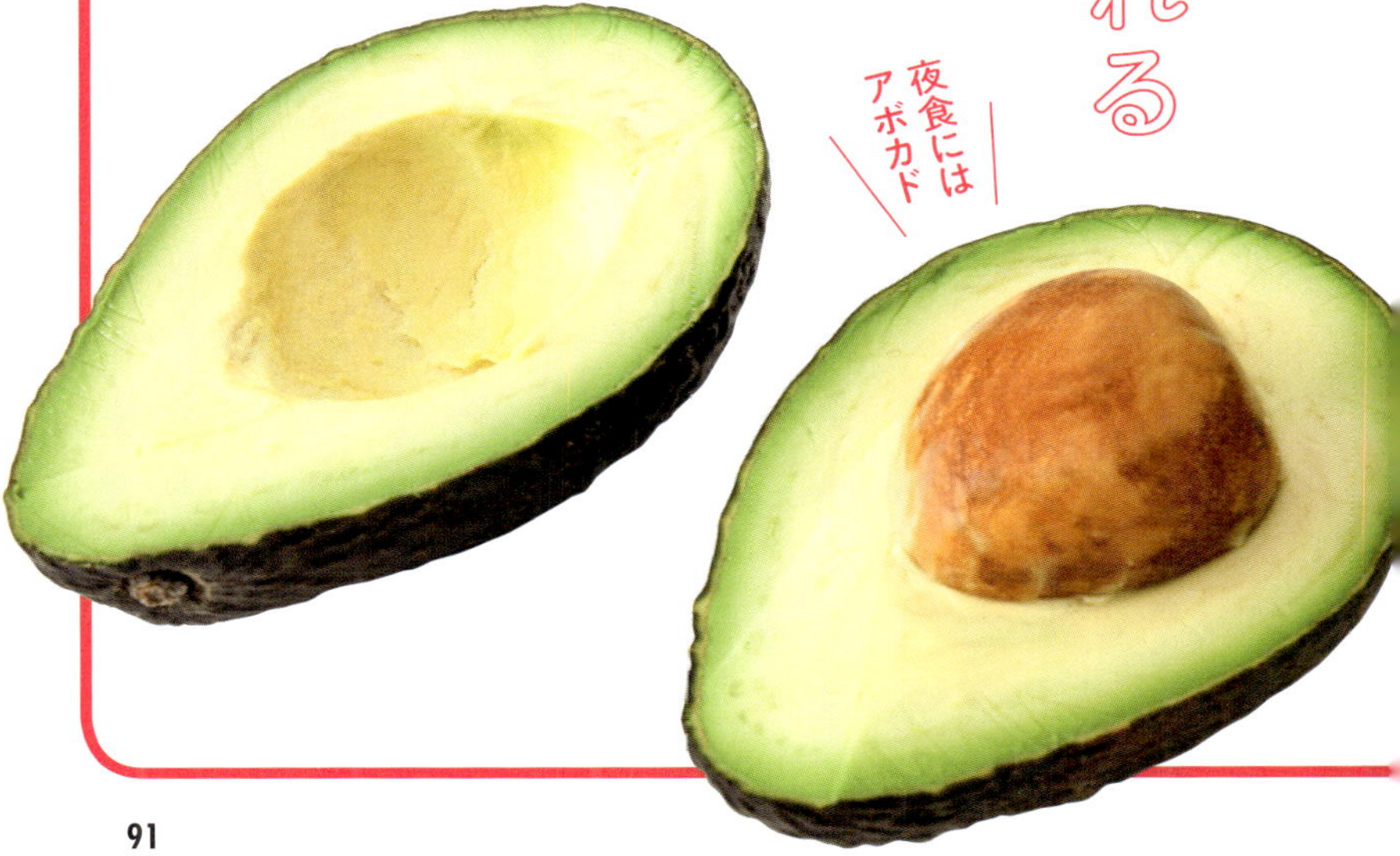

糖質 6.4g　脂質 18g　たんぱく質 5.6g

どうしても甘いものが食べたい夜に

はちみつアボカドチーズ

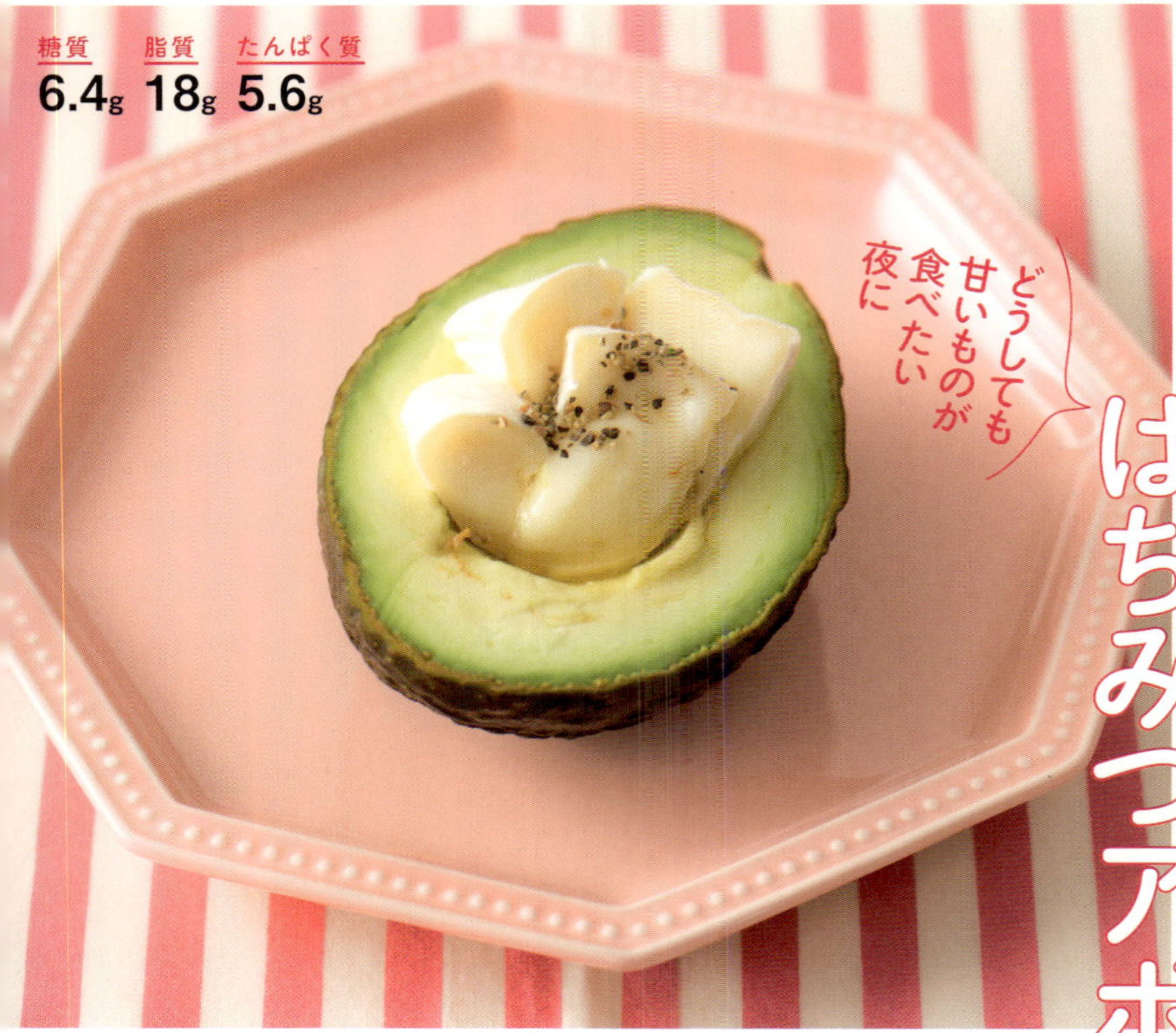

材料（1人分）

アボカド…1個
カマンベールチーズ…$\frac{1}{6}$個
はちみつ…小さじ1
こしょう…お好みで

作り方

1 アボカドを半分に切って種をとり、チーズをのせる。
2 オーブントースターで5分ほど、チーズが溶けるまで焼く。はちみつをかけ、お好みでこしょうをかける。

モリタクのつぶやき

甘いものが食べたい夜には、はちみつを摂って。これで眠れそうですか？

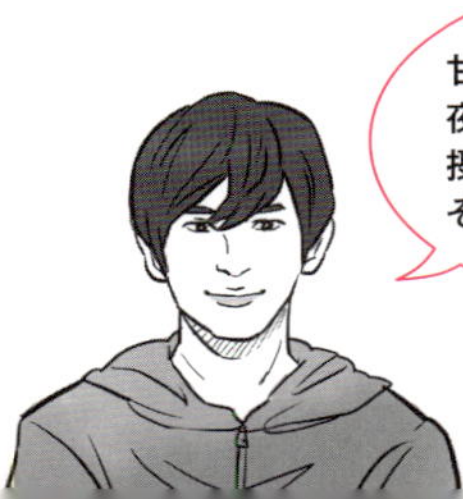

糖質 **0.7g** 脂質 **14.5g** たんぱく質 **3.6g**

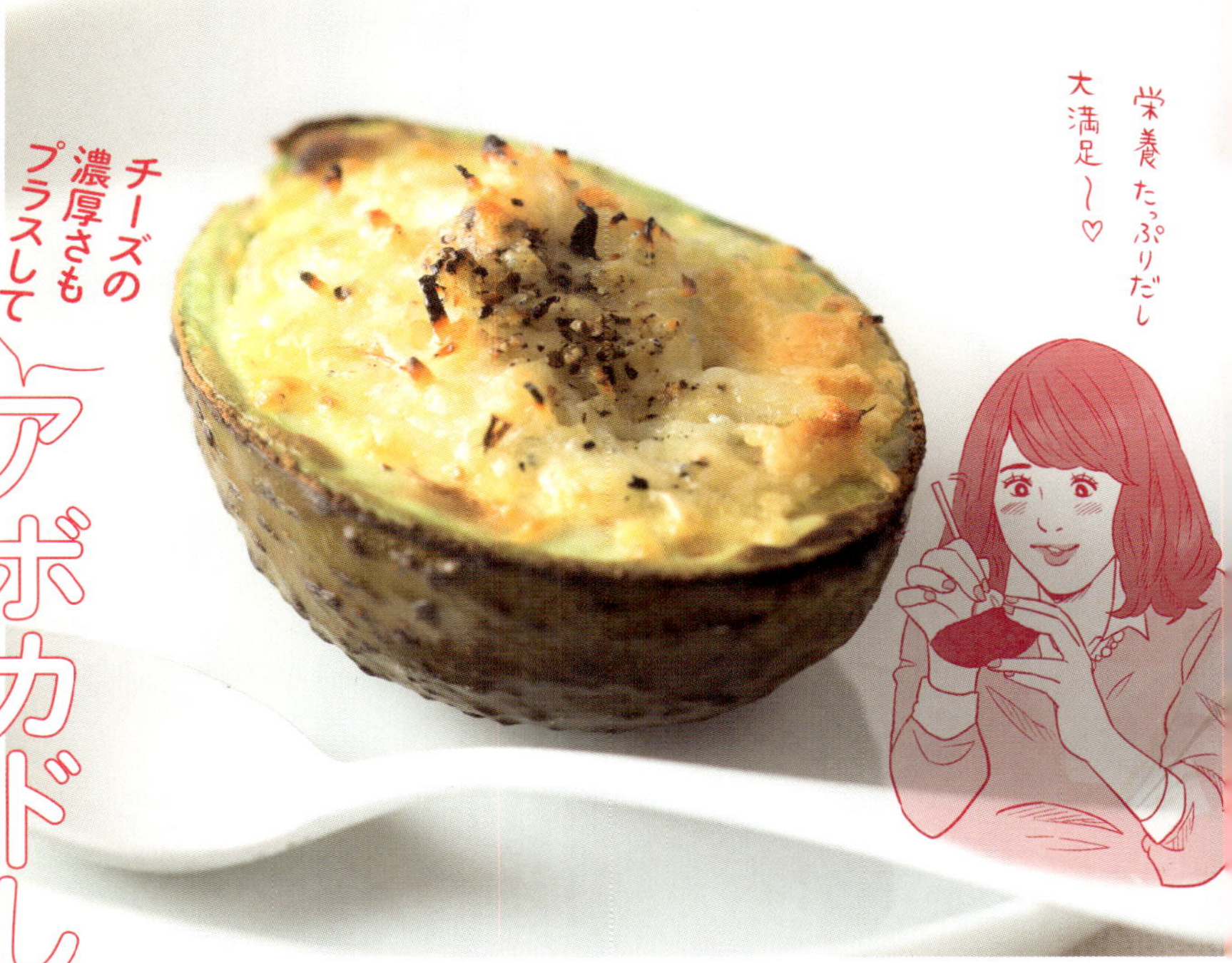

チーズの濃厚さもプラスして

アボカドしらすチーズ

材料（人分）

アボカド…$\frac{1}{2}$個
しらす…大さじ1
シュレッドチーズ…小さじ1〜2
塩こしょう…少々

作り方

1 アボカドを半分に切って種をとる。
2 しらすとチーズをのせ、オーブントースターで5分焼く。
3 塩こしょうをかける。

ここが ヤセPOINT！
アボカドの良質な脂質は満足感が出て、美肌効果、動脈硬化の予防なども期待できる。

ラクをしたくてヤセられない！流行りものを試したけれど、すぐに飽きた

新しいダイエット方法が出てきたら、とりあえずそれをやってみる。今度こそヤセることができると夢見て。

でも、どれも面倒になったり、飽きたりして結局は続かず、これまで失敗を繰り返してきた。

ダイエットサプリも飲んでいるけれど、全然「なかったこと」にはならない。

こうなったら、断食道場に行くしかないのかな……。

流行りものに飛びついちゃう 面倒なくラクしてヤセたい女子の食生活

- □ おやつは毎日ゆで卵。口の中はパサパサで……。
- □ 毎日の晩酌は欠かせない！＋つまみが私の夕食。
- □ スーパーの弁当は安くて庶民の味方。米とおかずは1:1。
- □ 友だちとの鍋パーティー。手軽な“鍋の素”は必ず使う。
- □ 海外セレブに人気と知って買ったオートミールが衝撃のマズさ。
- □ 3度の飯よりお菓子が好き！甘いものの誘惑には完敗。
- □ 刺激的なエスニックは定期的に食べたい。

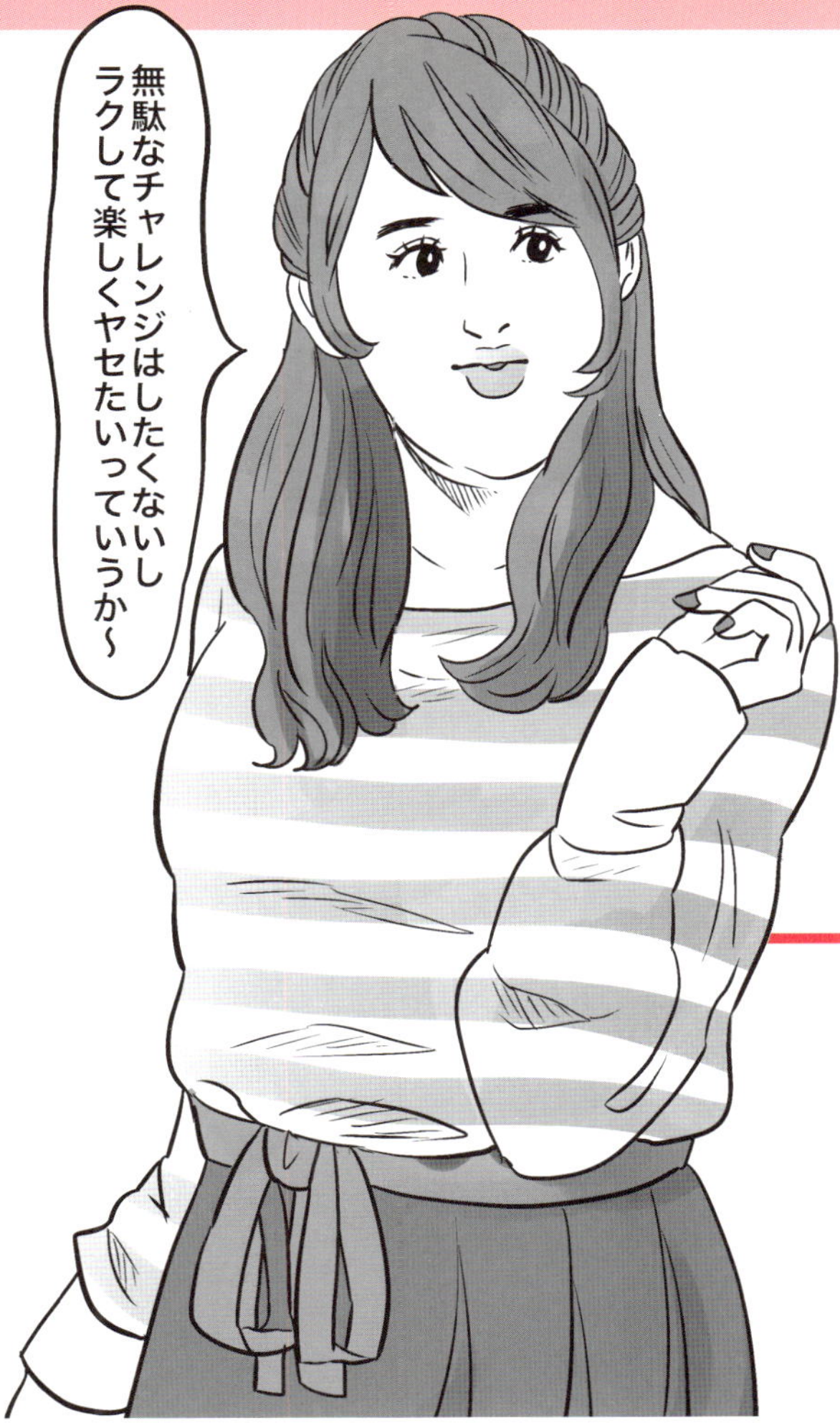
無駄なチャレンジはしたくないし
ラクして楽しくヤセたいっていうか〜

モリタク的アドバイス

世の中には数多くのダイエット方法があふれていますが、それらは対処療法的なもので、根本的な解決になっていません。肥えやすい味を好む傾向から味覚を変えることが重要です。

ゆで卵ばかりじゃさすがにもう……

Q

コレステロールも関係なく、いくつ食べてもOKと聞いて卵三昧の毎日。間食にゆで卵。ご飯の代わりにゆで卵。いつでも食べられるのはラクだけど口の中のパッサパサ……。

A

間食したくなるのは、基本的に栄養が足りていない証拠。卵を食べるのはいいアイディア。万能に使える冷凍卵黄を作っておいていつでも好きな調理法で楽しもう。

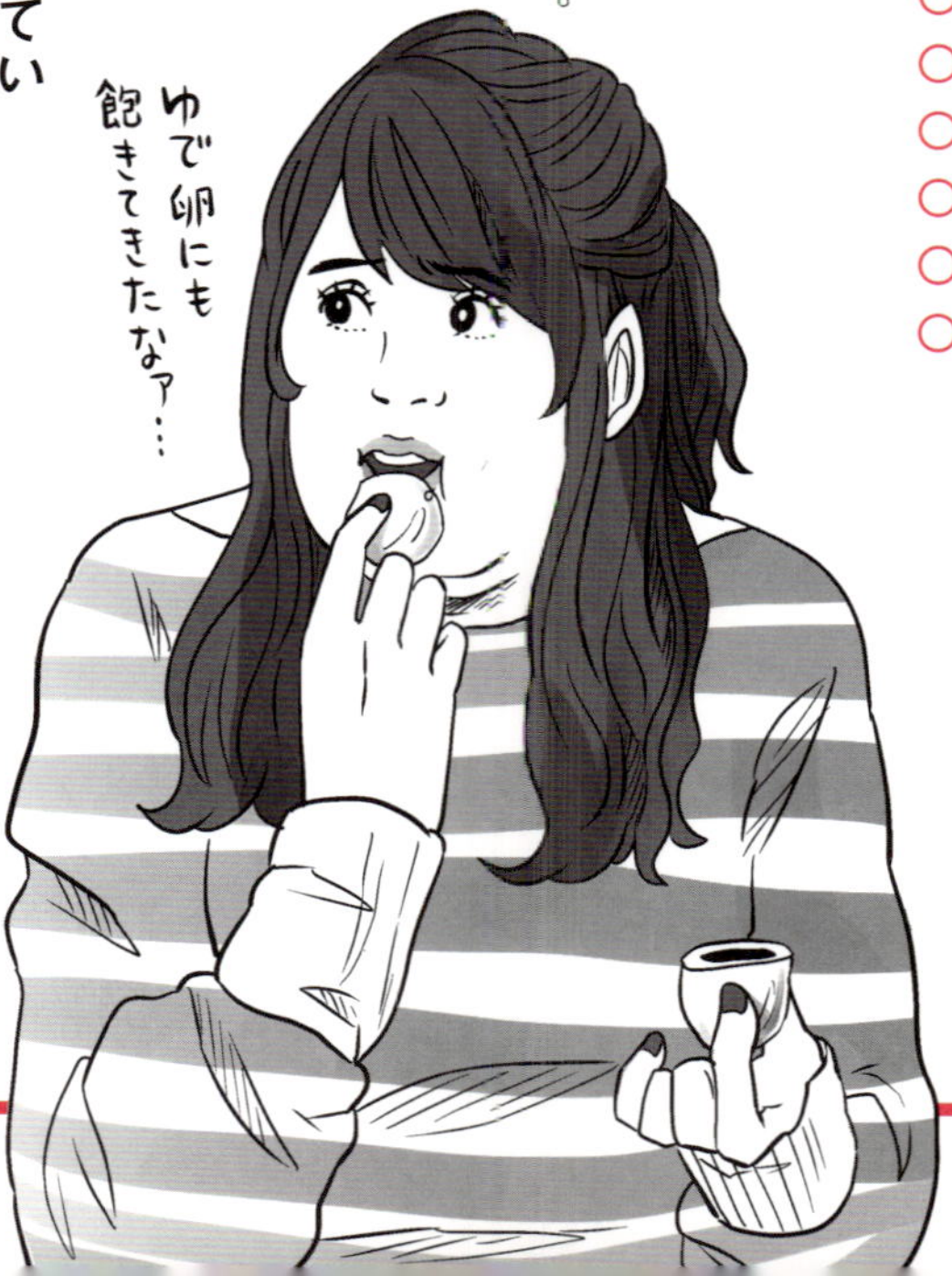

味覚は卵が整えてくれる。冷凍卵黄でバリエUP

食事を摂っているのに、何か食べたくなってしまうというのは、必要な栄養が足りていないので、身体が欲している証拠。

とくに甘いものばかり欲しているのは味覚が狂ってしまっているからです。

そこで、間食を卵に変えてみましょう。必要な栄養を摂ることで、余計なものを欲することがなくなってくるはずです。ただし、ゆで卵ばかりだと飽きてしまいますよね。

そこでオススメが冷凍卵黄。味つけ、食感が変わり、冷凍もできる。料理にもとても使いやすいアイテムです。

冷凍卵黄は2種類の味つけ

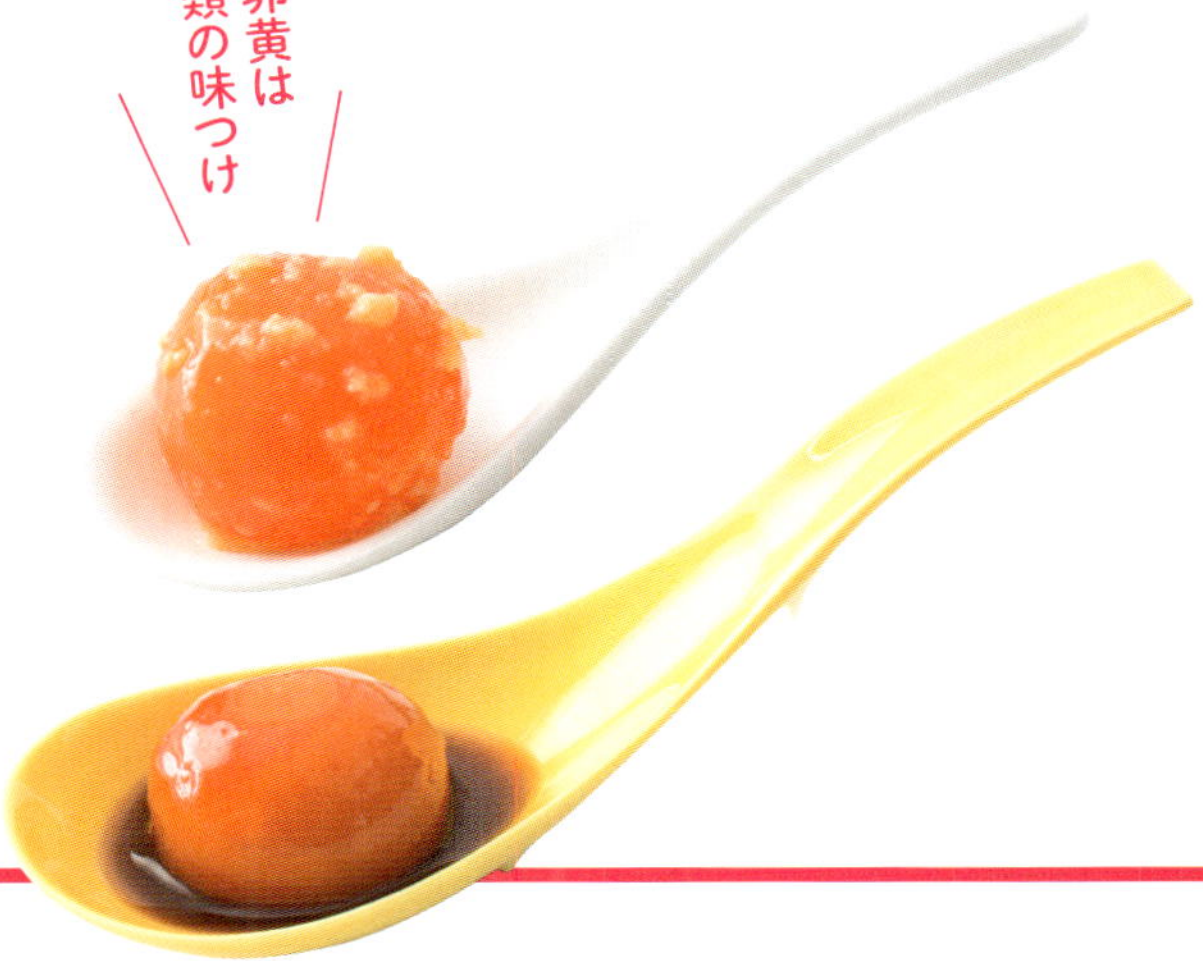

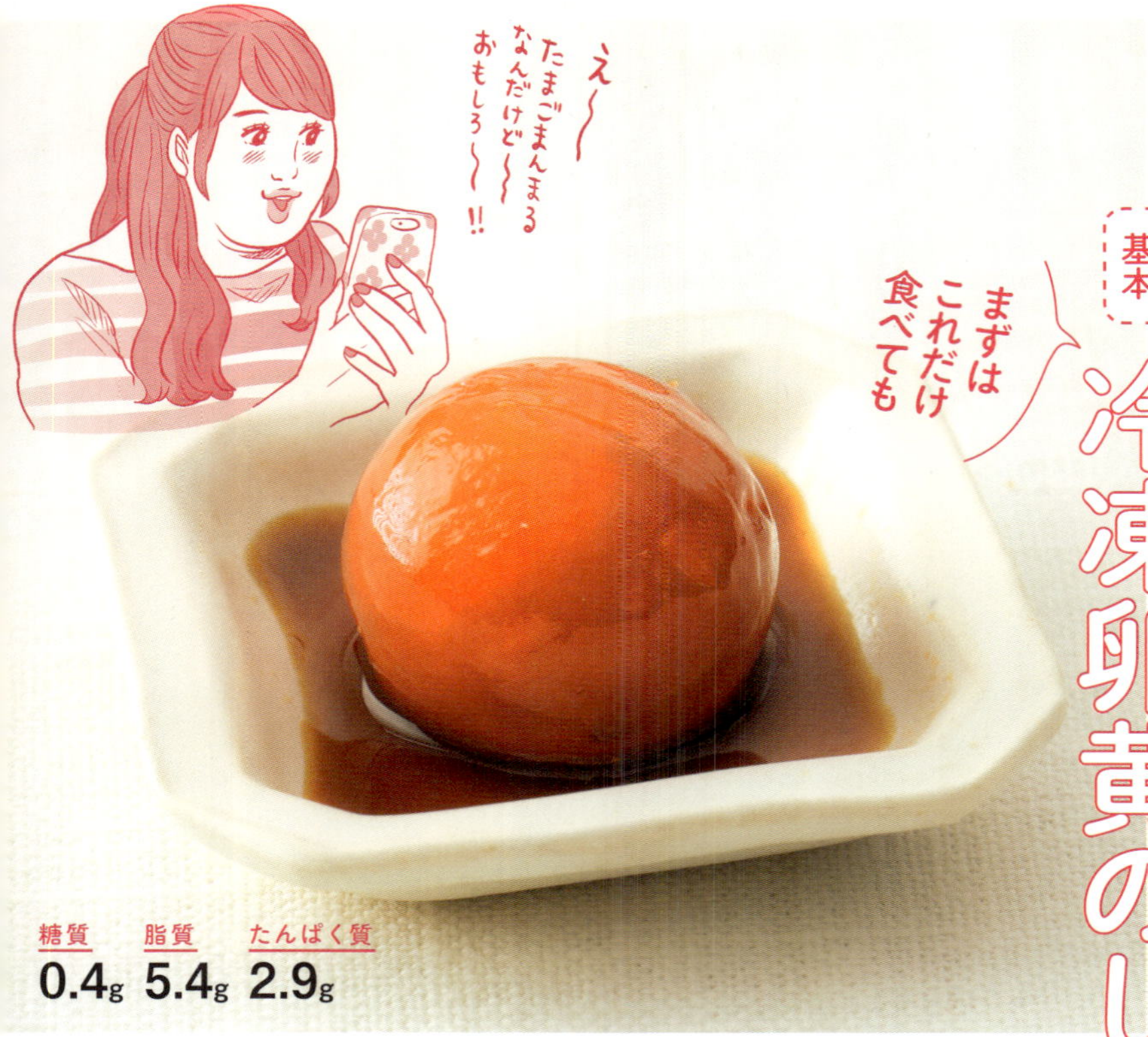

基本

冷凍卵黄のしょうゆ漬け

まずはこれだけ食べても

糖質 **0.4g** 脂質 **5.4g** たんぱく質 **2.9g**

材料（作りやすい分量）

卵…作りたい量
しょうゆまたはみそ
…卵がかぶる量

作り方

1 生卵を殻ごと洗って水気をふき取り、袋やタッパーなどに入れて、丸1日冷凍する（一晩〈8時間程度〉だとまだ凍っていない場合がある）。

2 冷蔵庫で解凍する。白身だけが元に戻る。

3 卵を割って、黄身だけをすくって別の容器に移す。

4 卵黄が浸かるくらいにしょうゆまたはみそを入れる。20分ほどで食べられる。一晩漬けるとさらに濃厚になる。

※卵黄は必ず洗い、袋などに入れる。
※すぐに作りたいときは、解凍に熱湯を使う。

ここが
ヤセPOINT！

しょうゆ、みそに漬けたまま3日ほど保存できますが、味が濃くなるので注意。賞味期限が近い卵はとりあえず冷凍にしておくと○。

糖質 **36.1g**　脂質 **6.0g**　たんぱく質 **6.1g**

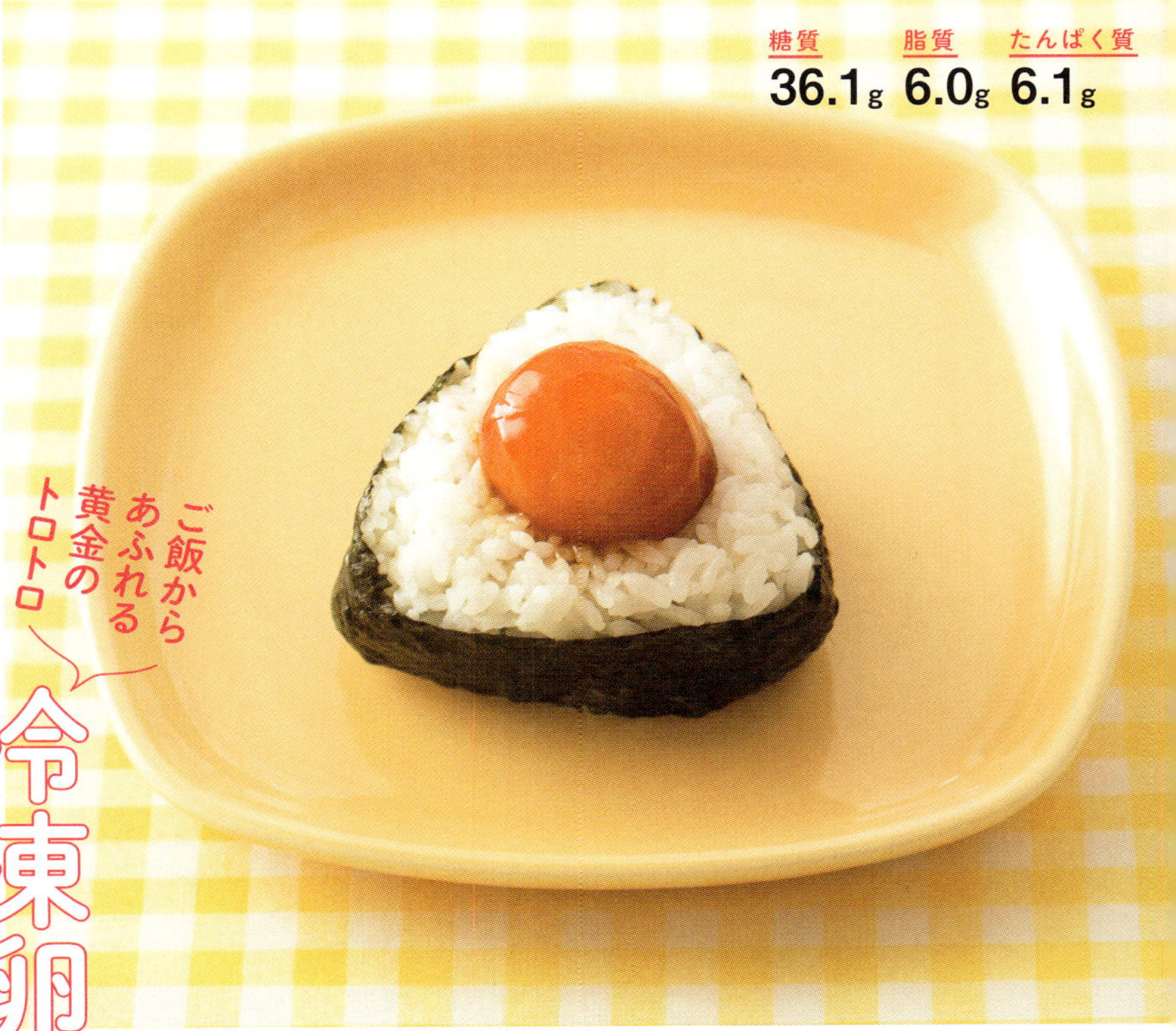

ご飯からあふれる黄金のトロトロ

冷凍卵黄おにぎり

材料（2人分）

冷凍卵黄のしょうゆ or
　みそ漬け…2個
ご飯…2膳分
海苔…おにぎり2個分

作り方

1　冷凍卵黄のしょうゆ（みそ）漬けをご飯で包み、おにぎりにする。海苔を巻く。

モリタクのつぶやき

持ち運びにはあまり適していないので、持ち運ぶ際は保冷し、2時間以内に食べるように。

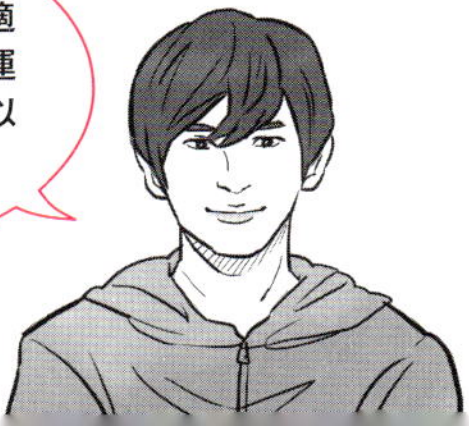

いか刺身卵黄

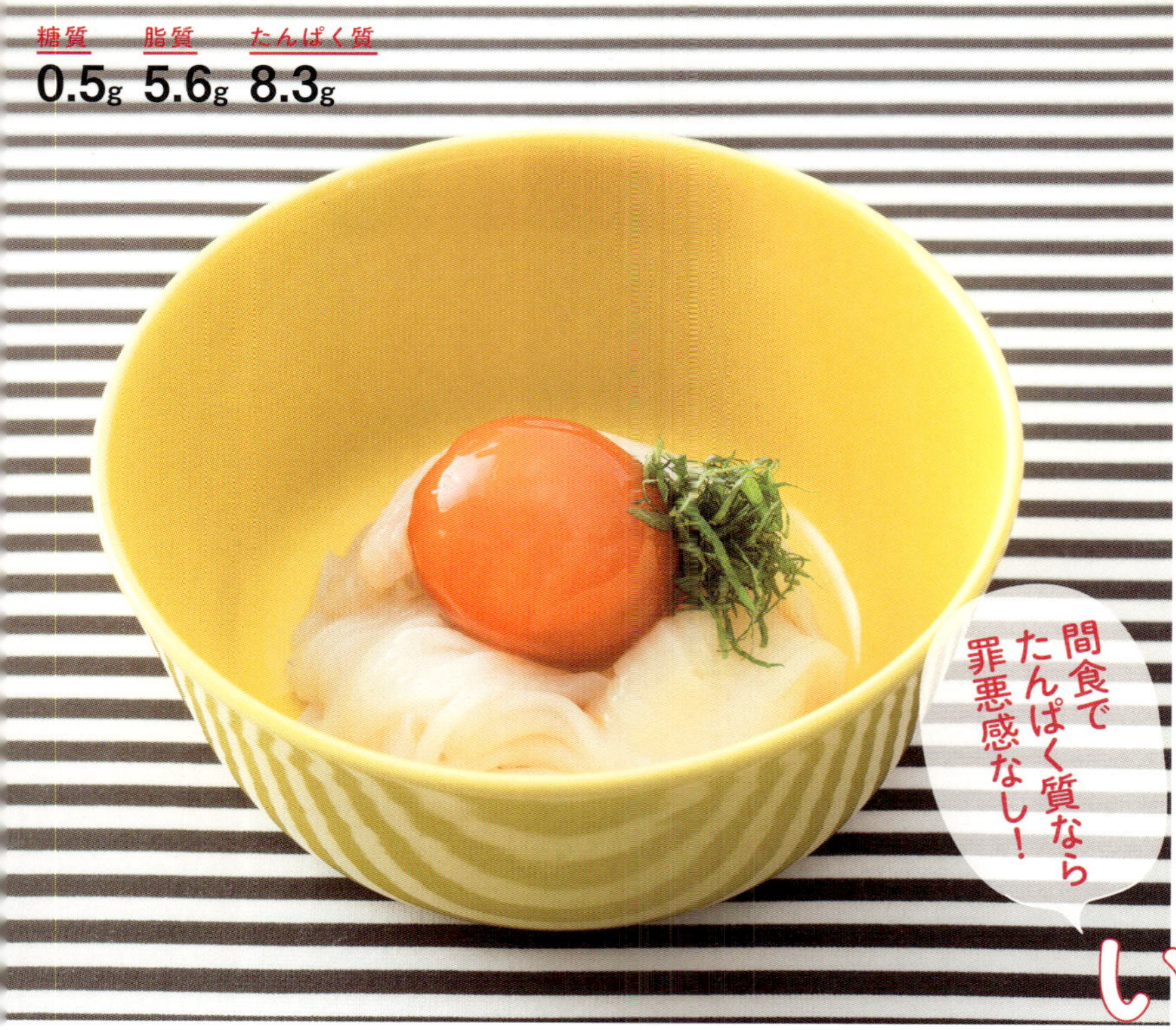

間食で
たんぱく質なら
罪悪感なし！

糖質 0.5g　脂質 5.6g　たんぱく質 8.3g

材料（2人分）

いかのお刺身…1パック
冷凍卵黄のしょうゆ or
　みそ漬け…1個
大葉…1〜2枚

作り方

1　いかを器に盛り、卵黄、大葉をのせる。

ここが ヤセPOINT！

いかに含まれるタウリンは、肝臓の回復や疲労回復にも役立つ。なかなか食卓に上がりにくいいかも、こうすれば食卓に上げやすくなるのでは？

糖質 **6.2g** 脂質 **9.8g** たんぱく質 **9.5g**

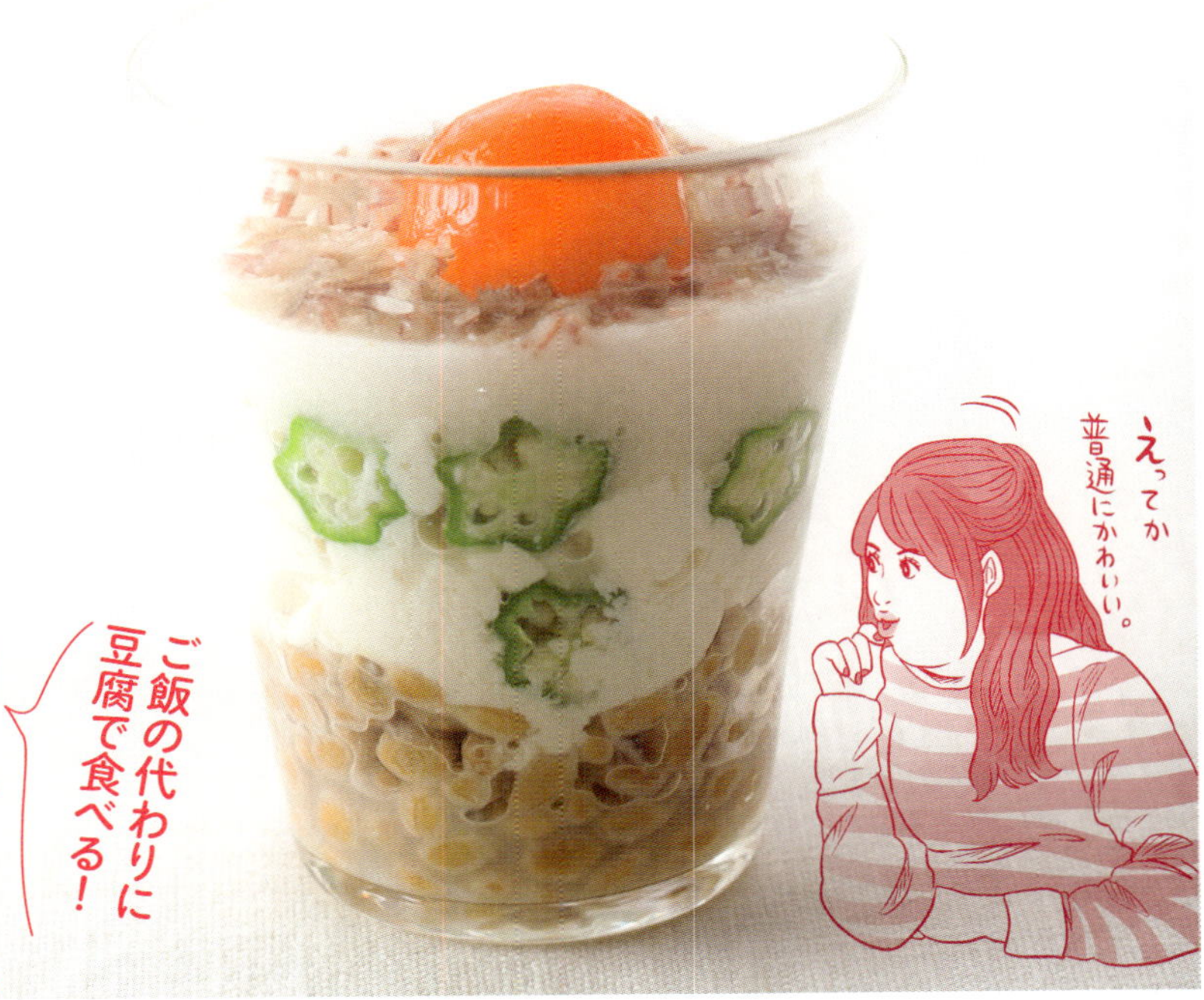

卵黄ねばねば豆腐

ご飯の代わりに豆腐で食べる!

材料（2人分）

冷凍卵黄のしょうゆ or みそ漬け…1個
絹豆腐…50g
納豆…1パック
長芋…5cm
オクラ…2本
みょうが…1個
ごま…小さじ1
小ねぎ…少々

作り方

1 長芋はすりおろしてとろろにする。みょうが、小ねぎはみじん切りにする。

2 豆腐の上にすべての材料をのせ、混ぜながら食べる。

ここが **ヤセPOINT!**

どこを食べてもネバネバ。この成分が糖質の吸収を緩やかにさせる。

卵黄納豆しらすパスタ

炭水化物だけにならないパスタ

糖質 54.8g　脂質 1.5g　たんぱく質 9.8g

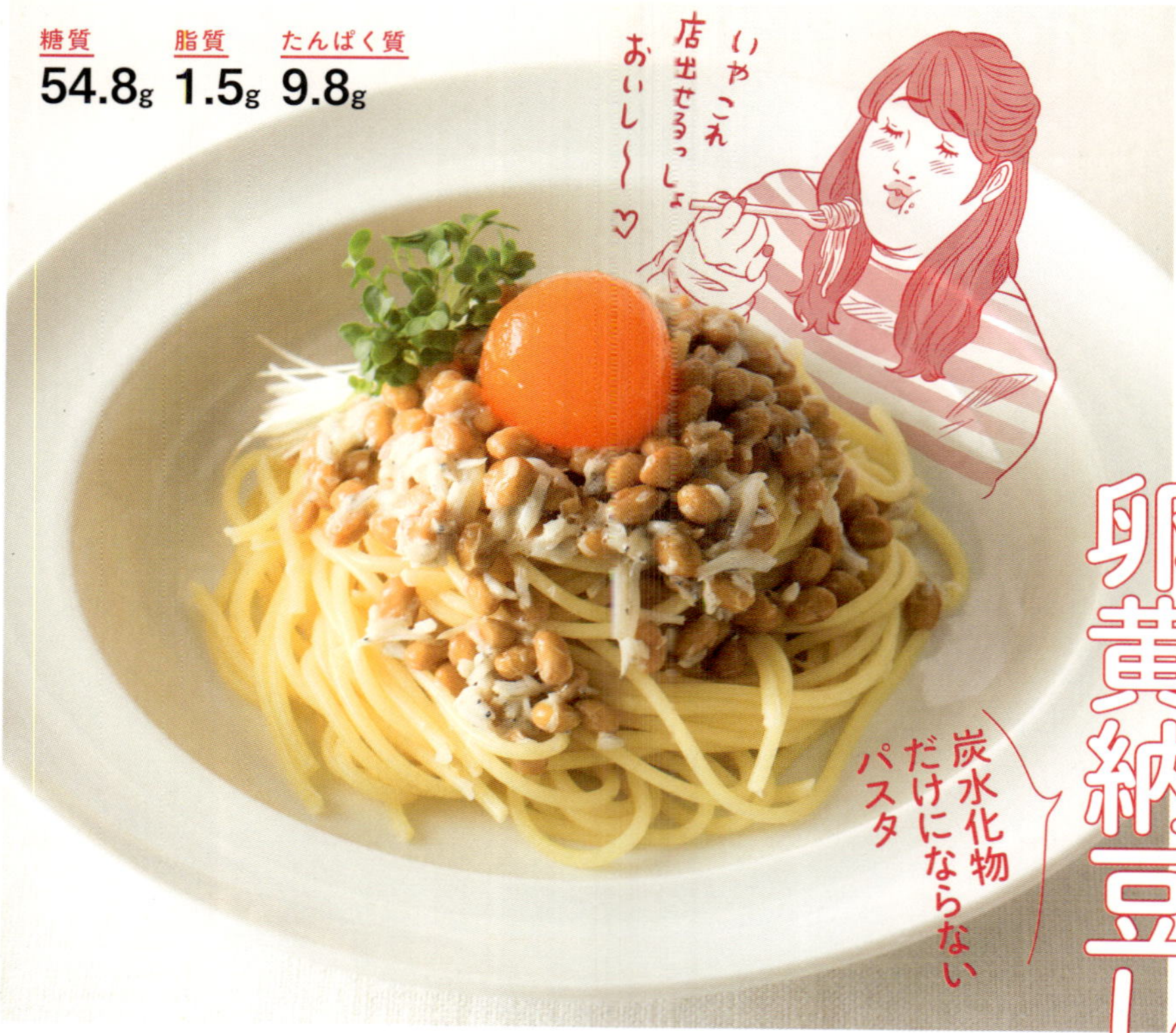

材料（2人分）

冷凍卵黄のしょうゆor
　みそ漬け…2個
納豆…2パック
しらす…大さじ2
塩…ひとつまみ
ブロッコリースプラウト
　（またはかいわれ大根）…1パック

パスタ…160g
水…2ℓ
塩…大さじ1

作り方

1 ブロッコリースプラウトは根元を切る。
2 お湯を沸かし、塩を入れて、パスタを茹でる。
3 納豆、しらす、塩を混ぜておく。
4 パスタを盛りつけて、上に3をのせ、真ん中に卵黄を落とし、ブロッコリースプラウトを添える。
5 麺と絡めながら食べる。

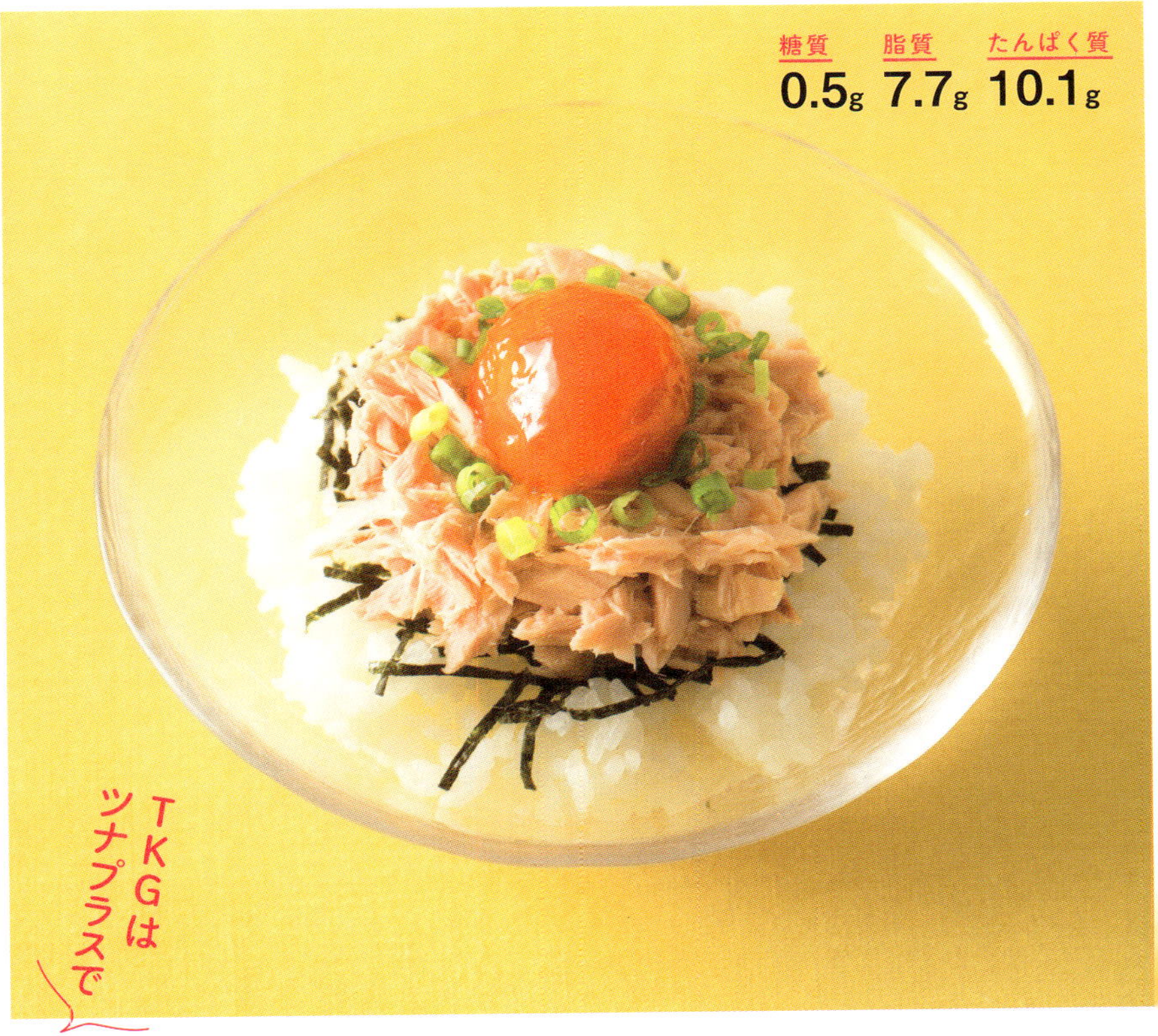

糖質 0.5g 脂質 7.7g たんぱく質 10.1g

TKGはツナプラスで

ツナ卵黄丼

材料

冷凍卵黄のしょうゆ or
みそ漬け…2個
ツナ缶（ノンオイル・食塩不使用）
…2缶
海苔…大判1枚
ごま油…小さじ1
ご飯…200g（2膳分）
小ねぎ…お好みで

作り方

1 器に、ご飯、海苔、ツナ、卵黄の順で盛りつけ、ごま油をたらす。味が足りなければ、しょうゆをかける。混ぜながら食べる。

ここがヤセPOINT！

卵黄に味がしっかりついているため、余計な調味料はいらない。足りないときだけ追加して塩分抑えめに。

「マグカップ茶碗蒸し」で小腹を満たせ！

卵を使った定番料理、茶碗蒸し。

マグカップに入れてレンジで温めるだけで作ることができるので小腹を満たす料理としても花まる！

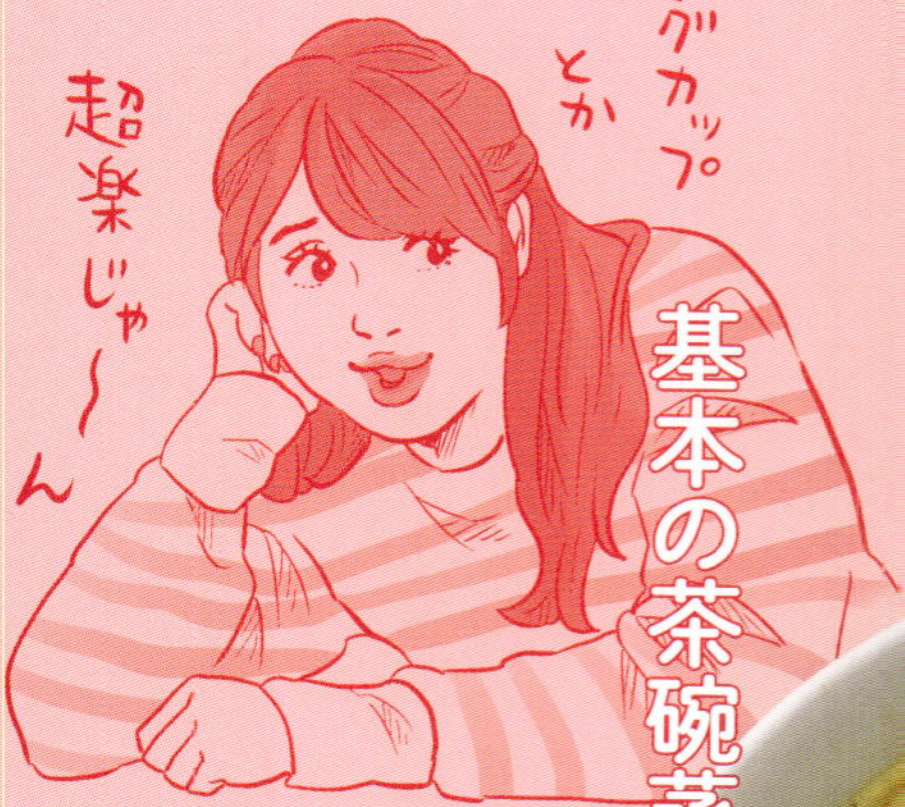

基本の茶碗蒸し

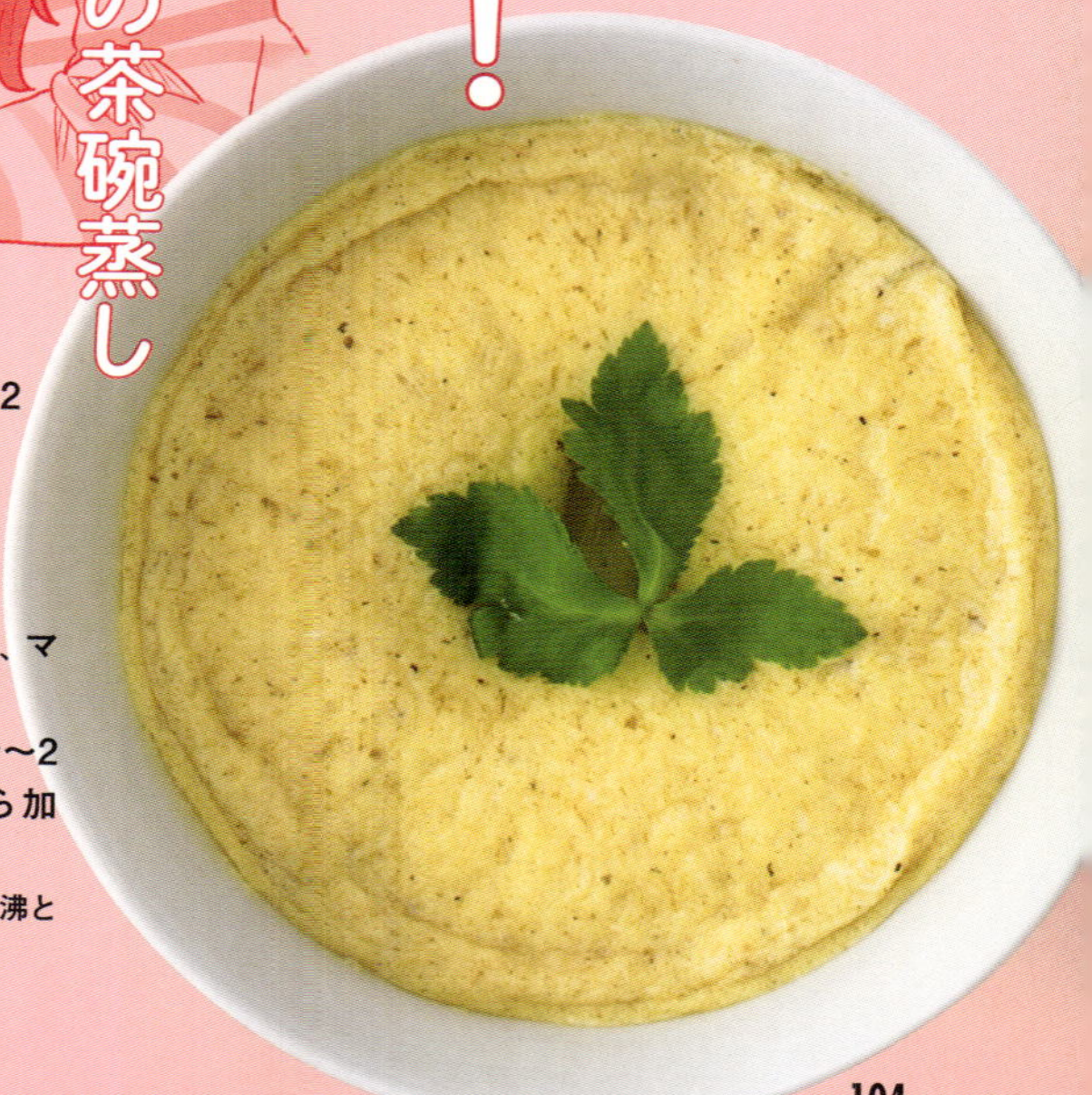

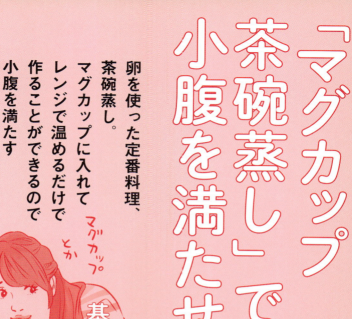

材料（カップ2個分）

卵…1個
しょうゆ（あれば白だし）…小さじ2
かつおぶし粉…1g
水…100cc

作り方

1 すべての材料をよく混ぜて、マグカップに入れる。
2 ラップをかけ、500wで2分〜2分半ほど、様子を見ながら加熱する。

※フライパンに水を張り、フタをして沸とうしてから弱火で10分加熱でも可。

アレンジ具材

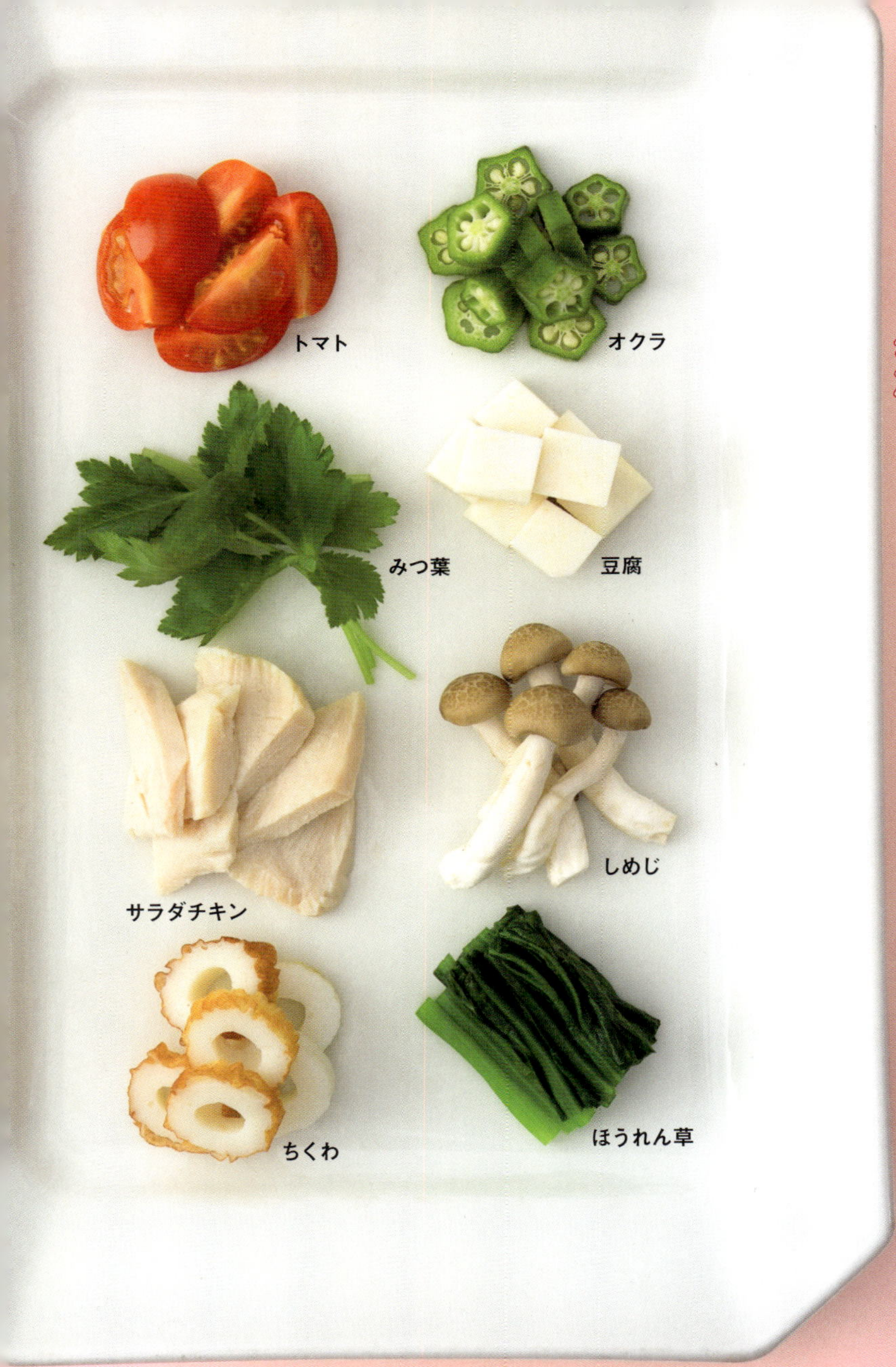

トマト
オクラ
みつ葉
豆腐
サラダチキン
しめじ
ちくわ
ほうれん草

残さず使う！白身活用レシピ

冷凍卵黄を作ったときに残る白身。
こちらにもたんぱく質が入っているので、
そのまま捨ててはもったいない！
白身だけを使ったレシピを紹介します。

ホワイトオムレツ

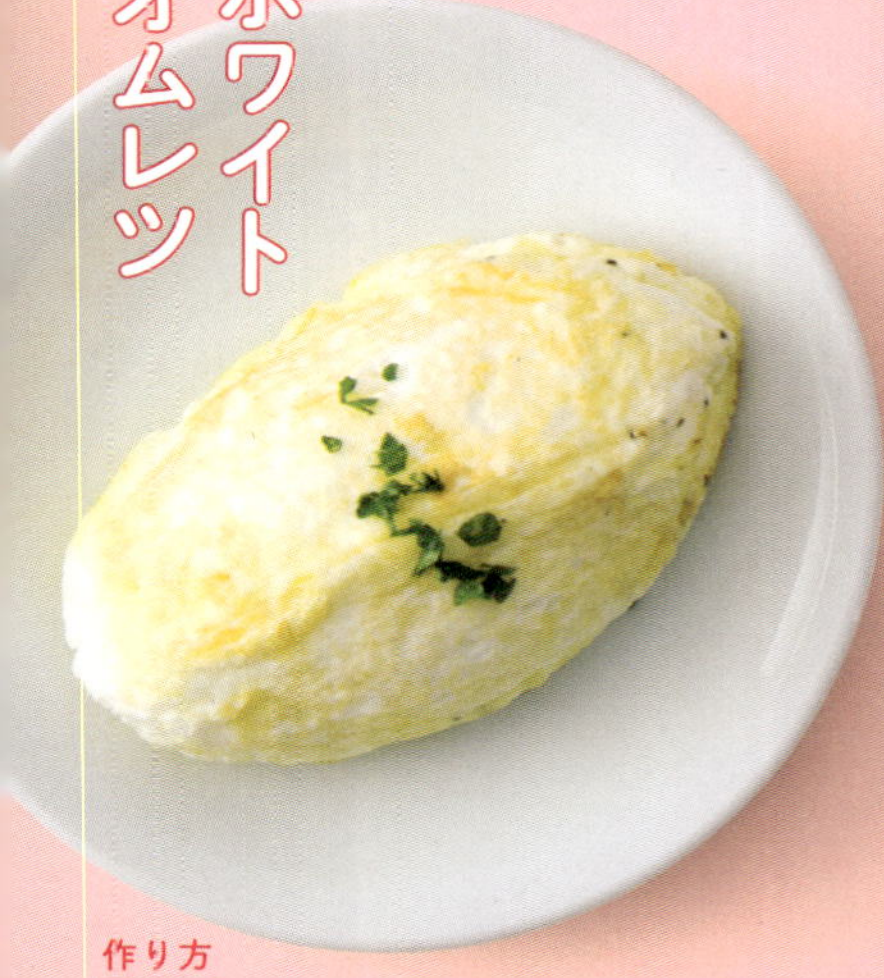

作り方

しっかり泡立てた卵白2個に、シュレッドチーズ小さじ1と塩ひとつまみを混ぜて、バターを熱したフライパンで焼く。

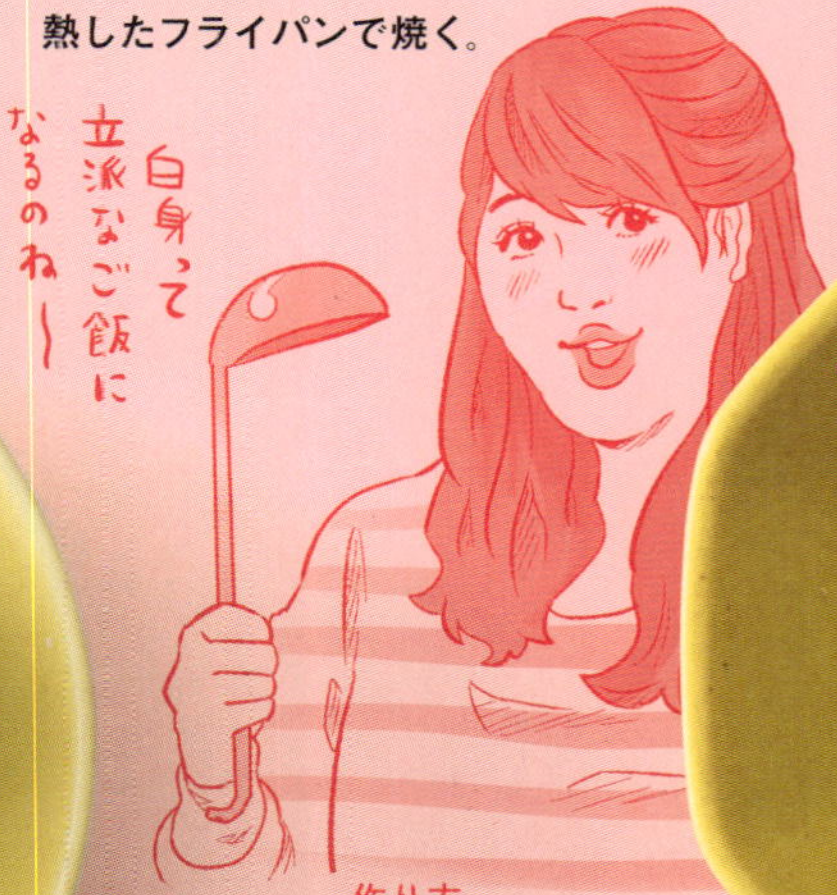

かきたま汁

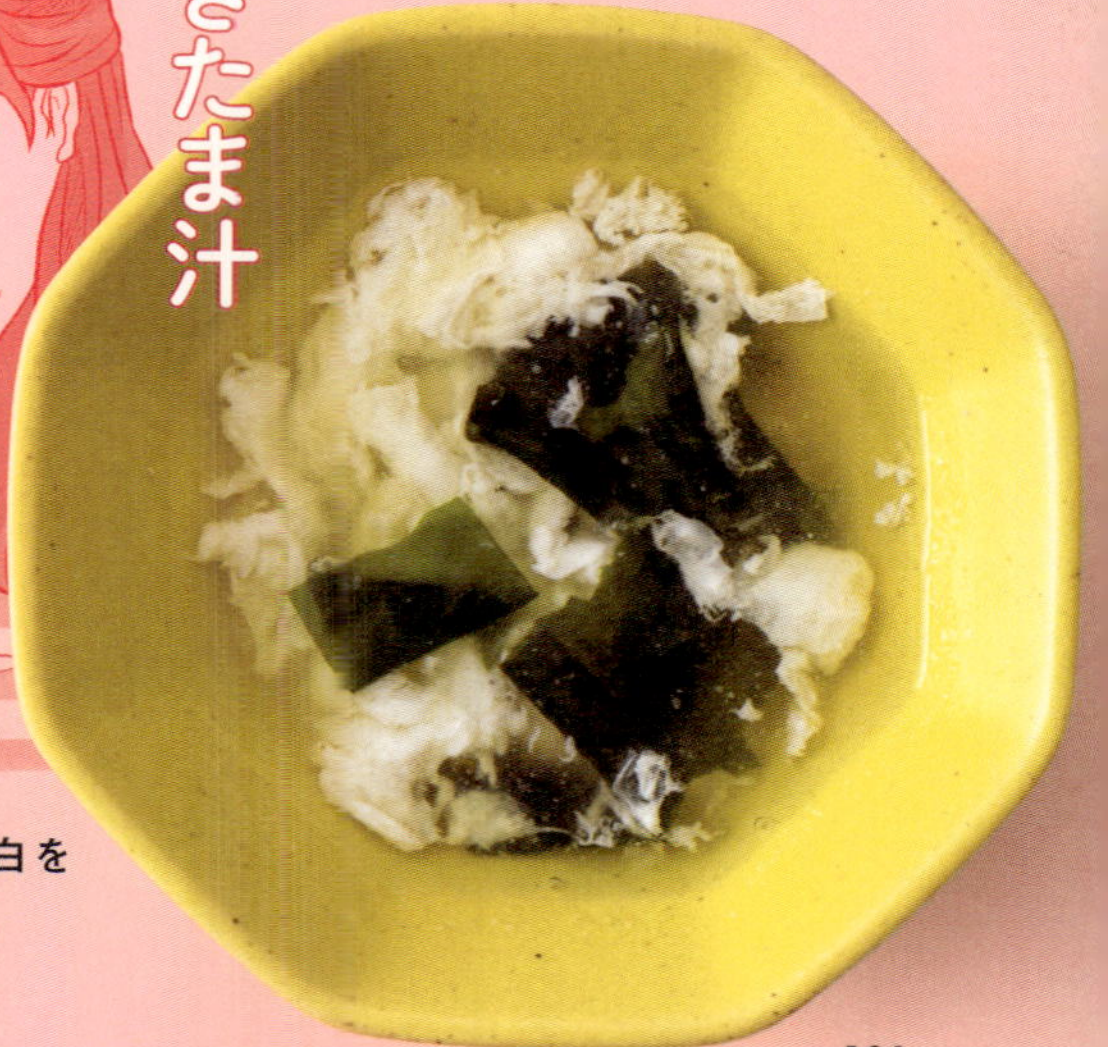

作り方

みそ汁などに卵白を入れて、加熱する。

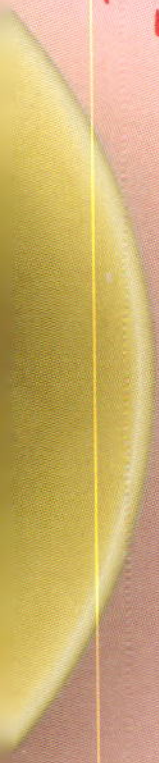

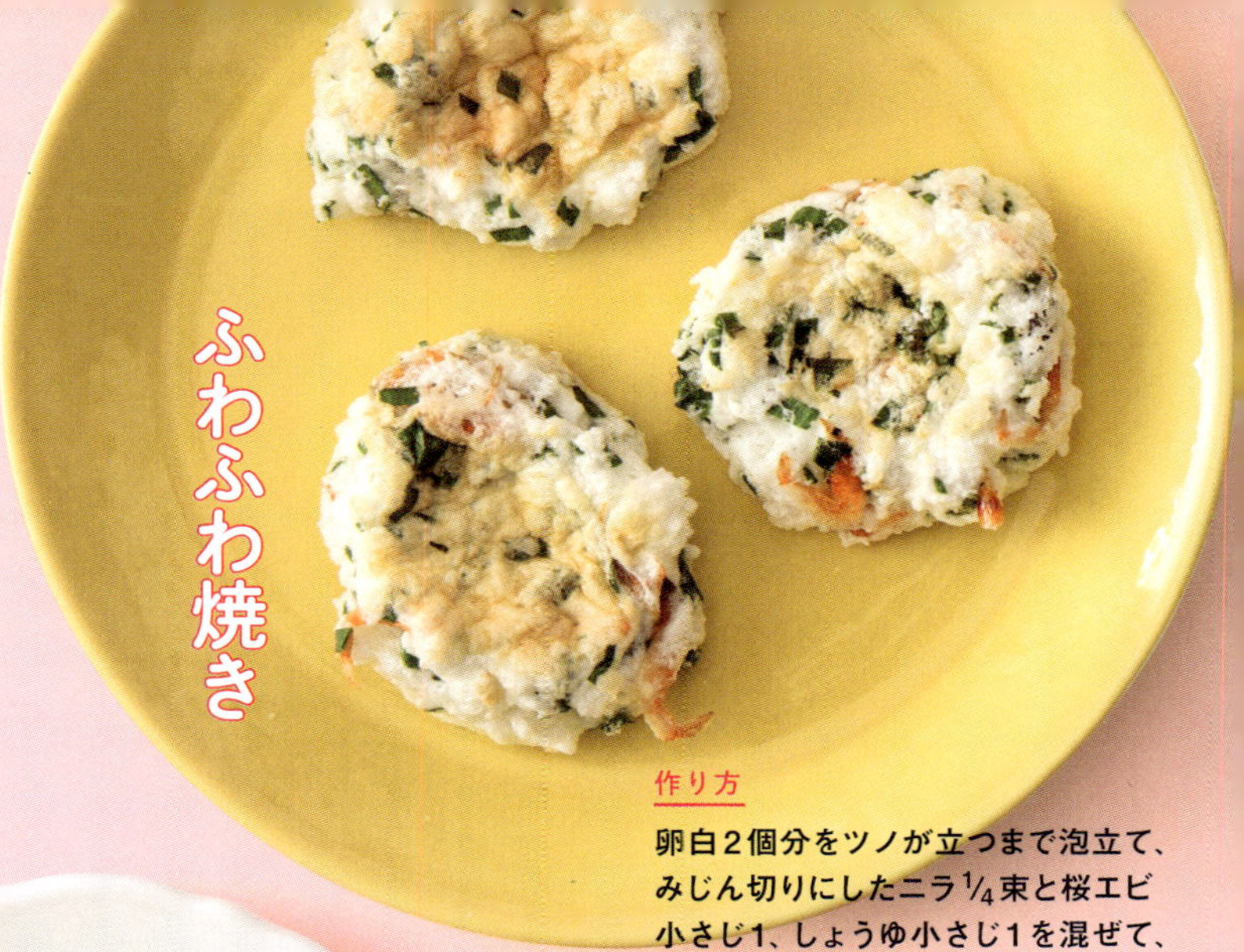

ふわふわ焼き

作り方

卵白2個分をツノが立つまで泡立て、みじん切りにしたニラ1/4束と桜エビ小さじ1、しょうゆ小さじ1を混ぜて、牛脂をひいたフライパンで焼く。

ふわふわ卵かけご飯

作り方

卵白をツノが立つまで泡立て、ご飯にかけて、海苔やしょうゆをかけて食べる。

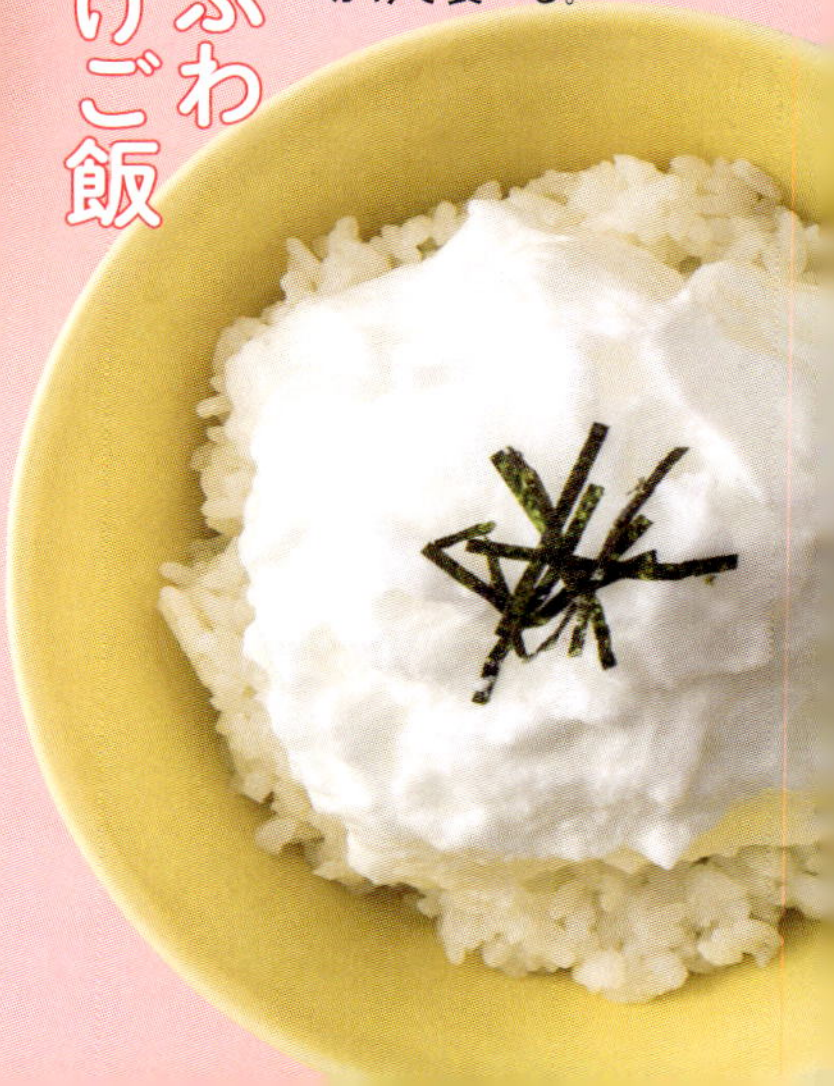

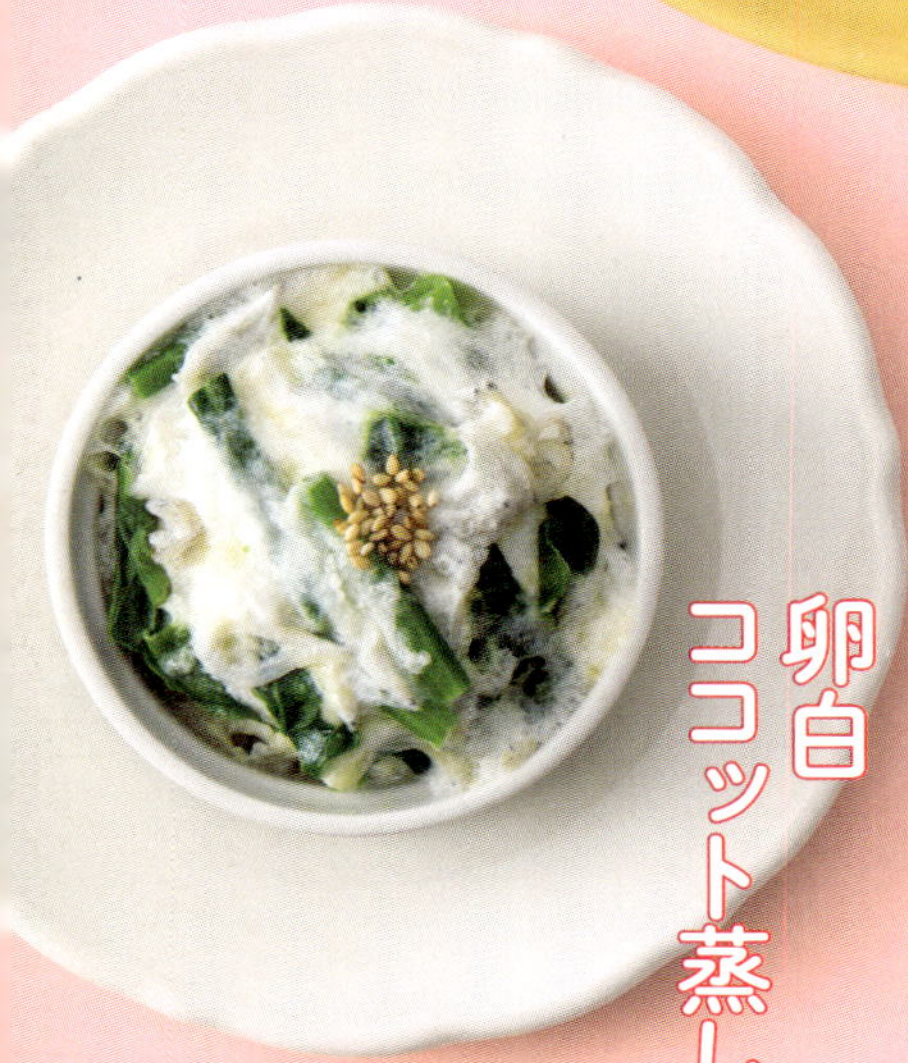

卵白ココット蒸し

作り方

泡立てた卵白1個分とパルメザンチーズ、ちりめんじゃこ、ほうれん草をそれぞれ適量、ココットに入れて、水を張った鍋またはフライパンのフタをして蒸し、膨れ上がったら完成。

好きなだけ飲みながらヤセるのはムリ？

Q

夕食から始まって寝る直前までダラダラ飲むのが大好き！その分、朝や昼は軽めに、つまみも少しだけにしてるんだけどぜんぜんヤセない……。

A

アルコールだけでも太りやすいのに、高カロリーで塩辛いおつまみは二重のダメージ。納豆麹を使ったサッパリ系おつまみならお酒に合うし、肝機能を助けてくれます。

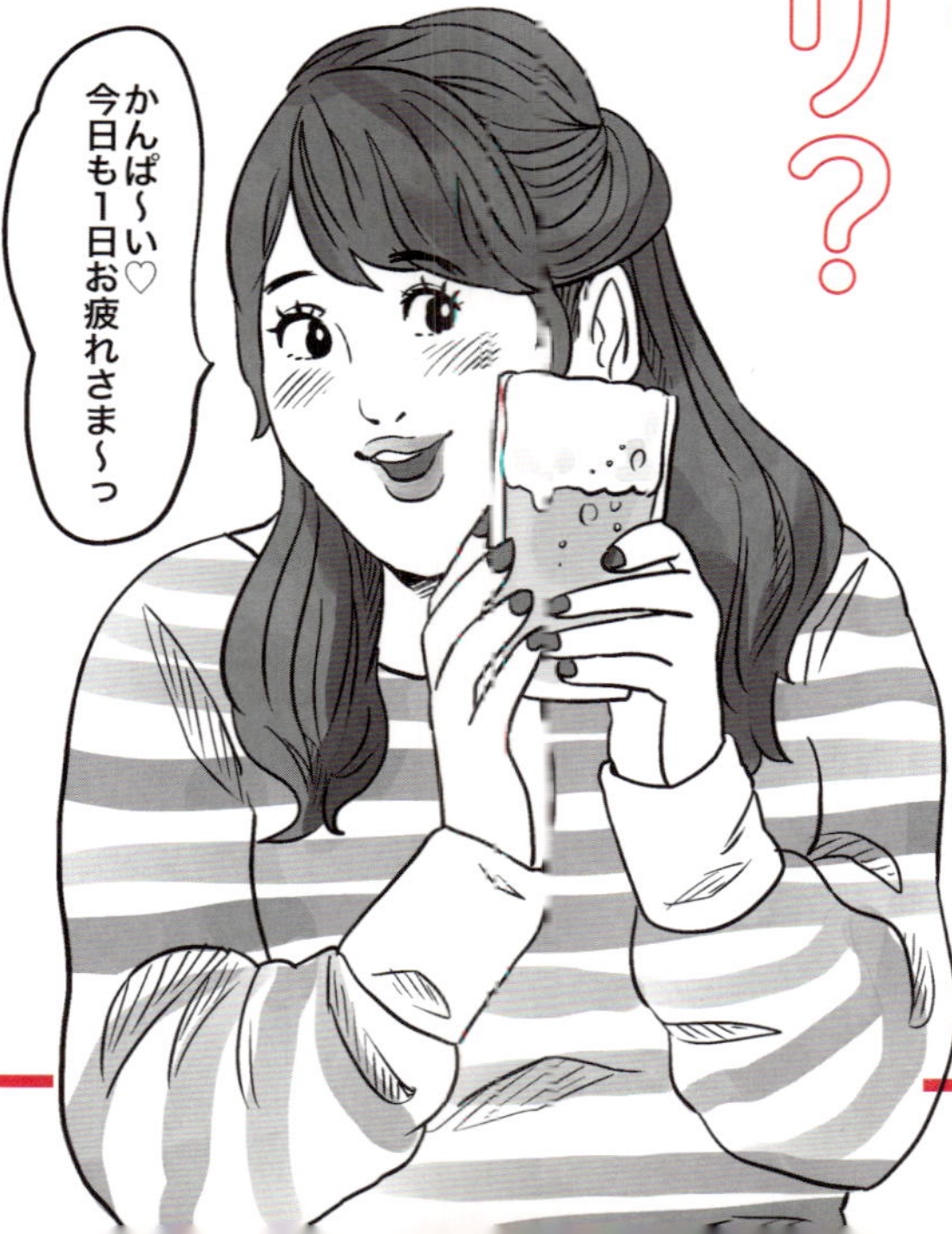

肝機能を助ける納豆麹を活用しよう

ヤセたいなら禁酒が一番。とはいえ、のんべえにはそれは無理なので、せめて太りにくく、アルコール代謝を助けるおつまみを。

アルコールを代謝するときは脂質が必要なので、本能的に脂っこいものに手が伸びるけれど、グッと抑えてサッパリ系を選びましょう。

ピッタリなのが、作り置きしておける納豆麹。低カロリーで良質なたんぱく質が摂れ、コクのある麹の味はお酒にも合います。そのままで食べても、野菜などと合わせてもOK。

糖質が含まれていないアルコールを選ぶこともポイントですね。

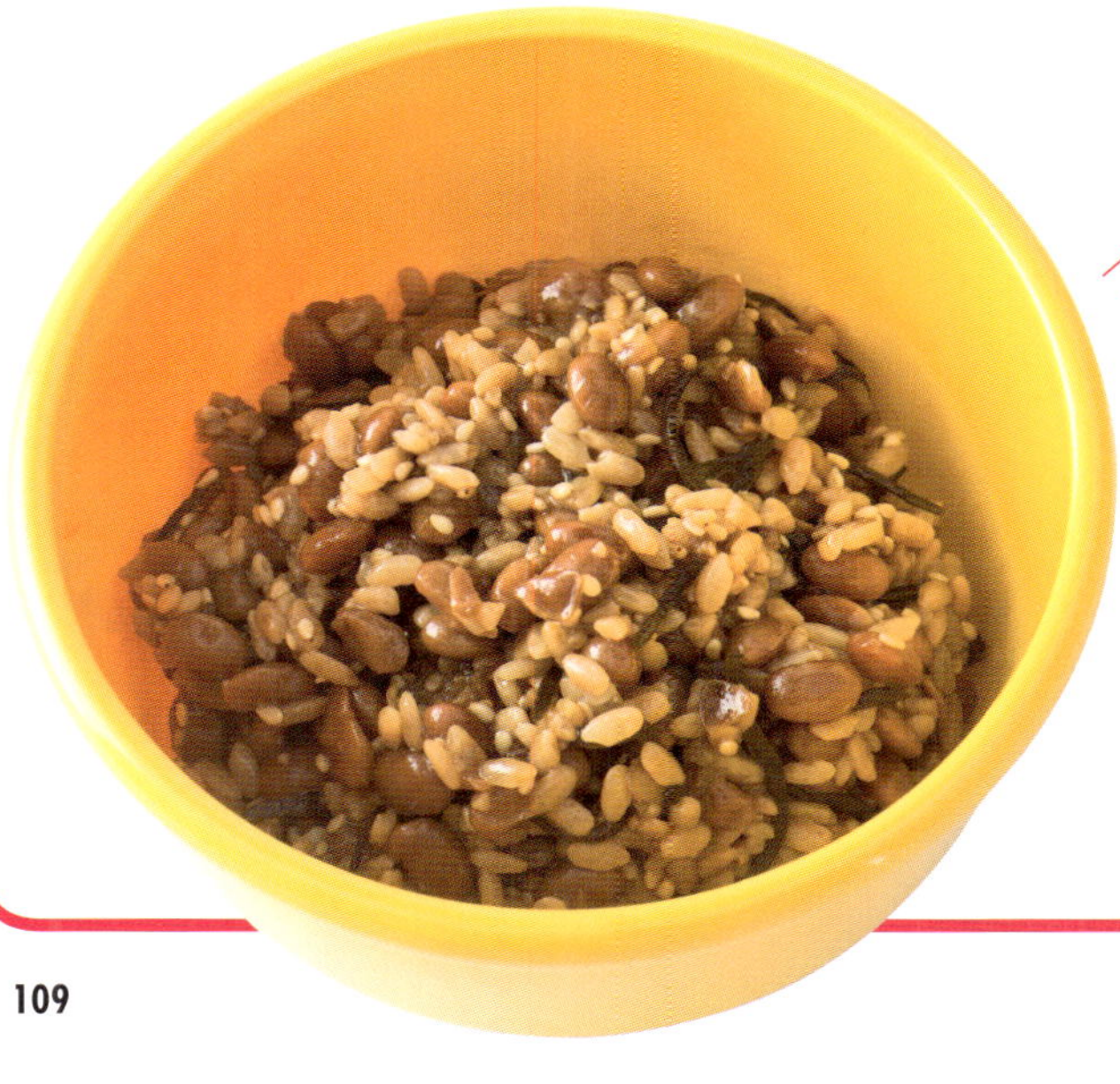

納豆麹は
おつまみに
最適

基本
納豆麹の作り方

常備しておくと便利

糖質 **18.1g** 脂質 **6.2g** たんぱく質 **8.6g**

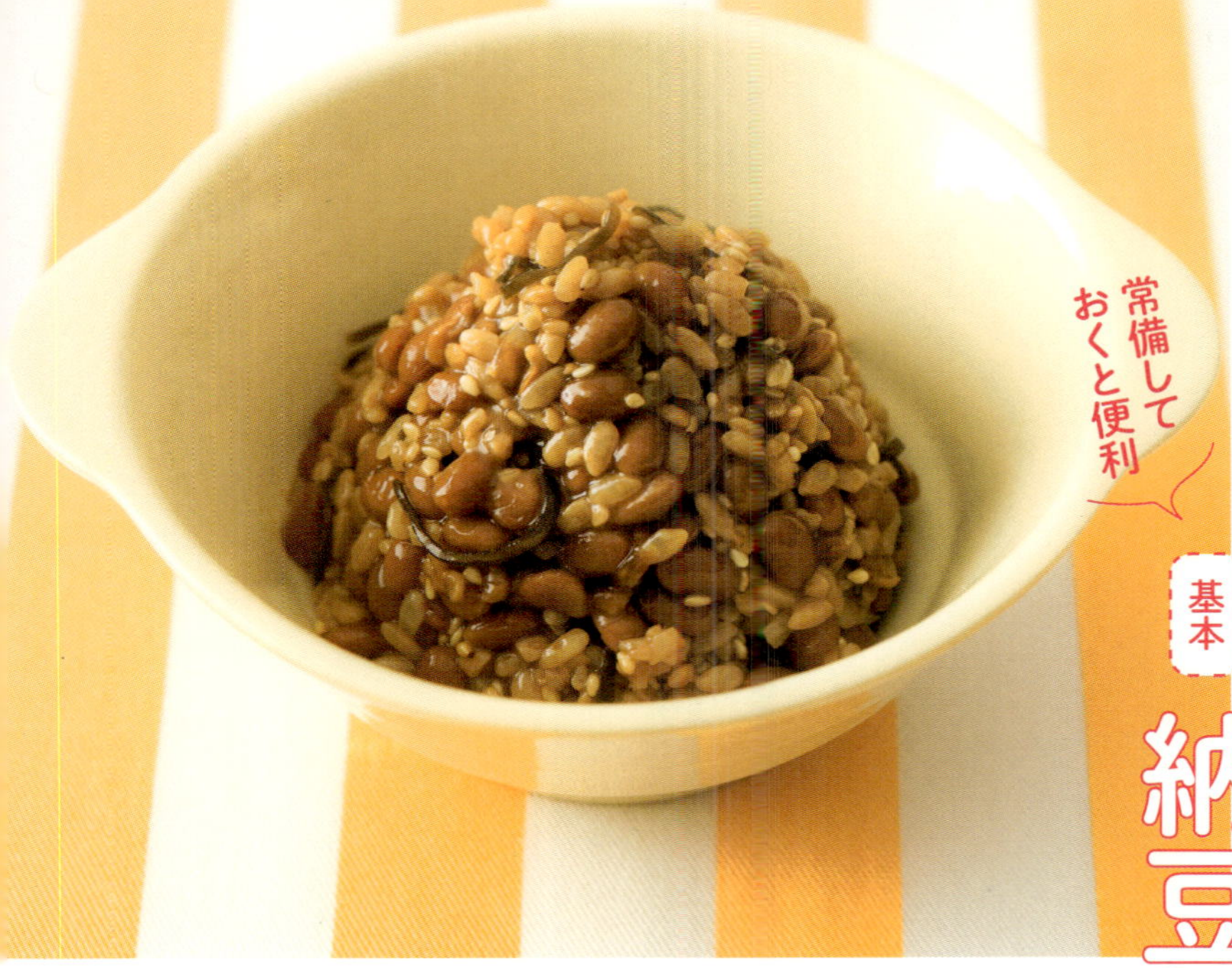

材料（作りやすい分量）

納豆…6パック（約300gくらい）
米麹…200g
しょうゆ…100ml
日本酒…100ml
塩昆布…20g
白ごま…20g

作り方

1 鍋にしょうゆと酒を沸かし、30秒ほど煮立たせて冷ます。
2 米麹を手でパラパラにくずしてボウルに入れ、納豆、塩昆布、白ごまを混ぜる。
3 1が人肌くらいに冷めたら2と混ぜる。
4 常温で1日置き（夏の暑い日は半日程度）、米麹がなじんでやわらかくなったら冷蔵庫で保存する。
5 冷蔵保存で1ヵ月保存が可能。
※基本は、ご飯にかけたり、そのまま食べてもよい。

糖質 **4.1g** 脂質 **6.8g** たんぱく質 **8.6g**

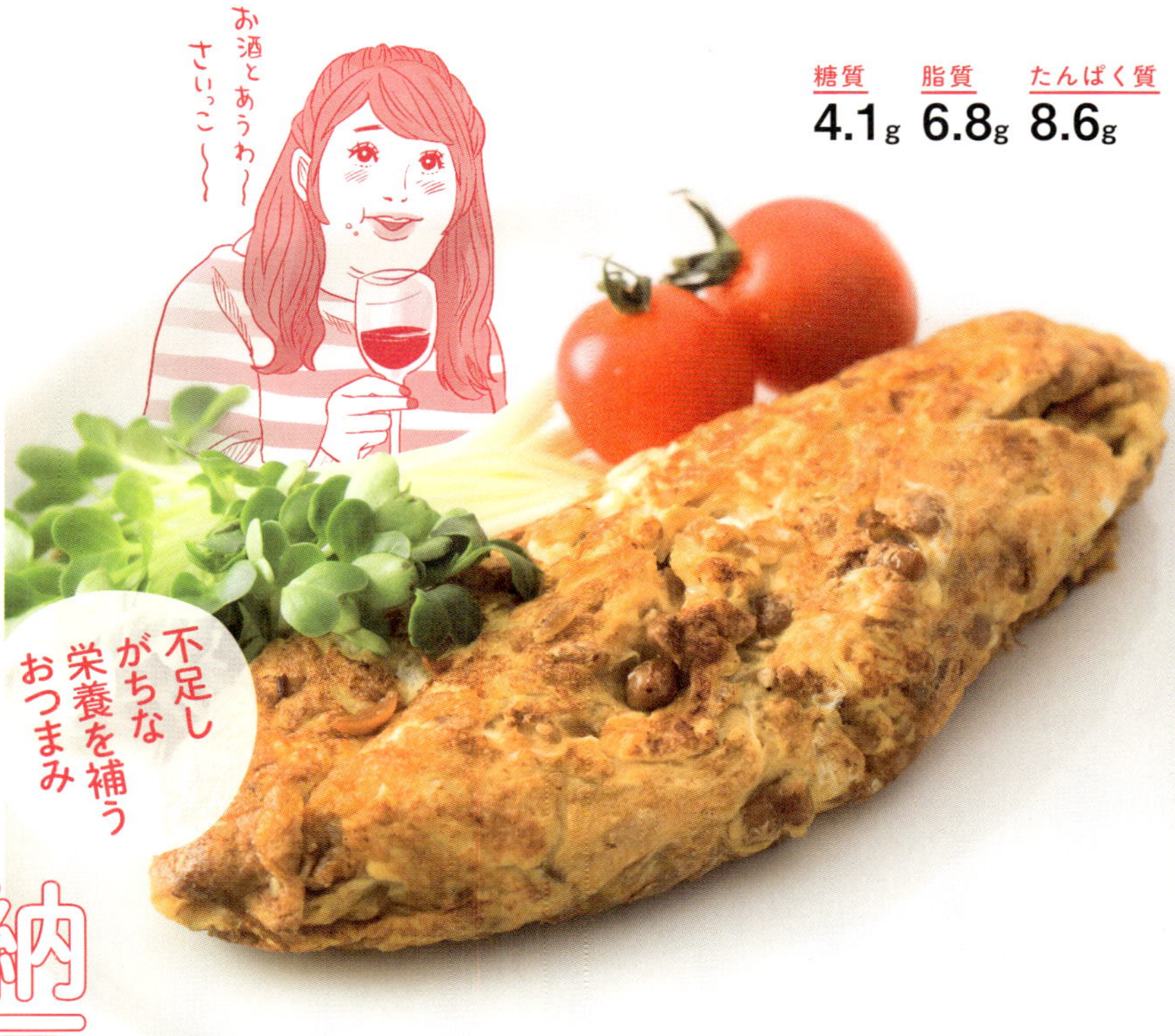

不足しがちな栄養を補うおつまみ

納豆麹オムレツ

材料（2人分）

納豆麹…大さじ2
卵…2個

作り方

1 ボウルに卵を溶き、納豆麹をよく混ぜる。
2 牛脂（材料外）をひいたフライパンで、オムレツを作る。

ここがヤセPOINT！

ほかの材料を入れなくても、栄養満点のオムレツになる。オムレツを作るときは小さいフライパンを使うと作りやすい。

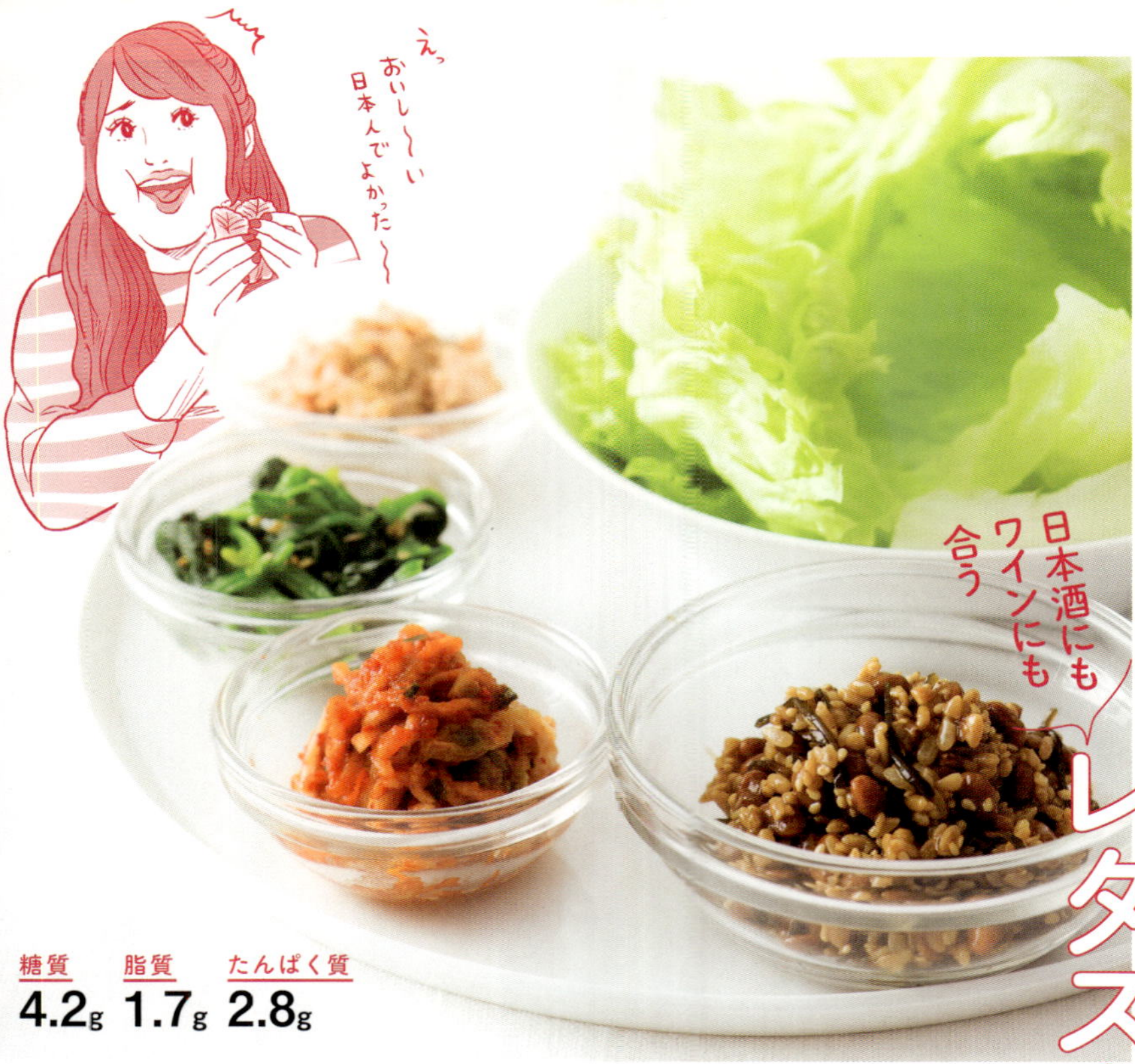
えっ
おいし〜〜い
日本人でよかった〜〜
日本酒にもワインにも合う

レタス巻き納豆麹

糖質	脂質	たんぱく質
4.2g	1.7g	2.8g

材料（2人分）

納豆麹…好きなだけ
レタス…好きなだけ
トッピング…適量
※キムチ、プロセスチーズ、ツナ、にんじん（スティック）、刺身、ご飯などお好みで。

作り方

1 トッピングの具材を食べやすい大きさに切る。
2 レタスに納豆麹とトッピング（あれば）を巻く。

ここが ヤセPOINT！

手巻き寿司のようにアイデア次第でバリエーションがぐっと増えそう。ホームパーティーにも使える！

糖質	脂質	たんぱく質
61.3g	9.7g	12.1g

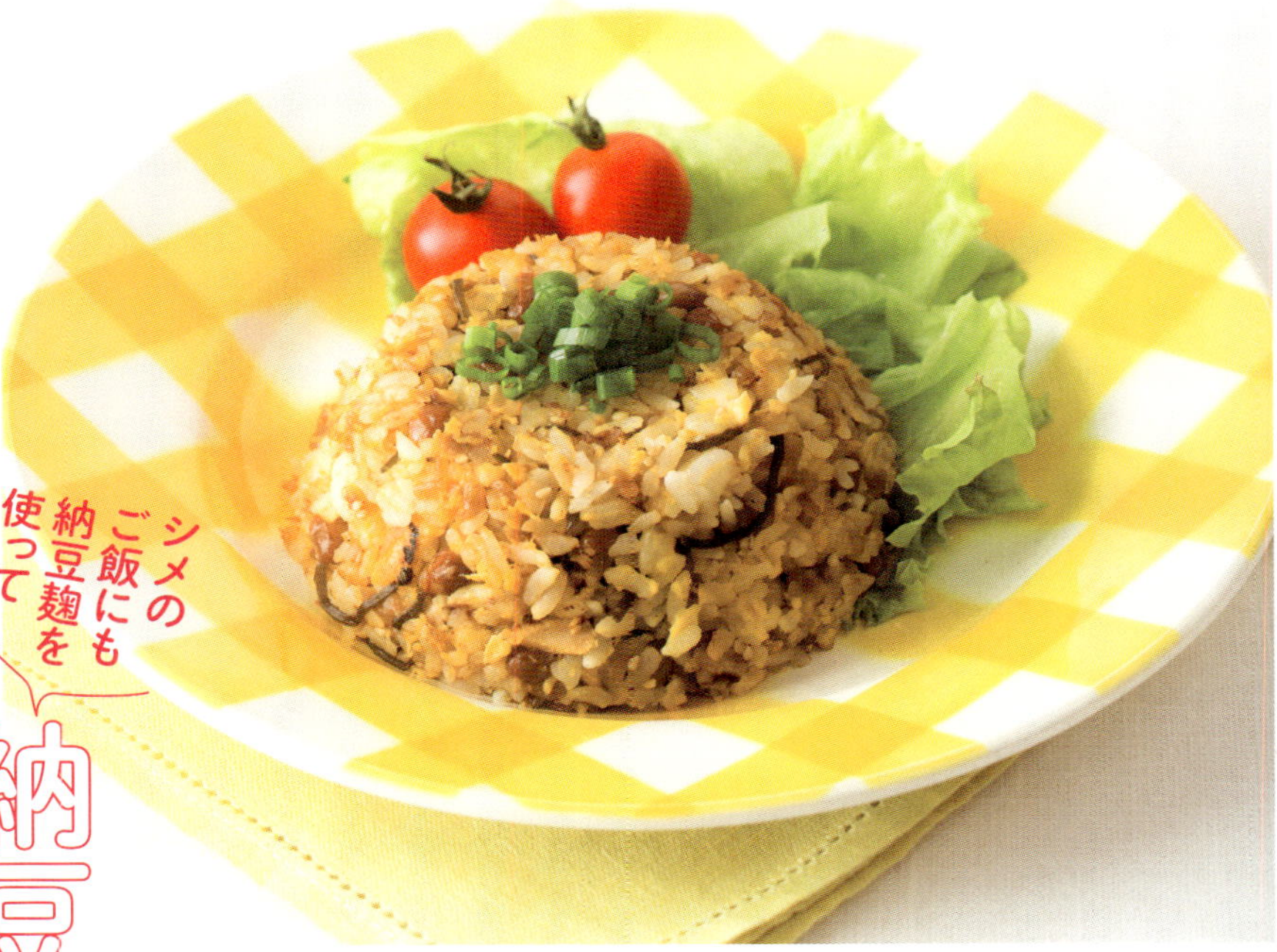

シメのご飯にも納豆麹を使って

納豆麹いためし

材料（2人分）

ご飯…200g
卵（あれば）…1個
納豆麹…大さじ4
小ねぎ…お好みで
ごま油…少々

作り方

1 卵を溶いて、ご飯と混ぜておく。
2 フライパンに牛脂（材料外）を熱し、1を炒める。
3 パラパラに炒まったら、納豆麹を加えてさっと炒める。あまり炒め過ぎず、全体が均等に混ざったら火を止める。
4 ごま油を少々たらし、ひとまぜして皿に盛り、小ねぎをちらす。

ここがヤセPOINT！

納豆麹に味がしっかりついているのと、牛脂を使うのでチャーハンの旨味アップ。お酒の後なので、ご飯の量は調整して。

納豆麹で焼きビーフン

和食以外のつまみにも使える

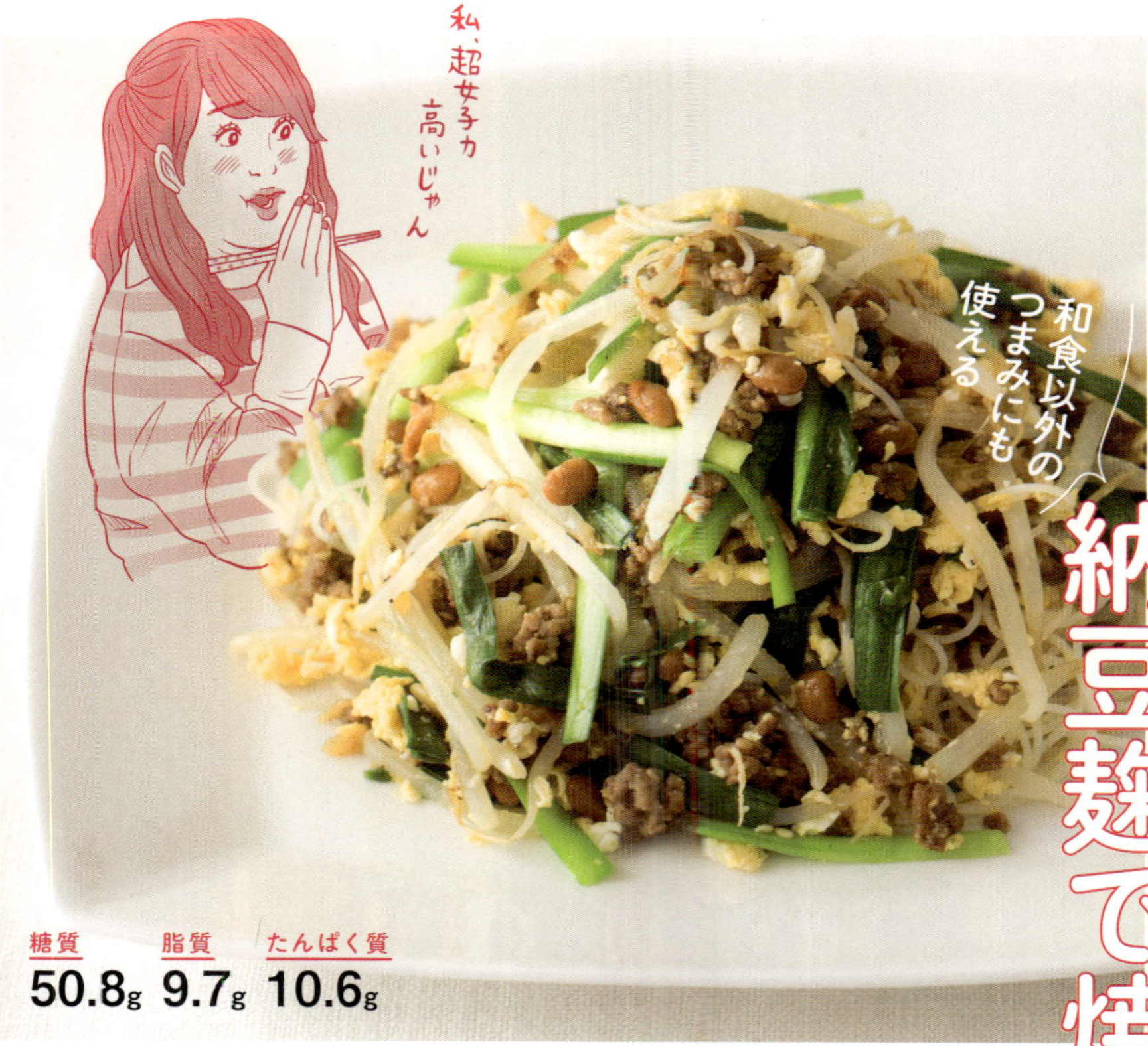

糖質 50.8g　**脂質** 9.7g　**たんぱく質** 10.6g

材料（2人分）

焼きビーフン…130gくらい
納豆麹…大さじ3
もやし…$\frac{1}{2}$袋
ニラ…$\frac{1}{2}$束
卵…1個
ナンプラー…大さじ$\frac{1}{2}$
しょうゆ…小さじ1

作り方

1 ニラは3〜4cmの長さに切る。卵は溶いておく。
2 フライパンに牛脂（材料外）をひき、ビーフンの上にもやしと溶き卵をのせ、フタをして加熱する。
3 火が通ったら、ニラをのせて30秒ほどフタをして加熱する。
4 ナンプラーとしょうゆを加えて炒め合わせたら火を止めて、納豆麹を混ぜる。

糖質 9.8g　脂質 12.0g　たんぱく質 14.3g

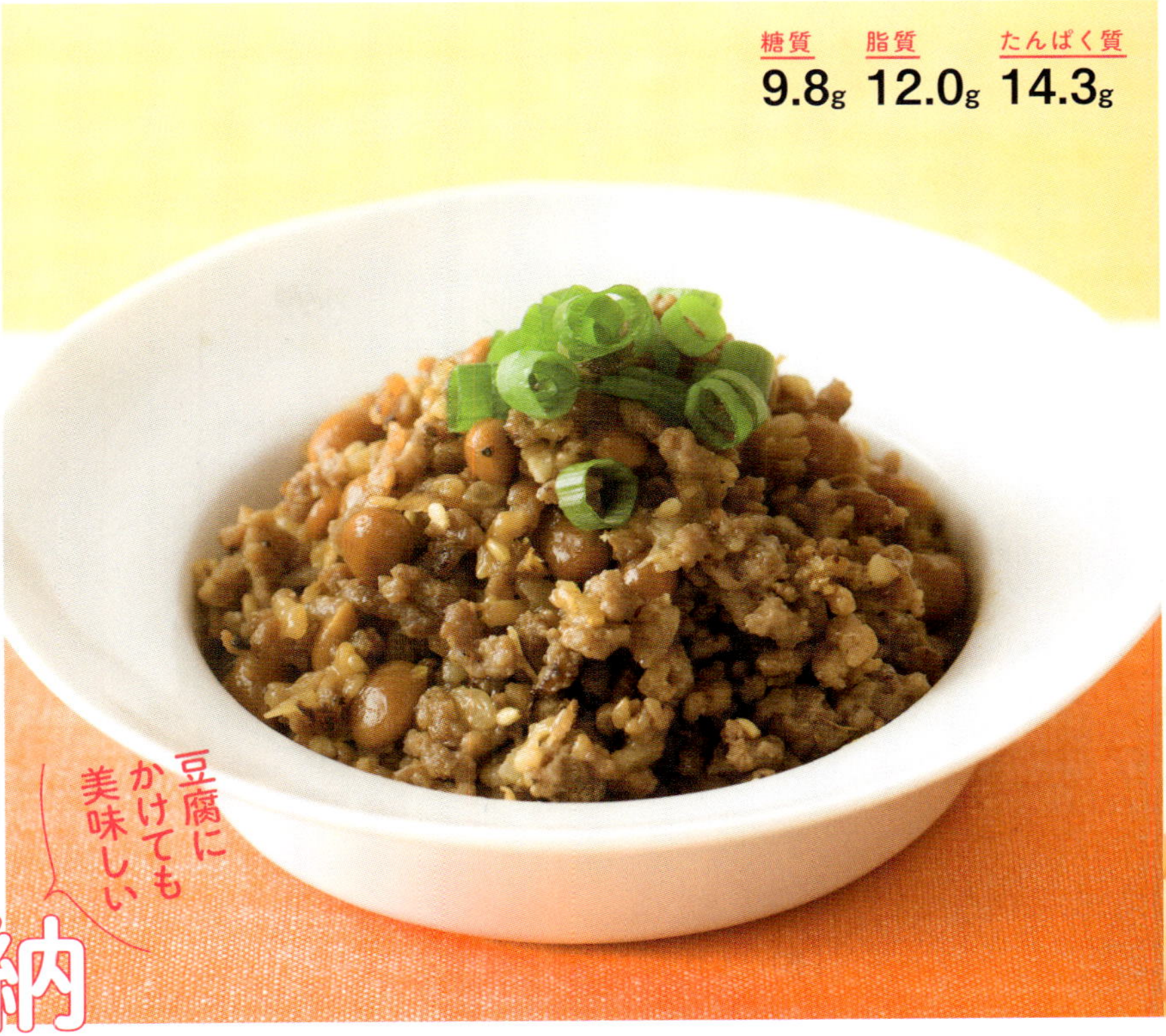

豆腐にかけても美味しい

納豆麹肉みそ

材料（2人分）

納豆麹…100g
豚ひき肉…100g
にんにく…1/2かけ
しょうが…1/2かけ
みそ…小さじ1/2
みりん…小さじ1/2

作り方

1 にんにく、しょうがはみじん切りにして、豚ひき肉と合わせてフライパンで炒める。
2 みそ、みりんで味つけをする。
3 火を止めて、納豆麹と混ぜる。

ここがヤセPOINT！

納豆麹はそぼろのように使える。器に豆腐、トマト、納豆麹肉みそを入れ、チーズをのせて焼けばミートドリアに。冷やし中華やジャージャー麺に使っても。

スーパーのお弁当って安くてやめられない！

Q

スーパーのお弁当って、安くて、ラインナップも豊富。ついガッツリ白米の高カロリー弁当を選んでしまう。最近、体重計に乗るのが怖い……。

A

スーパーのお弁当は糖質・脂質過多なのに、それらを代謝するのに必要なミネラルは少ない。太らずにお弁当を食べるなら、たんぱく質2：糖質1：野菜1という黄金バランスで。

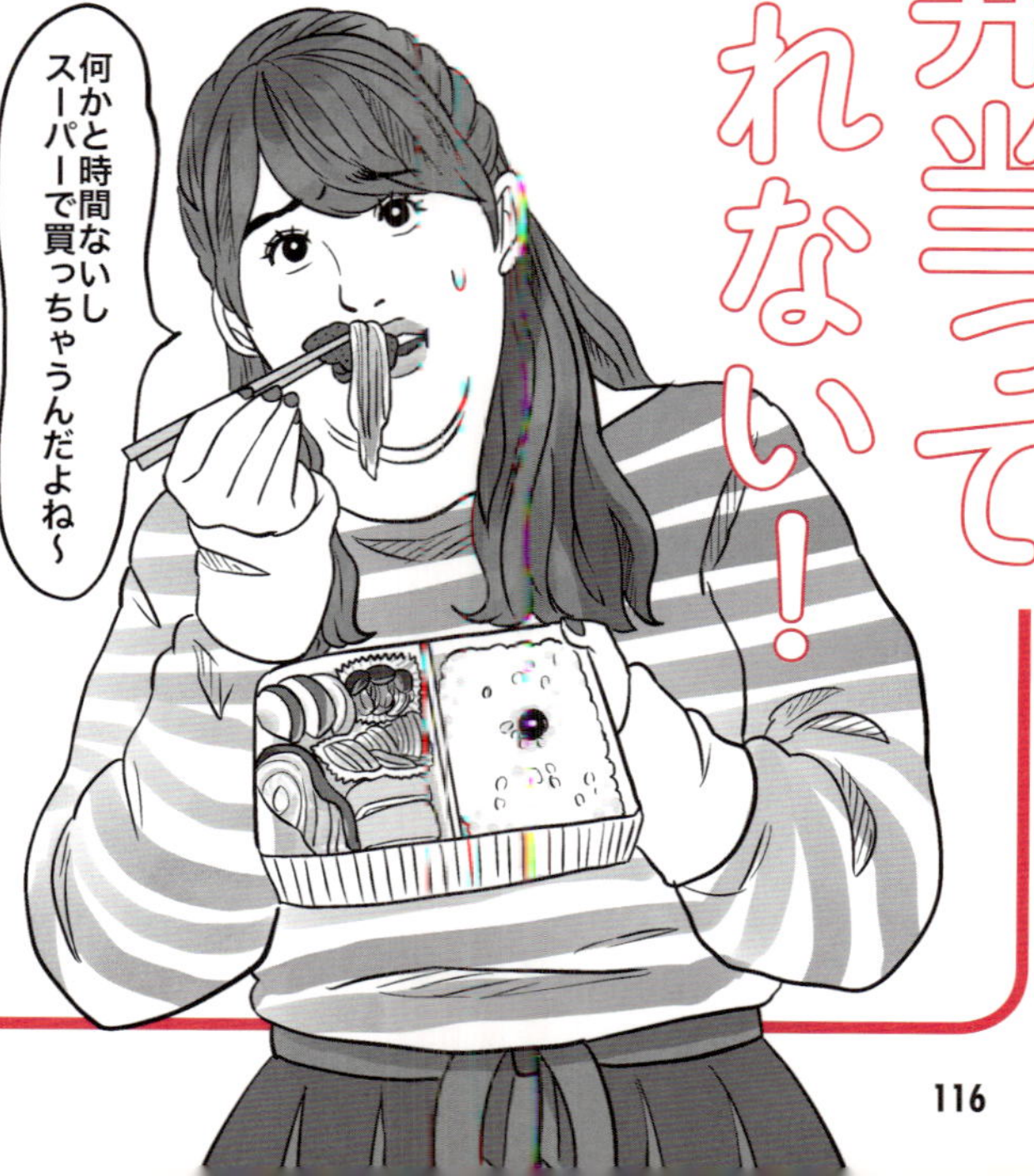
何かと時間ないし
スーパーで買っちゃうんだよね～

黄金バランスの〝森弁〟で味覚を正常化

ダイエットとは正反対の存在が加工食品。高カロリーで添加物たっぷり。味覚を狂わせ、代謝も低下。かといって外食できちんと栄養を摂ろうとするとコストがかかる。

必要な栄養をしっかり摂りたいなら、ダイエットの黄金比率、たんぱく質2：糖質1：野菜1の森弁を推奨。ご飯を少なくする分、肉や魚はしっかり摂ってOK。

野菜は、スキマにブロッコリーやプチトマトをちょこちょこっと詰める程度で問題ナシ。肉のおかずだけ作っておけば、朝詰めるだけで完成です。

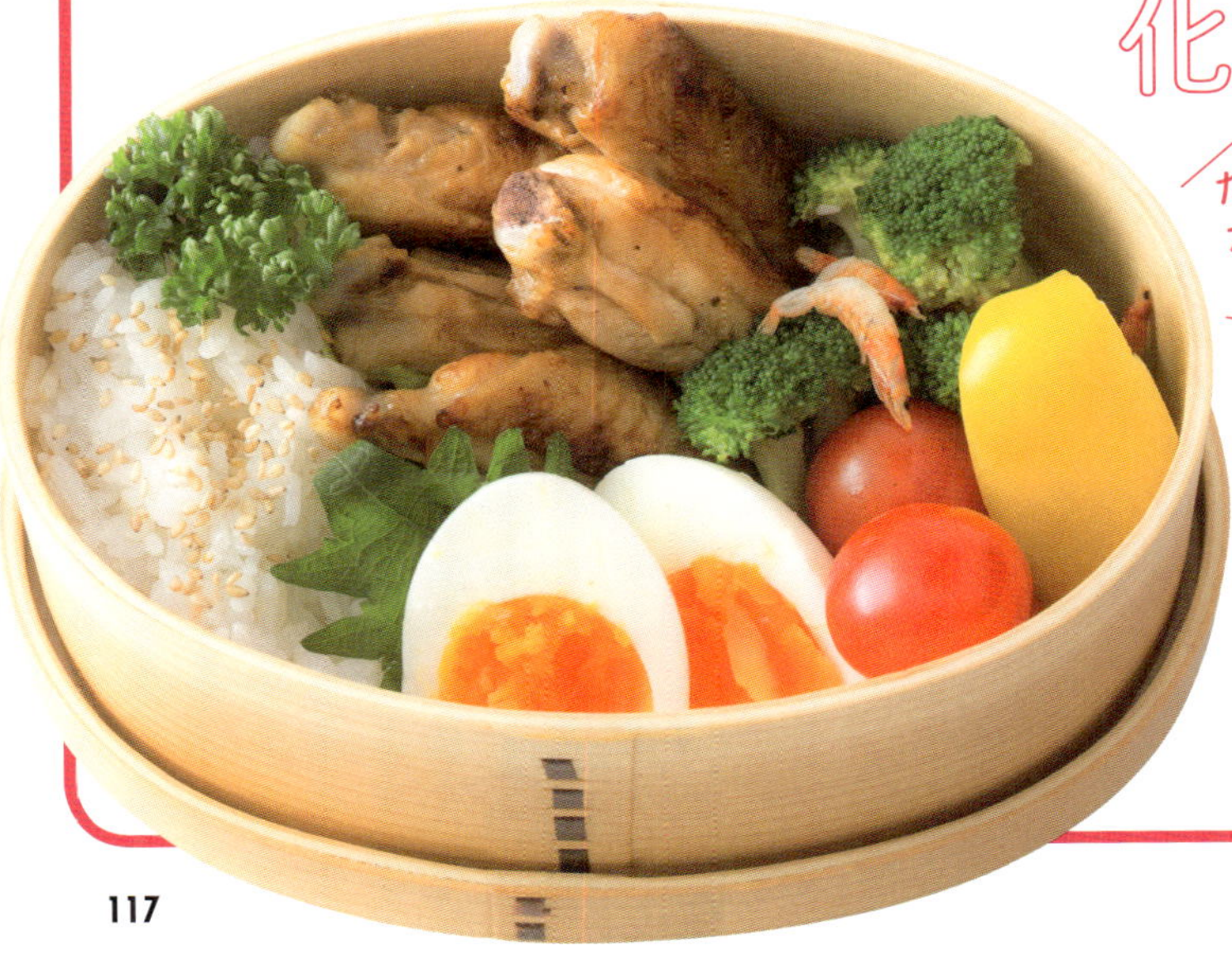

たんぱく質
ガッツリ
これが森弁

手羽中のソース照り焼き

味が濃くて冷えても美味しい

糖質	脂質	たんぱく質
3.1g	14.8g	18.1g

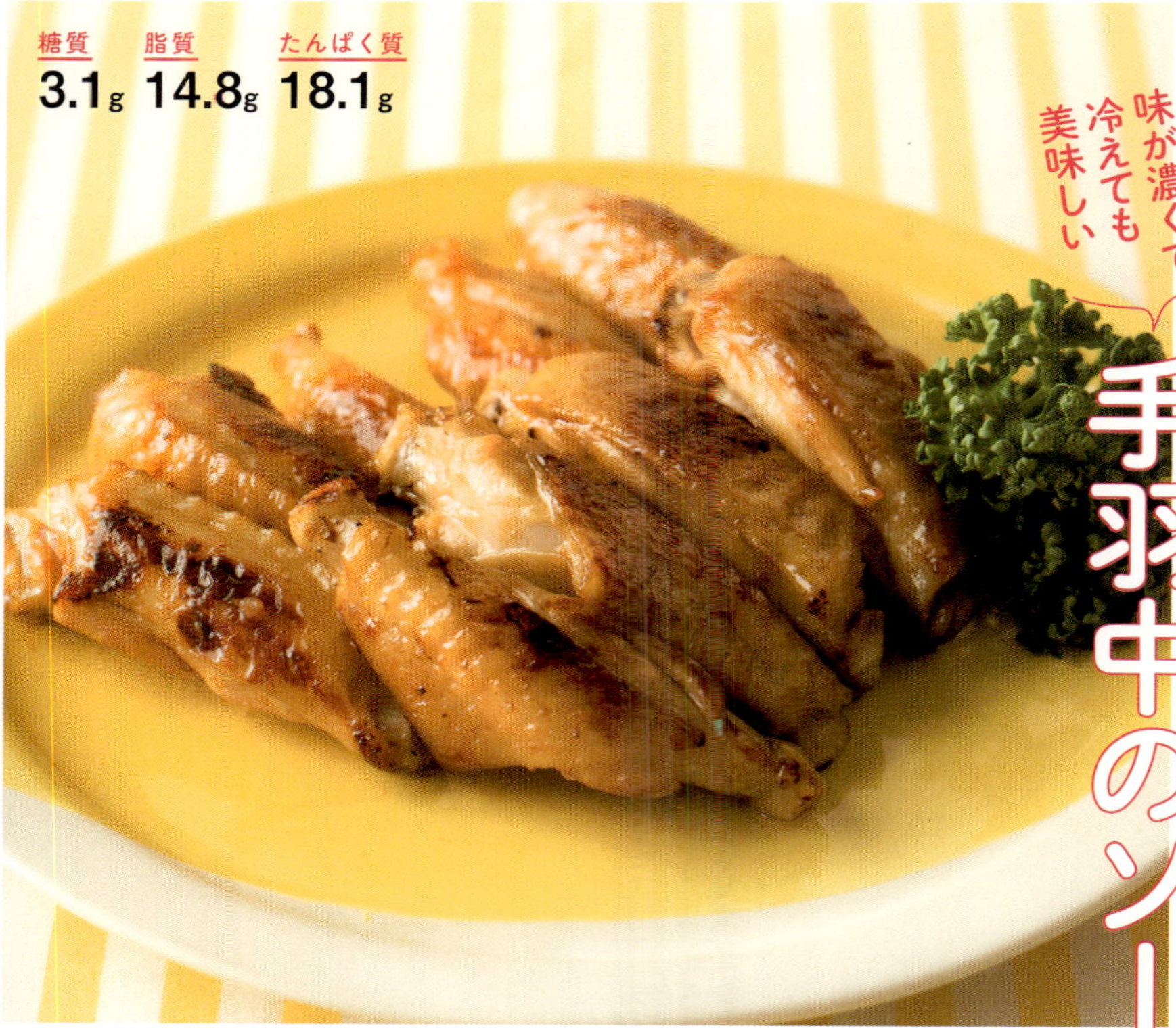

材料（2人分）

手羽中…10本（約200g）
塩、こしょう…適量
ウスターソース…大さじ1
みりん…大さじ$\frac{1}{2}$
白ごま…小さじ$\frac{1}{2}$

作り方

1 フライパンに牛脂（材料外）を熱し、塩、こしょうをした手羽中を焼く。表面に焦げ目がついたら、日本酒を入れてフタをして火を通す。
2 火が通ったら、ウスターソースとみりんを加えて絡める。
3 最後に白ごまを振る。

ここが
ヤセPOINT！

手羽中は食べるのに時間がかかるので、食事の時間をしっかりとることができる。野菜は冷凍ブロッコリーを入れれば十分。

糖質 5.9g　脂質 3.2g　たんぱく質 12.9g

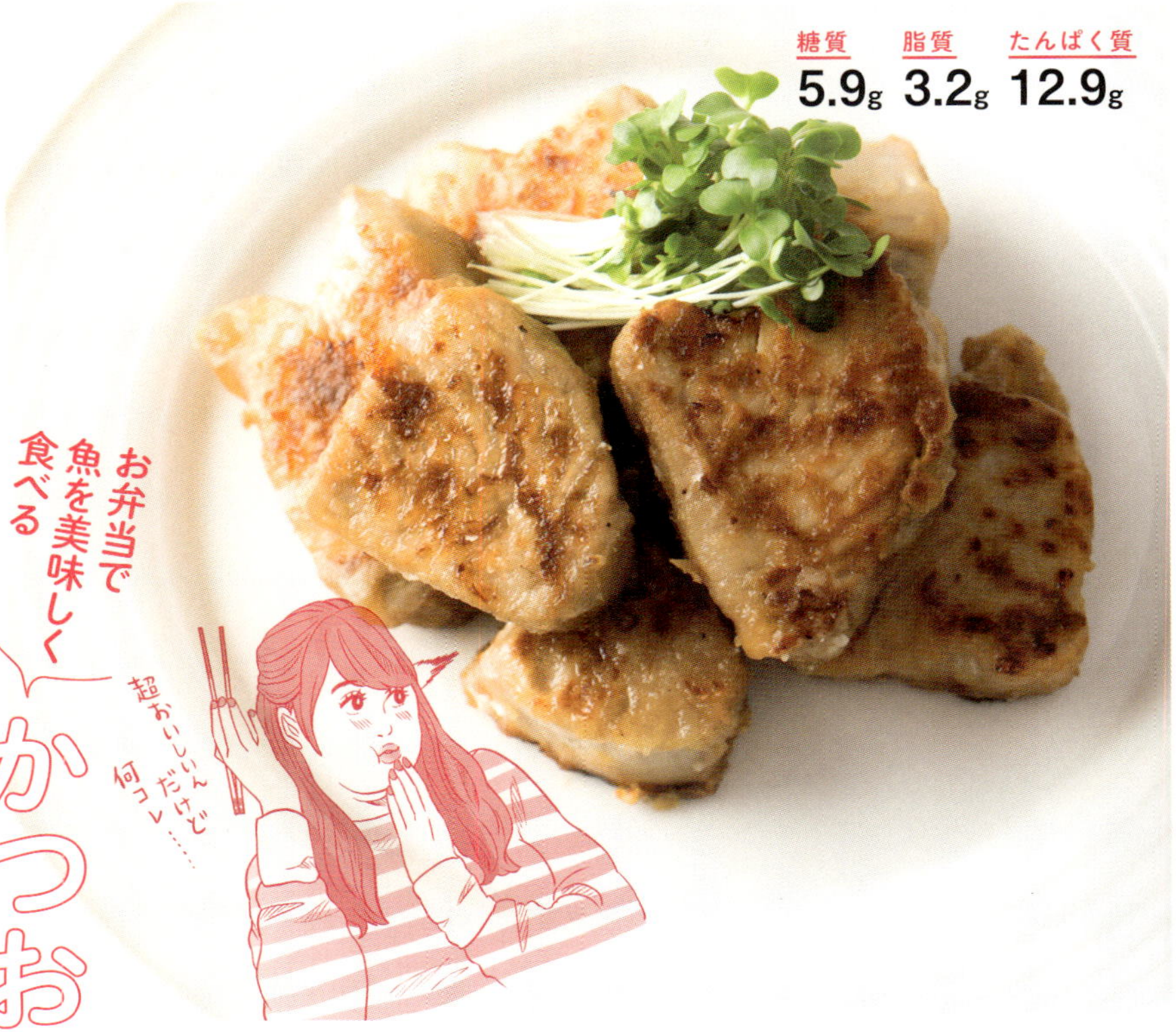

お弁当で魚を美味しく食べる

かつおの竜田焼き

材料（2人分）

かつお（刺身）…6切れ（100g）
しょうが…½かけ
しょうゆ…大さじ1
みりん…大さじ1
片栗粉…適量

作り方

1 しょうがをすりおろし、しょうゆ、みりんと混ぜる。
2 かつおを1に10分以上漬ける。
3 片栗粉を薄くまぶして、牛脂（材料外）をひいたフライパンで両面こんがり焼く。

ここが ヤセPOINT！
かつおは高たんぱく・低脂質でビタミンB群が豊富。血合いは鉄分がたっぷり。

糖質 1.3g　脂質 15.2g　たんぱく質 17.2g

鶏もも肉のにんにくしょうゆ

にんにくがアクセントに

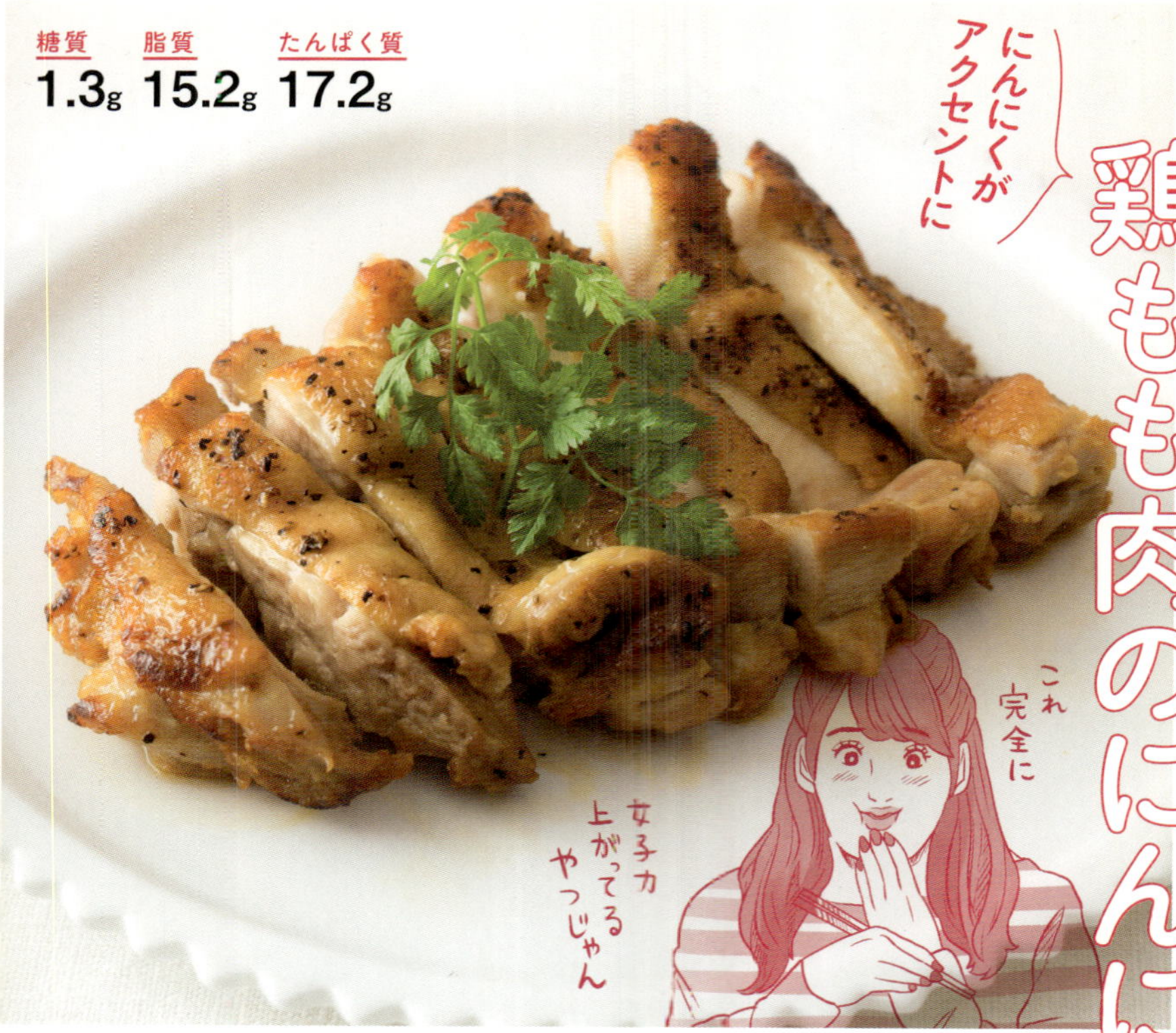

材料（2人分）

鶏もも肉…1枚
塩、こしょう…少々
日本酒…大さじ1
A　にんにく…1かけ
　　しょうゆ…大さじ1
　　酢…小さじ1
粗びきこしょう…少々

作り方

1 にんにくはすりおろし、Aは混ぜておく。
2 鶏もも肉に塩こしょうを振り、牛脂（材料外）をひいたフライパンで、強火で皮を下にして焼く。
3 しっかり焦げ目がついたら裏返し、弱〜中火にして日本酒を加え、フタをして火を通す。
4 鶏肉に火が通ったら、Aを加えて肉に絡める。粗びきこしょうをかける。
5 取り出して、食べやすい大きさに切る。

豚ロースの玉ねぎソース

ソースはたっぷりと絡めておいて

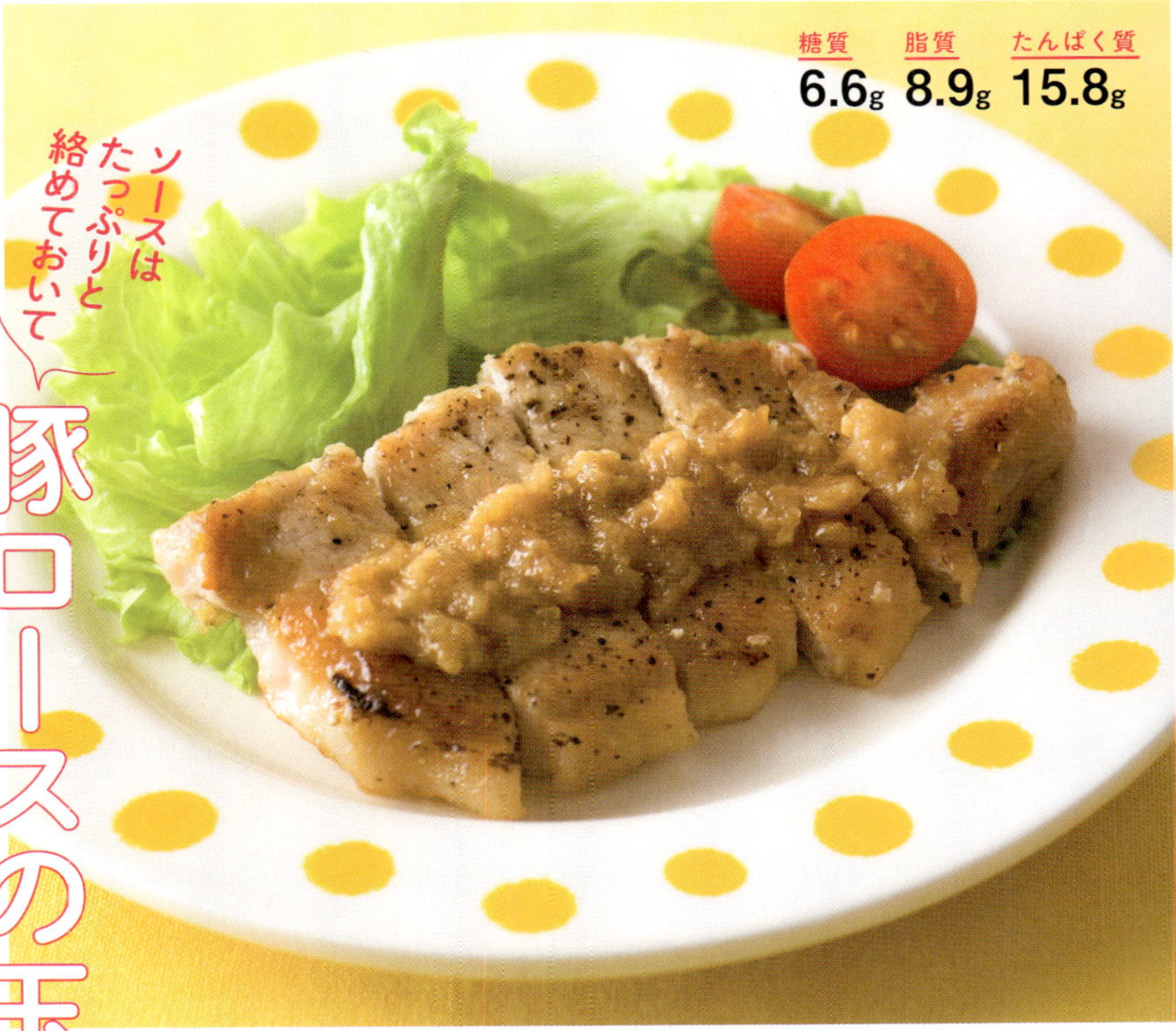

糖質 6.6g　脂質 8.9g　たんぱく質 15.8g

材料（2人分）

豚ロース（とんかつ用）…2枚
塩、こしょう…少々
片栗粉…適量

A
- みそ…小さじ1
- しょうゆ…小さじ1
- みりん…小さじ2
- 玉ねぎ…$\frac{1}{4}$個
- しょうが…$\frac{1}{2}$かけ

作り方

1. 玉ねぎとしょうがをすりおろし、**A**を混ぜておく。
2. 豚ロース肉は、筋を切り、包丁で縦・横・斜めに浅く切り目を入れる。塩、こしょうを振り、片栗粉を薄くまぶす。
3. フライパンに牛脂（材料外）をひき、豚肉を焼く。片面が焼けたら裏返し、フタをして中火で2〜3分焼く。取り出して、食べやすい大きさに切る。
4. **A**をフライパンで熱し、煮立ったら火を止めて、豚肉に絡める。

なんちゃってジャンクフード

ダイエット中、無性に
ジャンクフードを食べたかったら、
自分で作っちゃいます。
たんぱく質が
プラスできるディップソースを
つけるとなお◎です。

ディップ・ナチョスに

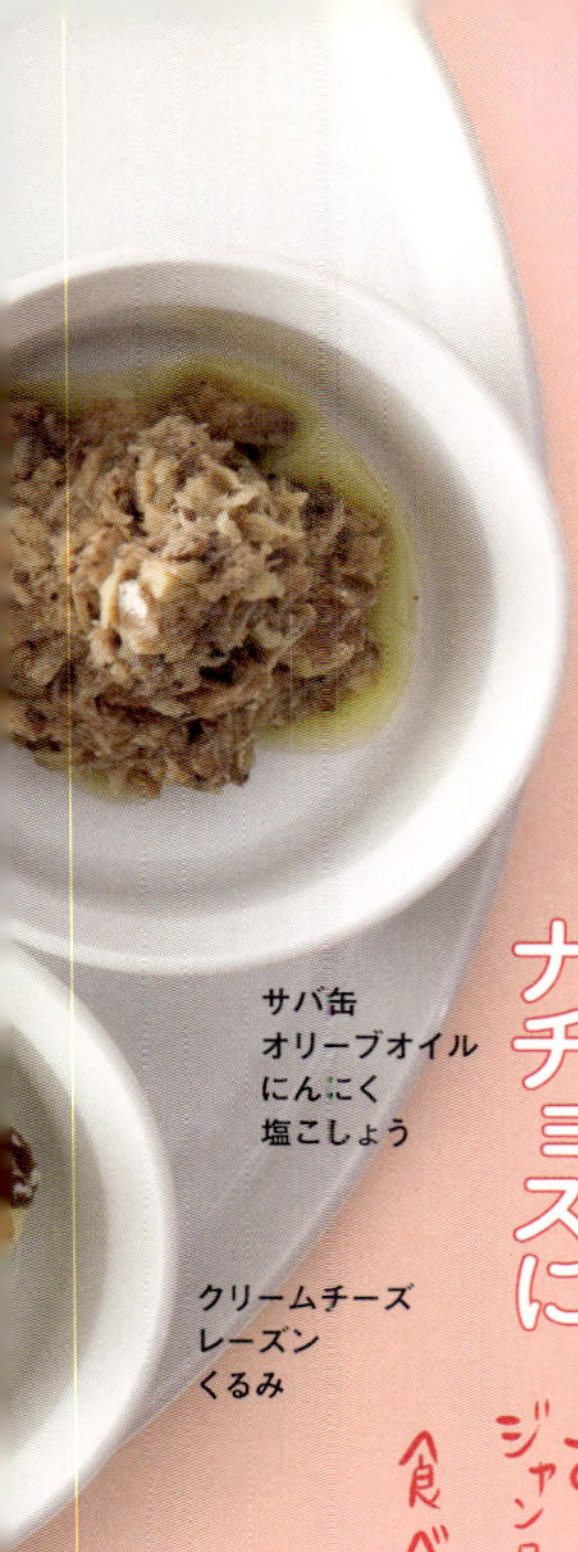
サバ缶
オリーブオイル
にんにく
塩こしょう
クリームチーズ
レーズン
くるみ

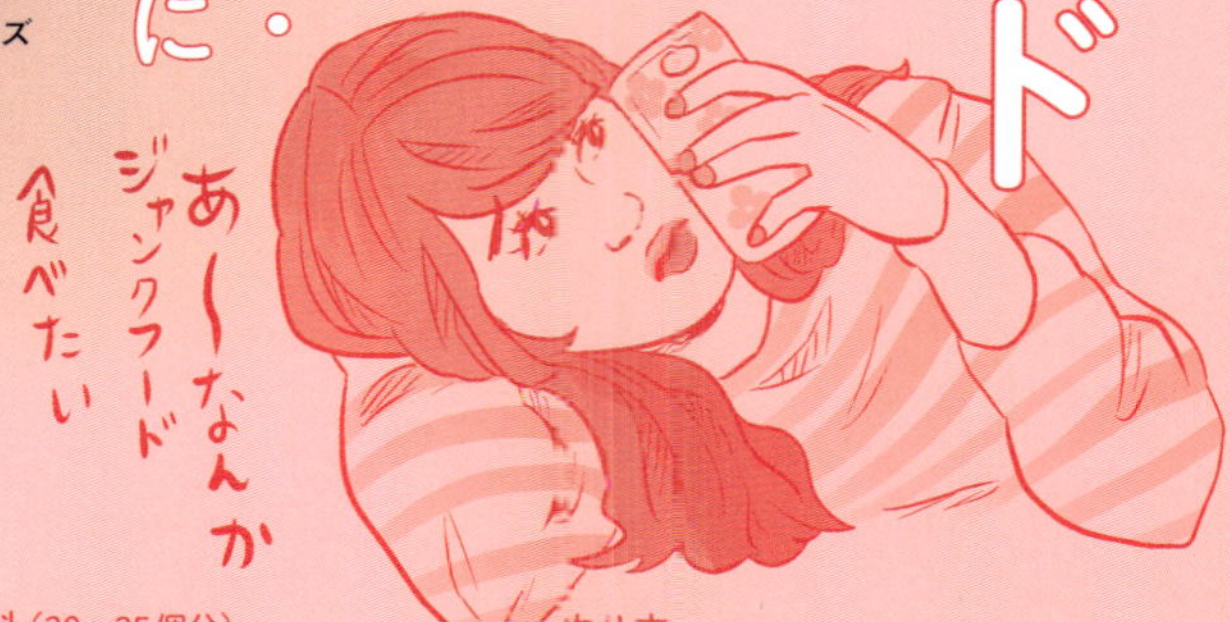
あ〜なんか
ジャンクフード
食べたい

揚げないチキンナゲット

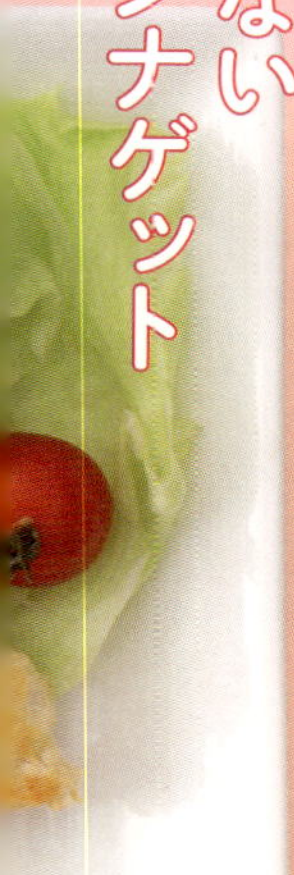

材料（20〜25個分）

鶏もも肉…1枚
（または鶏胸肉1枚＋ごま油小さじ1）
絹豆腐…100g
にんにくすりおろし…小さじ1/4
卵…1/2個
おからパウダー…大さじ3
塩…小さじ1/4
牛脂…適宜

作り方

1. 鶏肉はフードプロセッサーにかけて挽くか、ひき肉を使う。
2. 牛脂以外のすべての材料を混ぜる。
3. フライパンに牛脂をひいて、片面焼き色がついたら裏返し、フタをして火を通す。

※ちりめんじゃこ、かつおぶし、ごま、チーズ、ニラ、オートミールなどを加えたり、ケチャップなどをつけたりしてもよい。

オーブンチップス

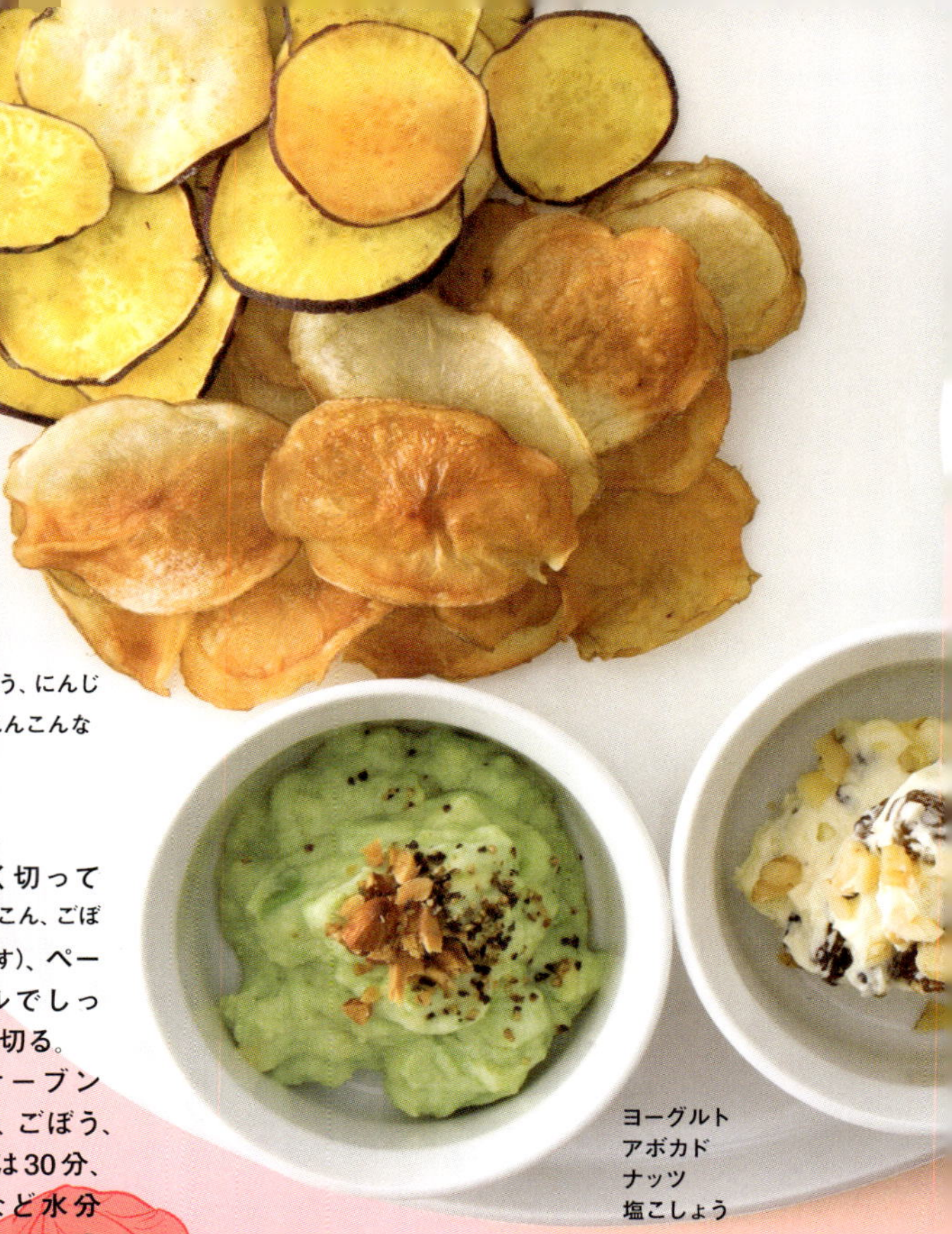

ヨーグルト
アボカド
ナッツ
塩こしょう

材料（2個分）

お好みの野菜
（じゃがいも、ごぼう、にんじん、さつまいも、れんこんなど）

作り方

1 野菜を薄く切って（いも類、れんこん、ごぼうは水にさらす）、ペーパータオルでしっかり水気を切る。
2 160度のオーブンで、いも類、ごぼう、れんこんは30分、にんじんなど水分が多い野菜は40分ほど加熱する。

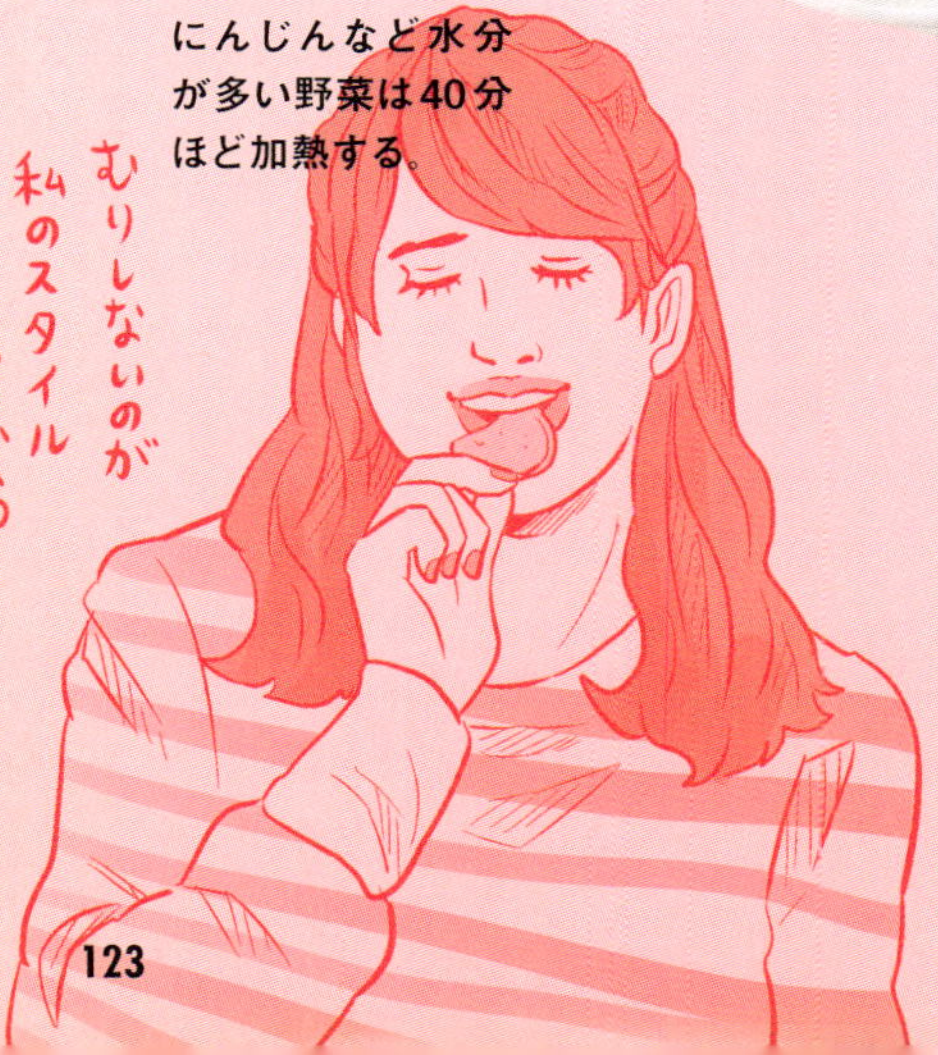

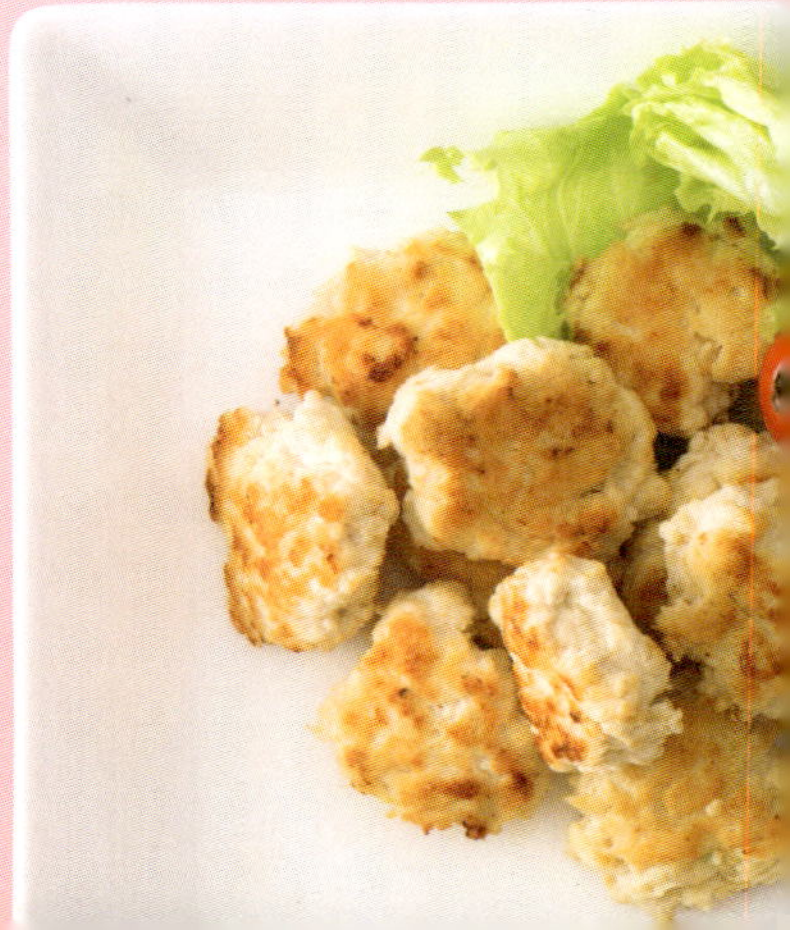

〝鍋の素〟に頼らずヘルシーにもてなしたい！

Q

女子会会場は決まって自宅。ポン酢だけでは飽きるから、頼りはもっぱら〝鍋の素〟。美味しくてバリエのきく鍋を手作りできる？

A

〝鍋の素〟の原材料を見たことありますか？果糖ぶどう糖液糖という記載が最初の方にあるはず。つまりそれらが入った〝糖質鍋〟に具をつけて食べているんです。

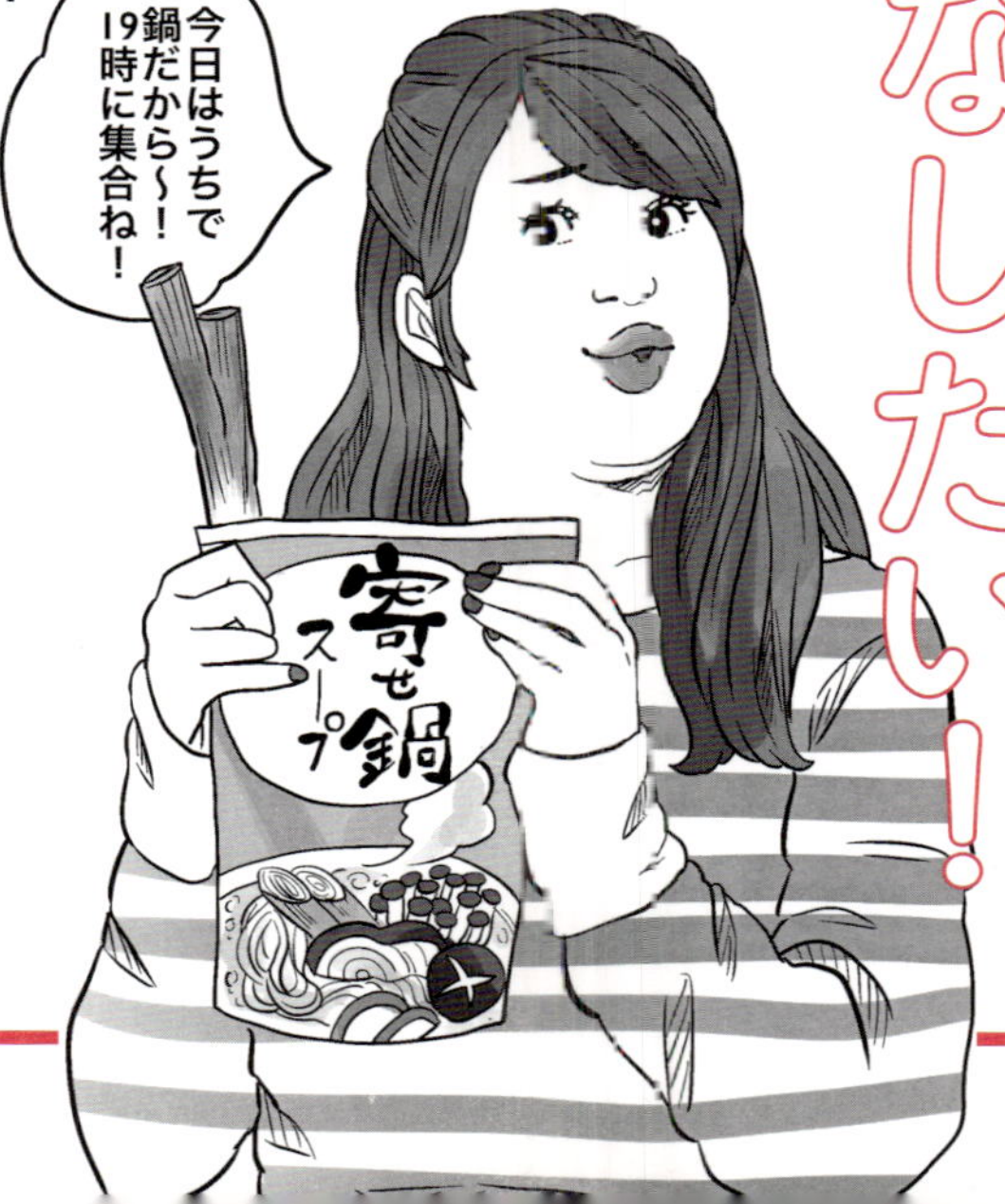
今日はうちで鍋だから〜！19時に集合ね！
寄せ鍋
スープ

あの〝鍋の素〟の味を糖質オフで再現できる！

鍋料理は、ダイエットに最適なメニュー。油控えめ、たんぱく質、ビタミン、マグネシウム、食物繊維などをバランスよく摂れるし、作り方も簡単です。

ただし、さらなる手軽さを求め〝鍋の素〟を安易に使うのはＮＧ。

低コストに味を整え、保存しやすくするため、果糖を始めとする、人工的な物質がたくさん入っています。その味に慣れると、味覚が狂い、太りやすい食事を求めるようになるのです。

手作りでもいろいろな味が楽しめるので、ぜひ挑戦を。

さっぱりオシャレで自慢したい鍋

おろしたっぷりみぞレモン鍋

糖質 **5.5g**　脂質 **11.5g**　たんぱく質 **15.9g**

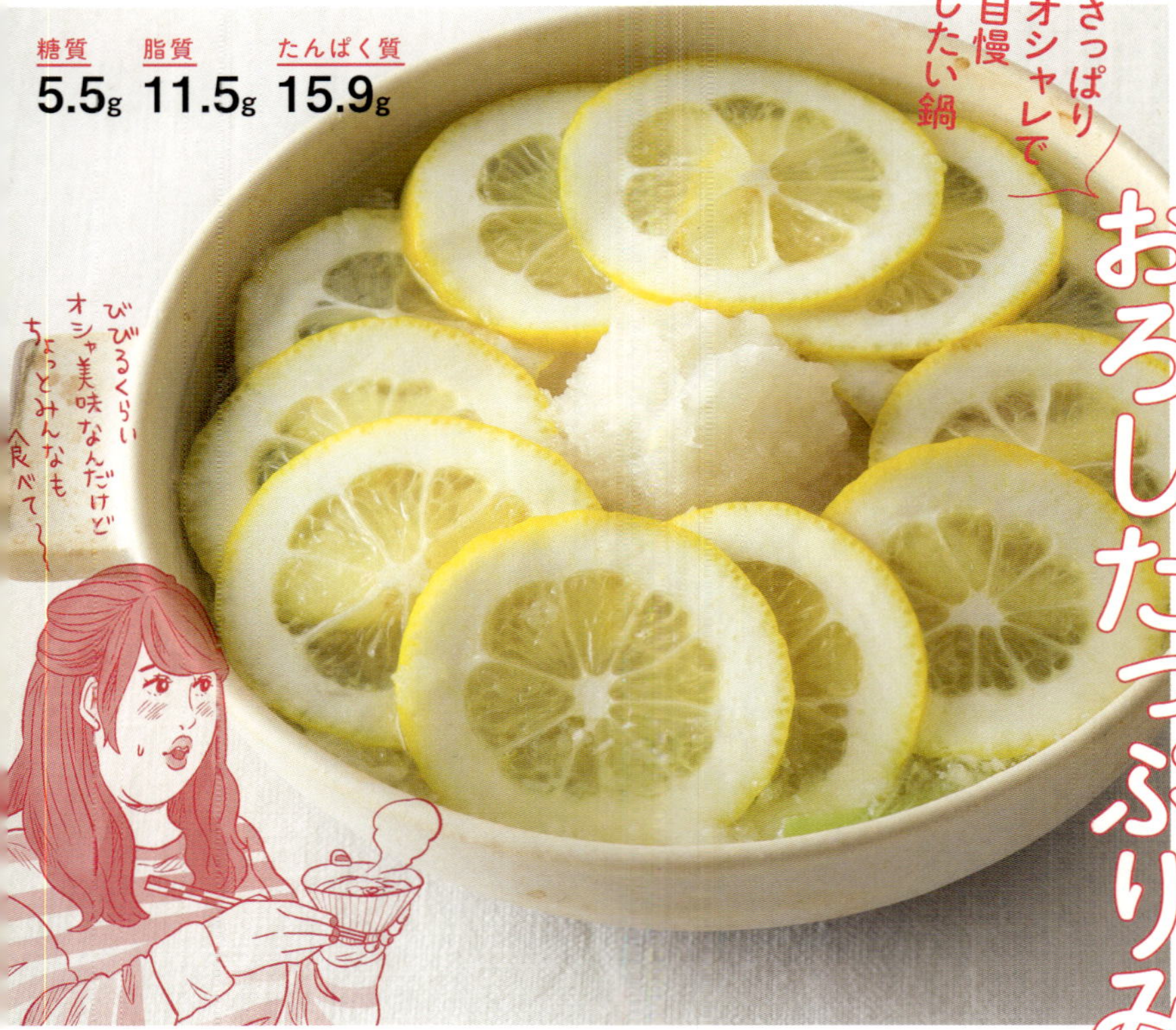
びびるくらい
オシャ美味なんだけど
ちょっとみんなも食べて〜

材料（2人分）

大根…1/4本
大根の葉または小松菜…50g
豚肉（しゃぶしゃぶ用）…150g
だし
- 水…200cc
- 日本酒…200cc
- 昆布…5×5cm
- レモン…1/2個

つけダレ（手作りポン酢）
- しょうゆ…大さじ2
- 酢またはレモン汁…大さじ1.5
- はちみつ…小さじ1

作り方

1 大根をすりおろす（フードプロセッサー可）。大根の葉または小松菜は3cm程の長さに切る。レモンは輪切りにする。

2 水と日本酒を鍋に合わせ、はさみで4等分にカットした昆布を浸し、弱〜中火で火をかける。

※昆布を小さく切ることで、ダシがしっかり出るだけでなく、具材となる。

3 沸騰したら、大根の葉または小松菜を入れ、再度、沸騰するかしないかくらいの温度で、豚肉を広げて鍋に入れ、熱を通す。

4 塩（小さじ1/4ほど、味をみて）を加えてひとまぜし、大根おろしを汁ごと加え、レモンをかざる。

5 つけダレをつけていただく。

糖質 7.5g　脂質 12.5g　たんぱく質 20.9g

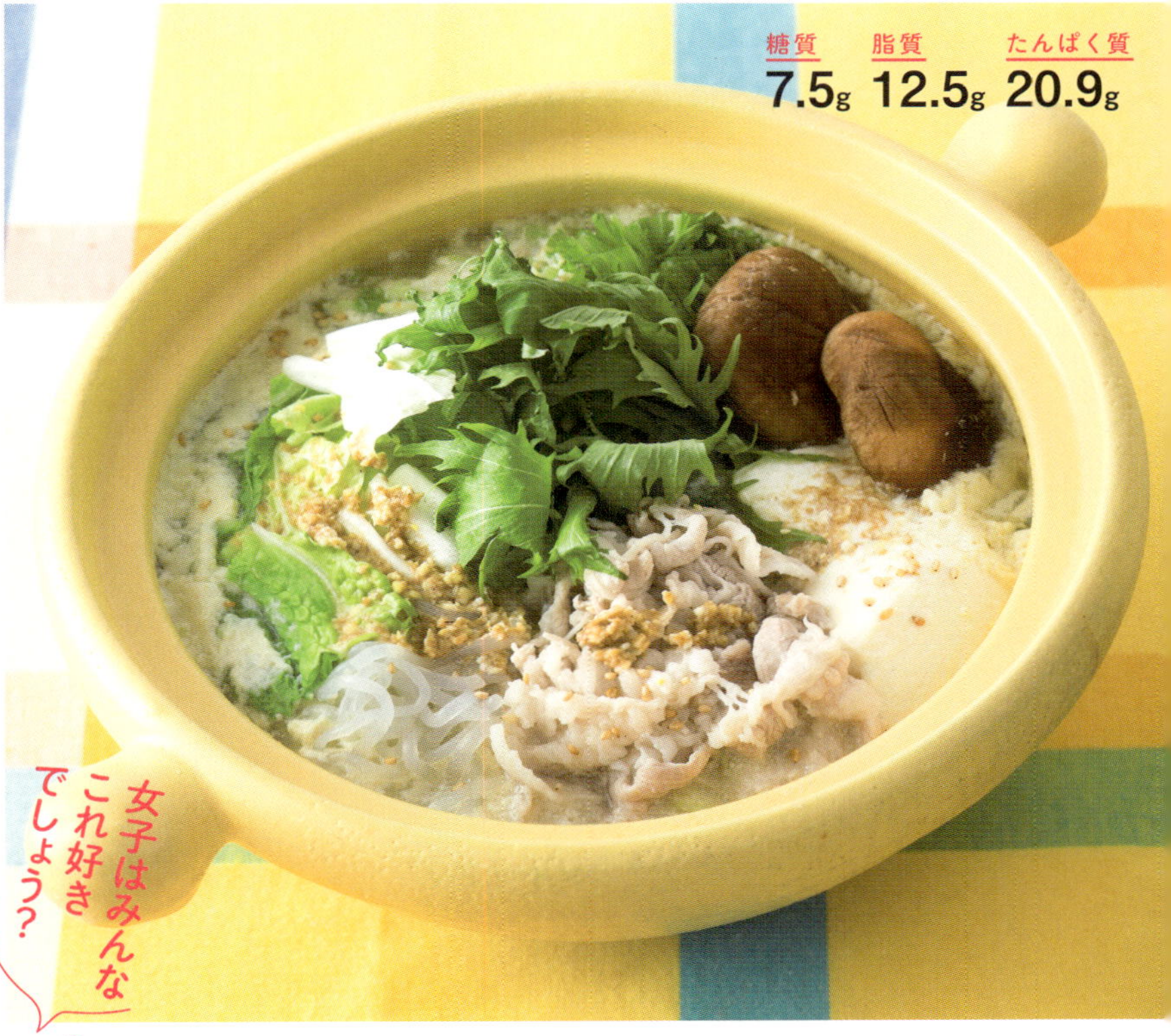

女子はみんな
これ好き
でしょう?

ごま豆乳鍋

材料（2人分）

- 豚こま肉…150g
- 片栗粉…小さじ1
- 日本酒…小さじ1
- 白菜…$\frac{1}{16}$個
- しらたき…50g
- しいたけ…2個
- 水菜…$\frac{1}{2}$束
- 絹豆腐…50g
- だし
  - 水…200cc
  - 昆布…5×15cm
- A
  - 豆乳…100cc
  - みそ…大さじ1.5
  - 白練りごま・白すりごま…大さじ$\frac{1}{2}$
  - かつおぶし粉…1g
  - しょうが…$\frac{1}{2}$かけ

作り方

1. 豚肉は、片栗粉と日本酒とひとつまみの塩（材料外）を揉み込んでおく。白菜はざく切りに、しらたきは食べやすい大きさに、しいたけは石づきをとって切り込みを入れ、水菜は3～4cm幅に切り、豆腐は1.5cm幅に切る。昆布は約2cm角にはさみで切る。しょうがはすりおろし、Aは混ぜておく。
2. 鍋に水と昆布（昆布は事前に浸しておいてもよい）白菜、しめじ、豚肉の順に重ねて入れて、フタをして加熱する。豚肉に火が通ったら、しらたき、豆腐、Aを入れる。
3. 沸かし過ぎないように、温まるまで加熱し、最後に水菜を入れ、フタをして1分加熱する。

トマトチーズ鍋

オトナ女子に人気のイタリアン鍋

糖質 12.0g　脂質 3.7g　たんぱく質 28.7g

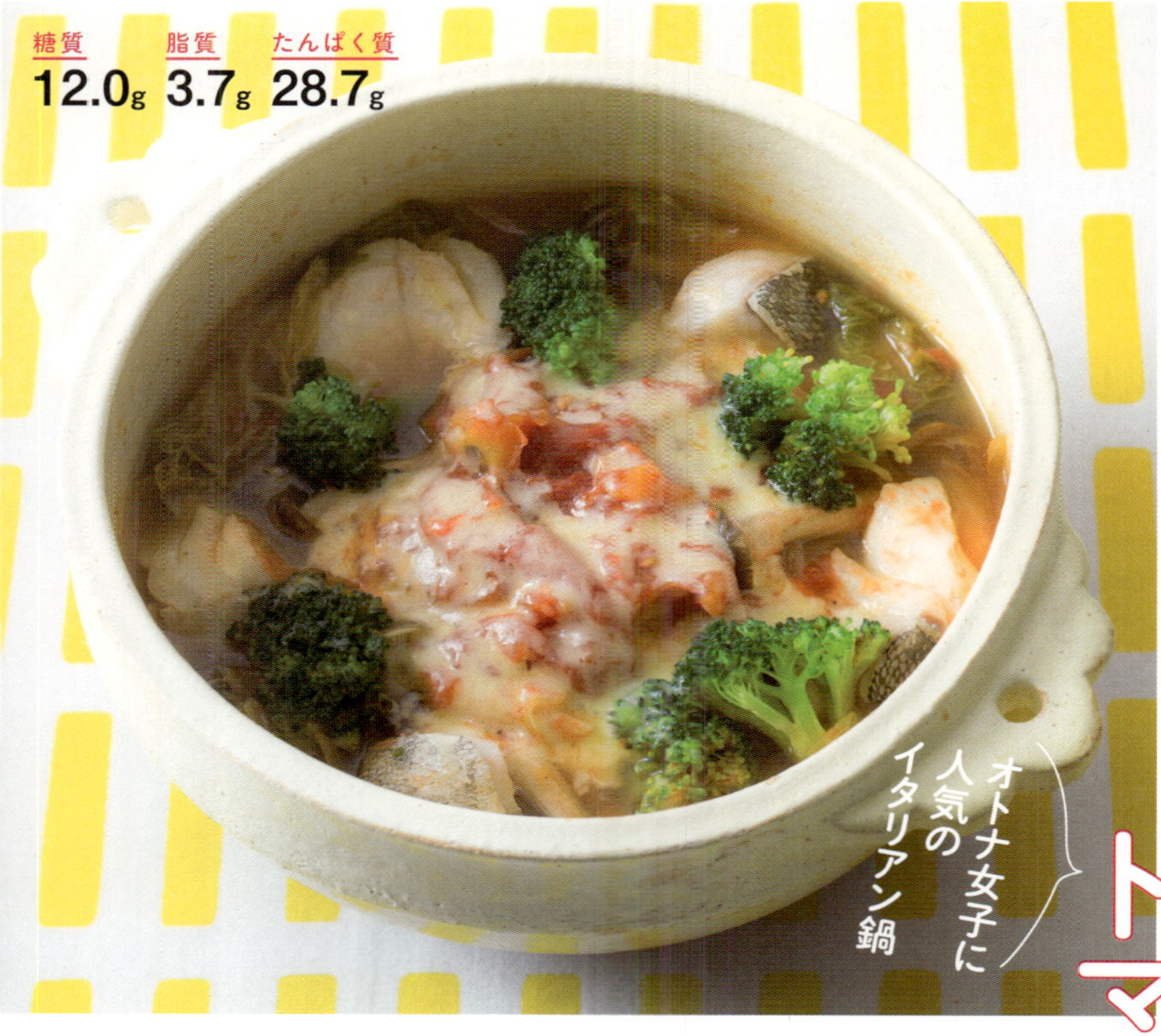

材料（2人分）

タラ（白身魚）…2切れ
いかまたはえび…50g
白菜…1/8個
玉ねぎ…1/4個
しめじ…100g
ブロッコリー…1/8株
シュレットチーズ…適量
トマト缶（ホール）…1缶
にんにく…1かけ
A　水…300cc
　　みりん…小さじ2
　　塩…小さじ1/2
　　こしょう…少々

作り方

1 白菜はざく切り、玉ねぎは薄切り、しめじは石づきとってほぐし、ブロッコリーは食べやすい大きさに切る。にんにくは薄くスライスする。
2 鍋にトマト缶をくずしながら入れる。にんにくとAを入れ、煮立てる。
3 ブロッコリー以外の具材を入れて、沸騰したら弱火にしてフタをし、10分ほど煮込む。
4 ブロッコリーを入れてフタをし、1分ほど加熱し、最後にチーズをちらす。

糖質 17.7g　脂質 17.4g　たんぱく質 23.0g

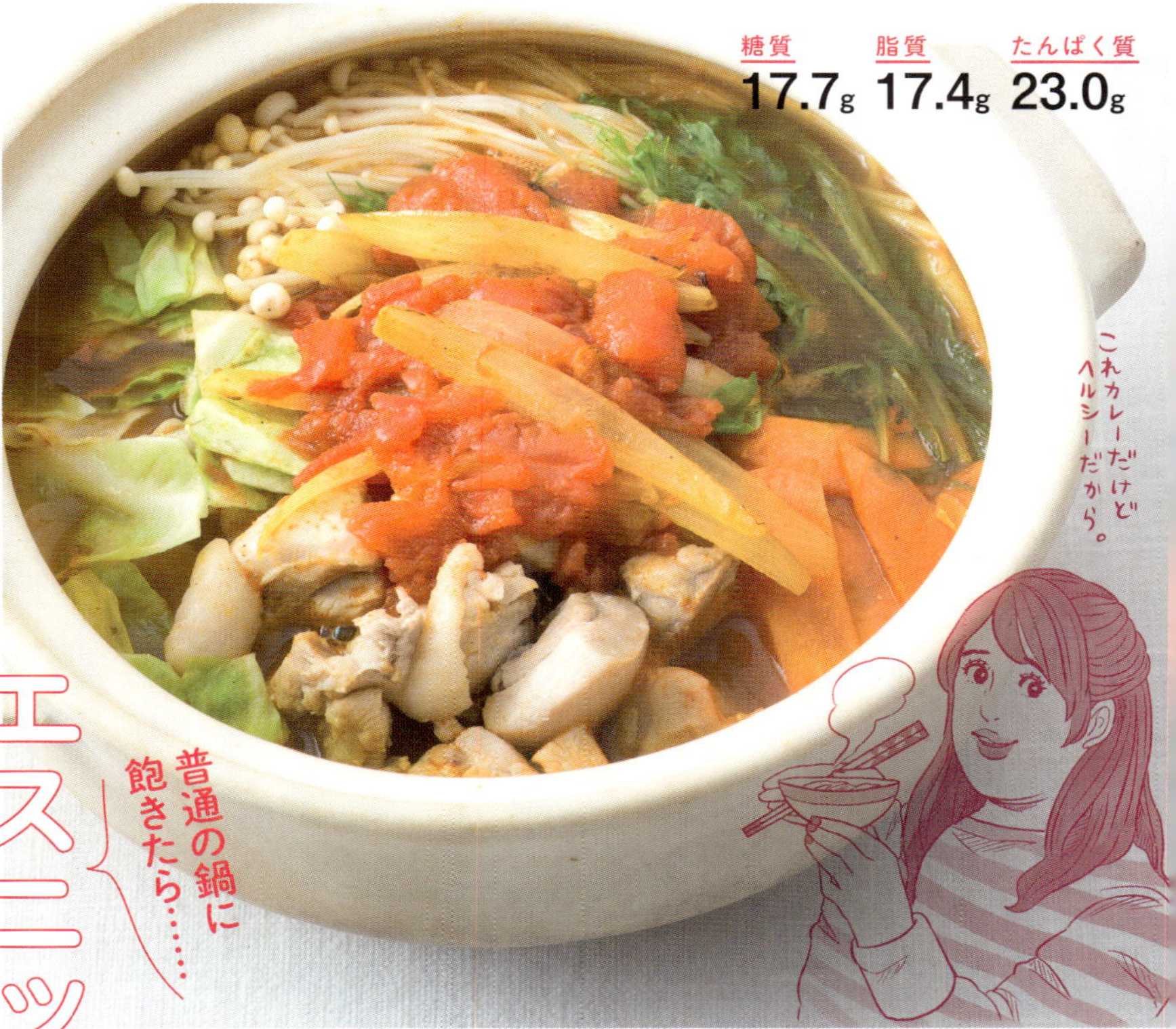

これカレーだけどヘルシーだから。

普通の鍋に飽きたら……

エスニックカレー鍋

材料（2人分）

鶏もも肉…1枚
玉ねぎ…1/4個
にんにく…1かけ
キャベツ…1/8個
にんじん…1/4本
えのき…1/2パック（100g）
トマト缶（ホール）…1缶
水菜…1/2束
日本酒…50cc
カレー粉…大さじ2

A　水…400cc
ナンプラー・しょうゆ・
みりん…各大さじ1

作り方

1 鶏肉は一口大、玉ねぎはくし切り、にんにくはみじん切り、キャベツはざく切り、にんじんは薄い短冊切り、えのきは石づきを落とす。
2 鍋に牛脂（材料外）をひき、玉ねぎとにんにくを炒め、色が変わってきたら、カレー粉を入れて全体になじませる。
3 日本酒、トマト缶をくずしながら入れる。
4 煮詰まってきたら、鶏肉を入れて、絡めるように炒める。キャベツ、にんじん、えのきを加え、Aを入れて煮込む。
5 再沸騰したら火加減を弱め、鶏肉に火が通るまでフタをして加熱する。塩（材料外）で味を調え、水菜をのせ、フタをしてさっと火を通す。

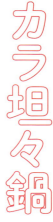

ウマカラ坦々鍋

限られた具材で満足度は◎

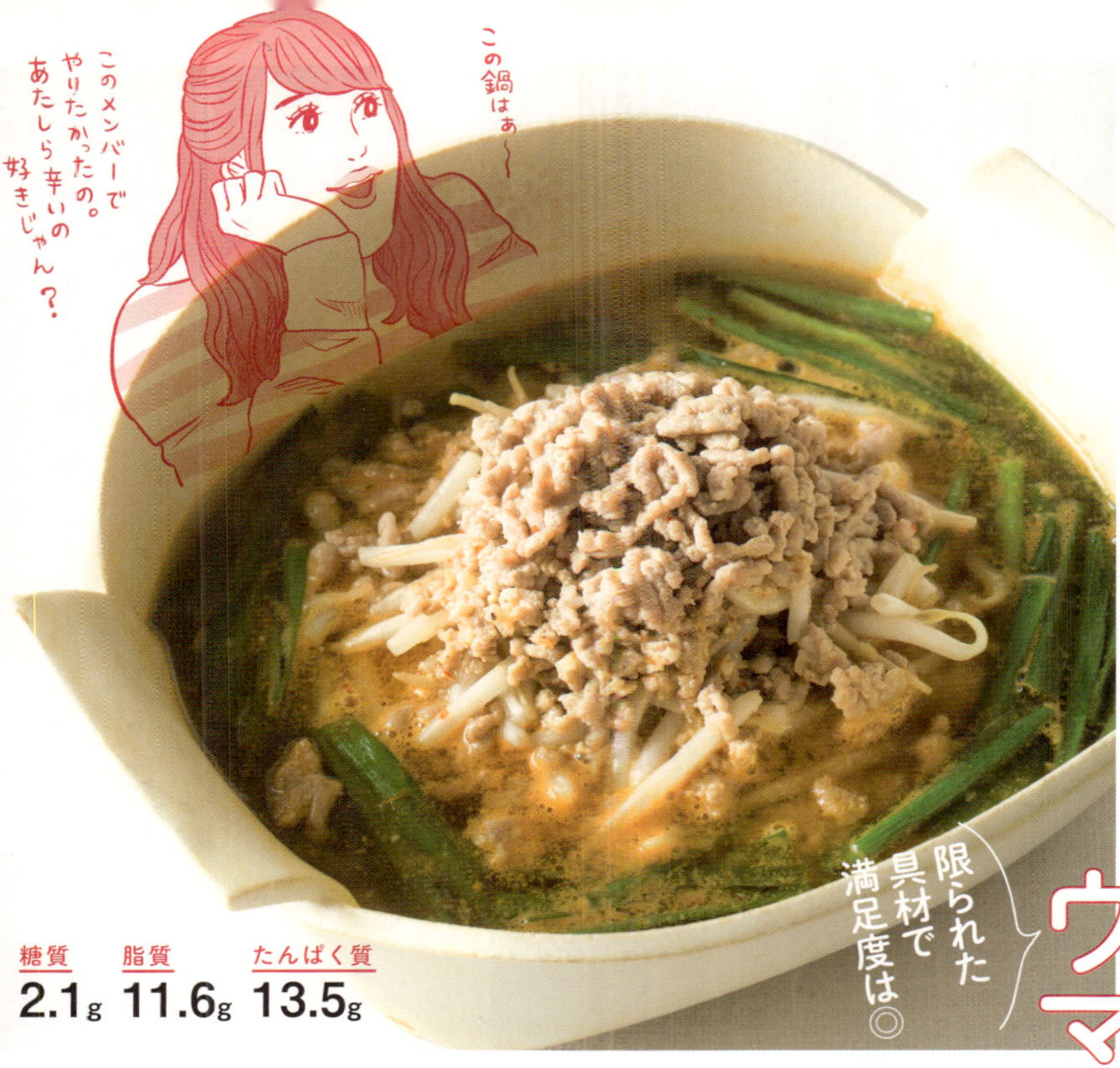
この鍋はぁ〜
このメンバーでやりたかったの。あたしら辛いの好きじゃん？

糖質	脂質	たんぱく質
2.1g	11.6g	13.5g

材料（2人分）

ひき肉（合挽き）…150g
もやし…1袋
ニラ…1/2束
しょうが…1かけ
にんにく…1かけ
Aだし
- 水…300cc
- 日本酒…大さじ1
- 豆板醤…小さじ1
- みそ…大さじ1
- 白練りごま…大さじ1/2
- しょうゆ…大さじ1/2
- 酢…小さじ1

作り方

1 ニラは4〜5cmの長さに切る。しょうがとにんにくはみじん切りにする。
2 鍋を熱し、ひき肉、しょうが、にんにくを炒める。
3 ひき肉に火が通ったら、Aを入れる。
4 もやしとニラを上にのせ、フタをして1〜2分加熱する。

糖質 5.5g　脂質 7.2g　たんぱく質 14.7g

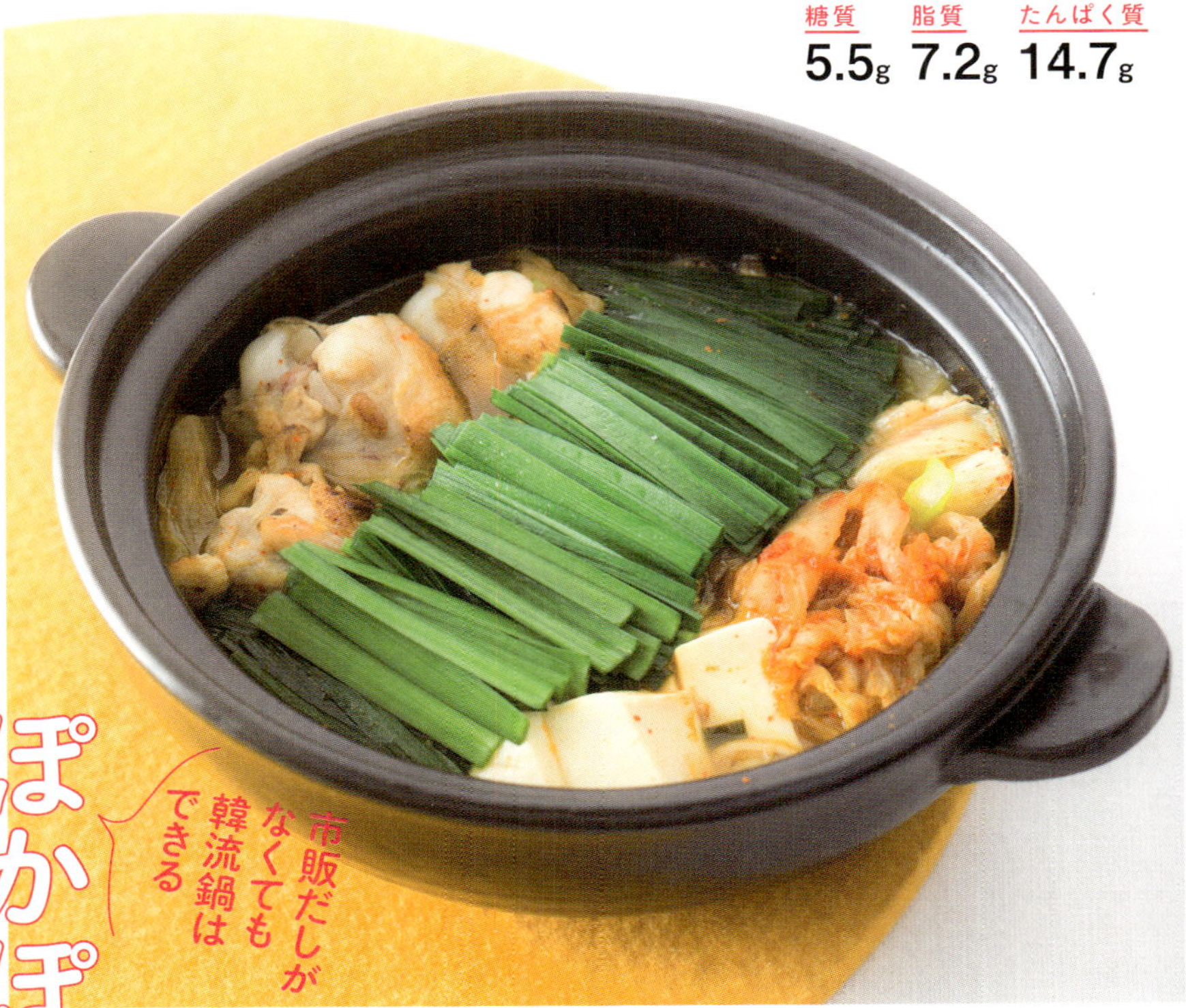

市販だしがなくても韓流鍋はできる

ぽかぽかキムチ鍋

材料（2人分）

鶏手羽元…6本
豆腐…50g
長ネギ…1/2本
ニラ…1/2束
にんにく…1かけ
しょうが…1かけ
キムチ…75g
あさり水煮缶…1缶
水…300cc
ごま油…小さじ1
しょうゆ…適宜

A　みそ…大さじ1
　　白すりごま…大さじ1/2

作り方

1　鍋にごま油をひき、鶏肉の表面に焼き色をつける。みじん切りしたにんにくとしょうがを加えて炒める。

2　香りが出てきたら、水とあさり缶を缶汁ごと加える。沸いてきたら火を弱めてフタをして10分ほど煮込む。

3　豆腐は縦半分に切ってから横1cmに切る。長ネギは1cmの斜め切り、ニラは5cmに切る。

4　2にキムチを半量と豆腐、長ネギを加えてさらに5分煮る。

5　残りのキムチとニラとAを加えてひと煮立ちさせ、しょうゆで調え、仕上げに七味唐辛子（材料外）をお好みで振りかける。

海外セレブ御用達の食生活に変えてみたら

Q

「食べたいものを、食べたいときに、食べたいだけ」の食生活を一転させ、目指すは海外セレブの食生活。グラノーラはダメだと聞いたので、オートミールを取り入れてみたものの、なんだか鳥のエサのようで……。

A

そのまま食べるのが苦手なら、寝る前にふやかしておくオーバーナイトオートミールに甘味を足して、美味しく食べられる工夫を。

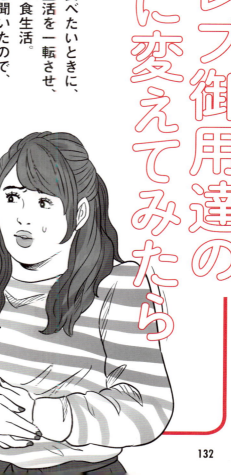

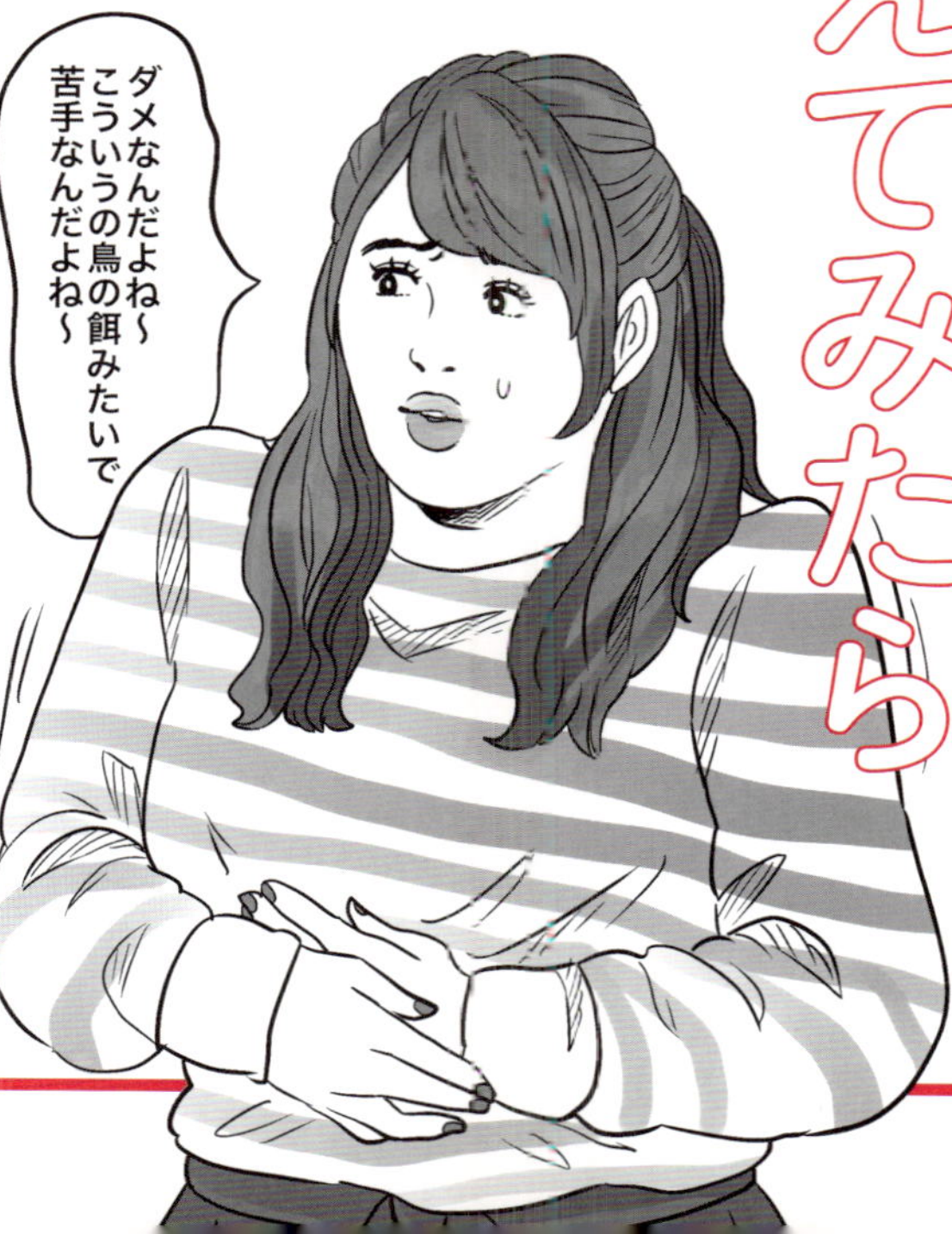
ダメなんだよね～
こういうの鳥の餌みたいで
苦手なんだよね～

冷蔵庫で一夜を過ごした女子好みのオシャレ朝食

水溶性の食物繊維がたっぷり摂れるオートミール。

欧米でダイエット食として人気ですが、思ったより美味しくなく、見た目が鳥のエサのようで苦手、という人もいます。

オススメは、オーバーナイトオートミール。オーバーナイト＝寝る前にふやかしておいて、フルーツや自然の甘味を足して、美味しく食べられるよう工夫を。

さらにプロテインを使って、たんぱく質も摂っちゃいましょう。

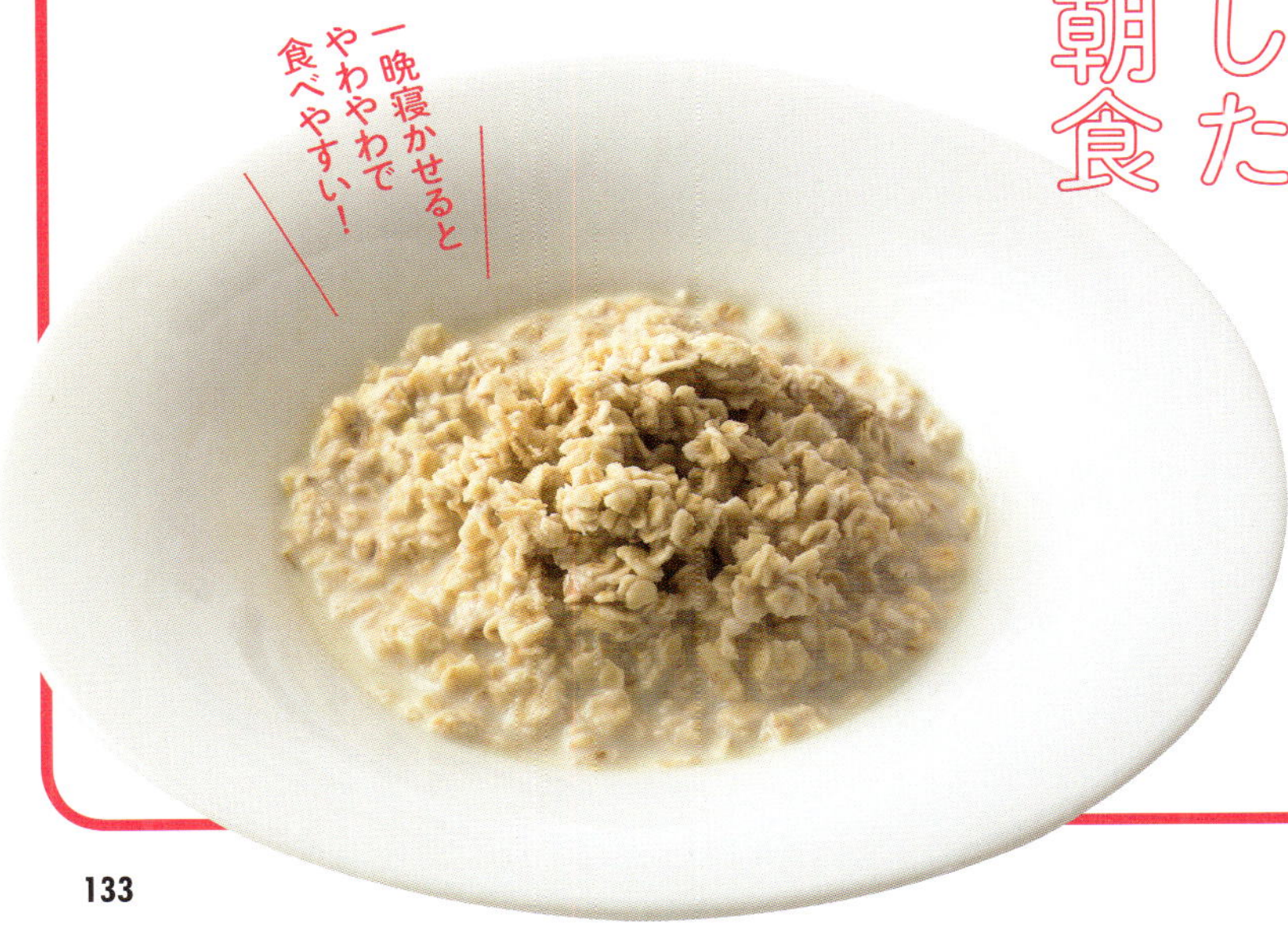

糖質 **36.6g**　脂質 **6.4g**　たんぱく質 **12.6g**

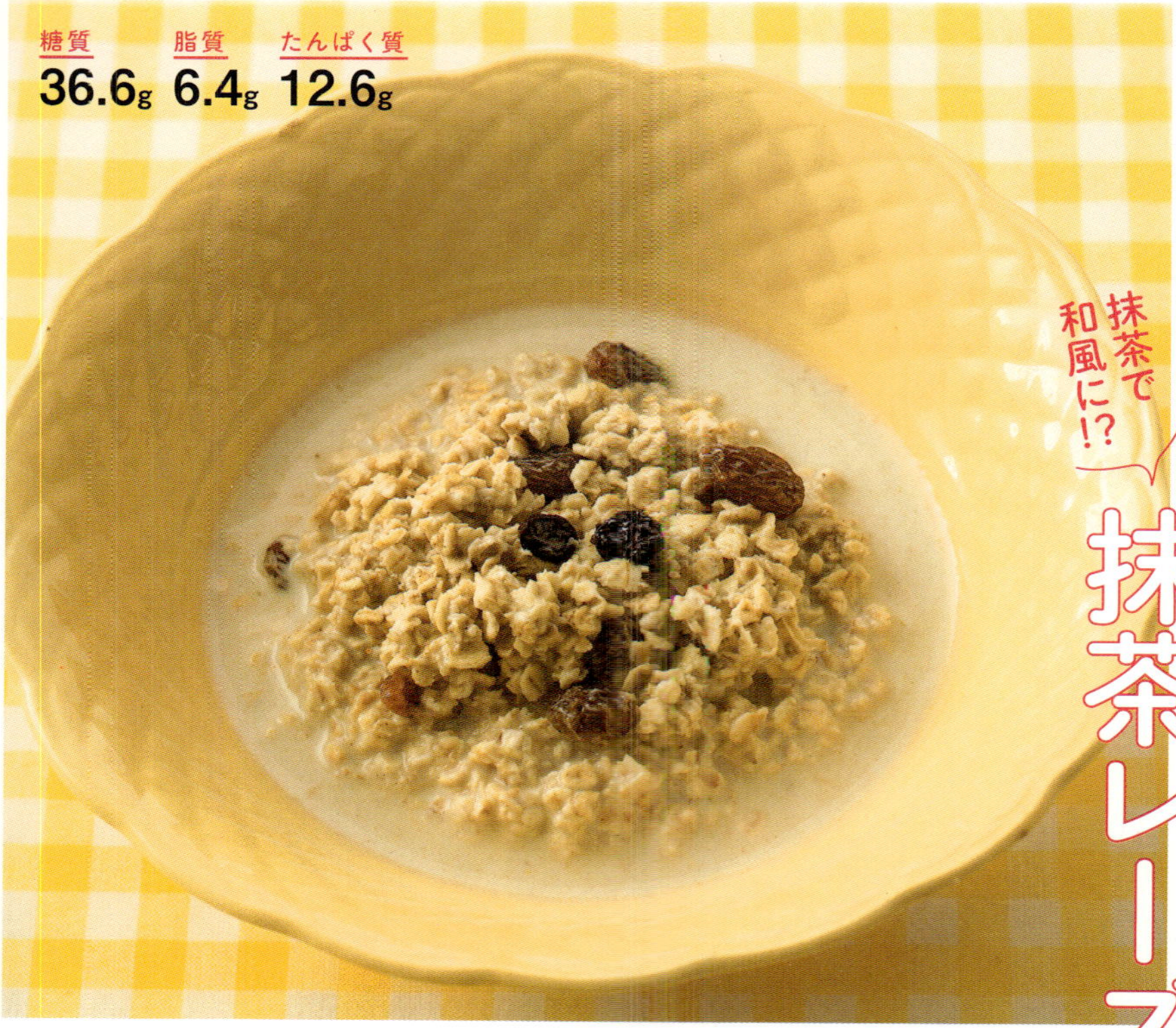

抹茶で和風に!?

抹茶レーズンオートミール

材料（1人分）

オートミール…40g
抹茶プロテイン…小さじ2
牛乳…100cc
レーズン（ドライフルーツ）…10g

作り方

1 抹茶プロテイン、牛乳、オートミールを混ぜて一晩置く。
2 レーズンをのせる。

モリタクのつぶやき

本書では、ウェリナのプロテインを使用。他のプロテインを使う場合は、味をみて調整してください。

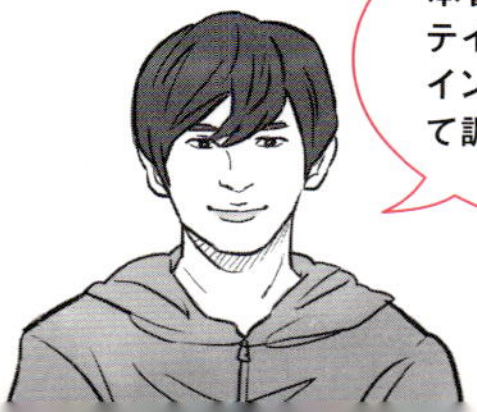

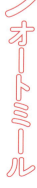

バナナがアクセントになる

豆乳バナナココアオートミール

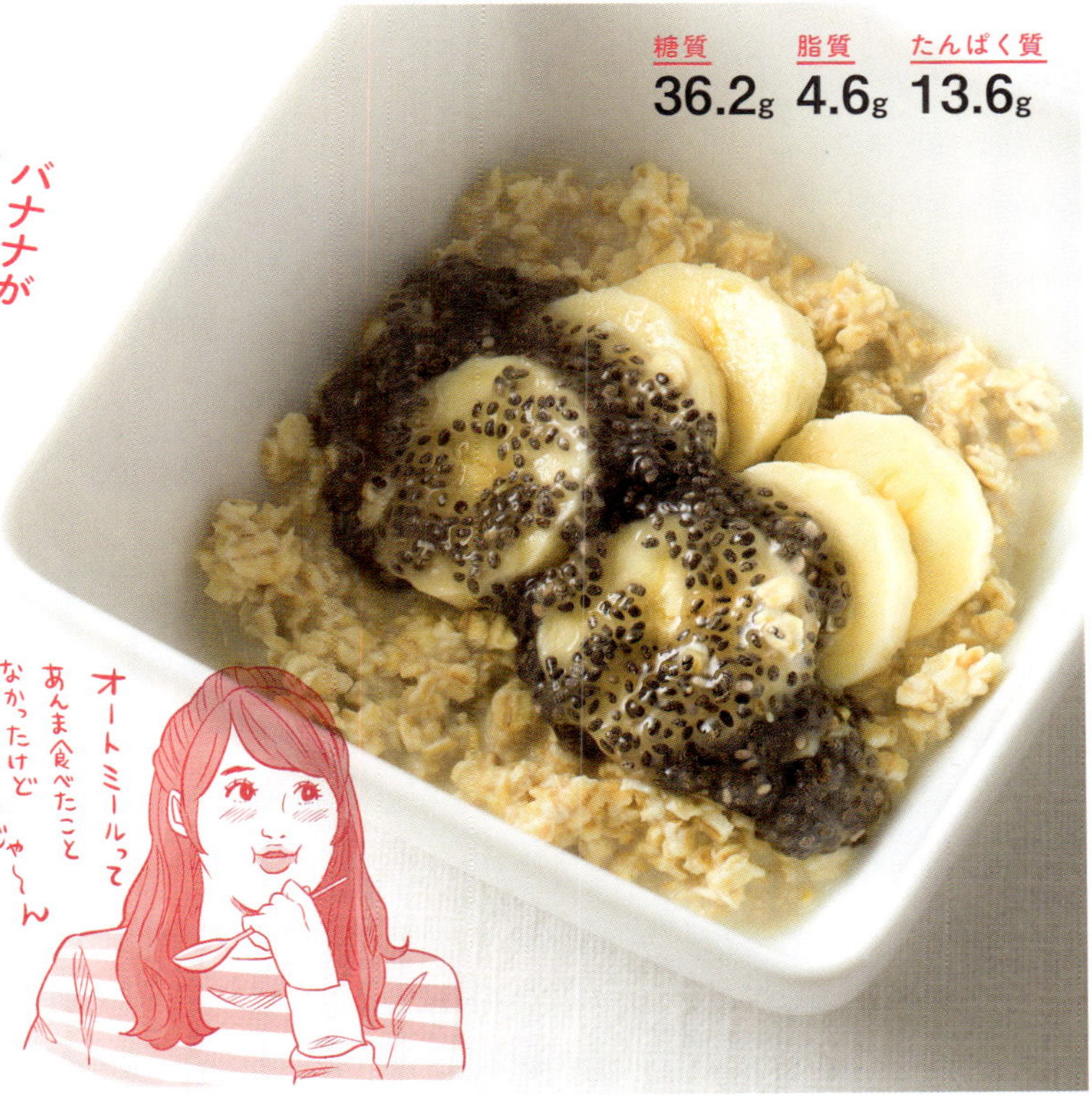
オートミールって
あんま食べたこと
なかったけど
おいしいじゃ〜ん

糖質	脂質	たんぱく質
36.2g	4.6g	13.6g

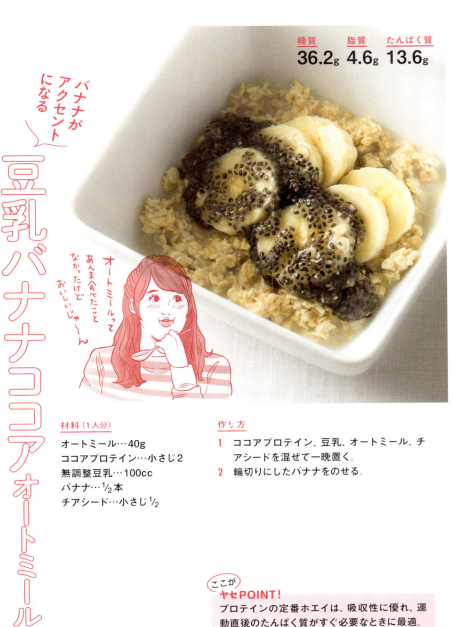

材料（1人分）

オートミール…40g
ココアプロテイン…小さじ2
無調整豆乳…100cc
バナナ…$\frac{1}{2}$本
チアシード…小さじ$\frac{1}{2}$

作り方

1 ココアプロテイン、豆乳、オートミール、チアシードを混ぜて一晩置く。
2 輪切りにしたバナナをのせる。

ここが
ヤセPOINT！
プロテインの定番ホエイは、吸収性に優れ、運動直後のたんぱく質がすぐ必要なときに最適。

きな粉ごまくるみオートミール

糖質 35.5g　**脂質** 14.8g　**たんぱく質** 16.4g

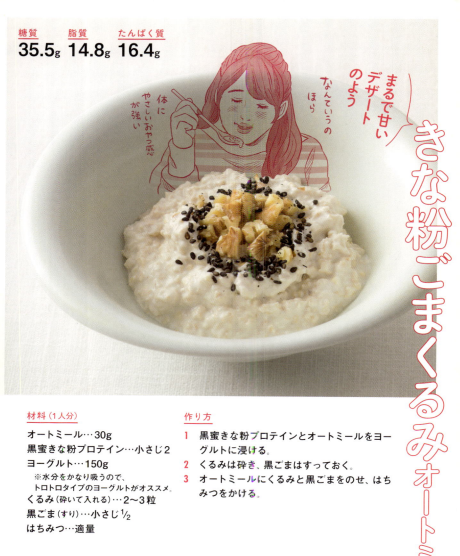

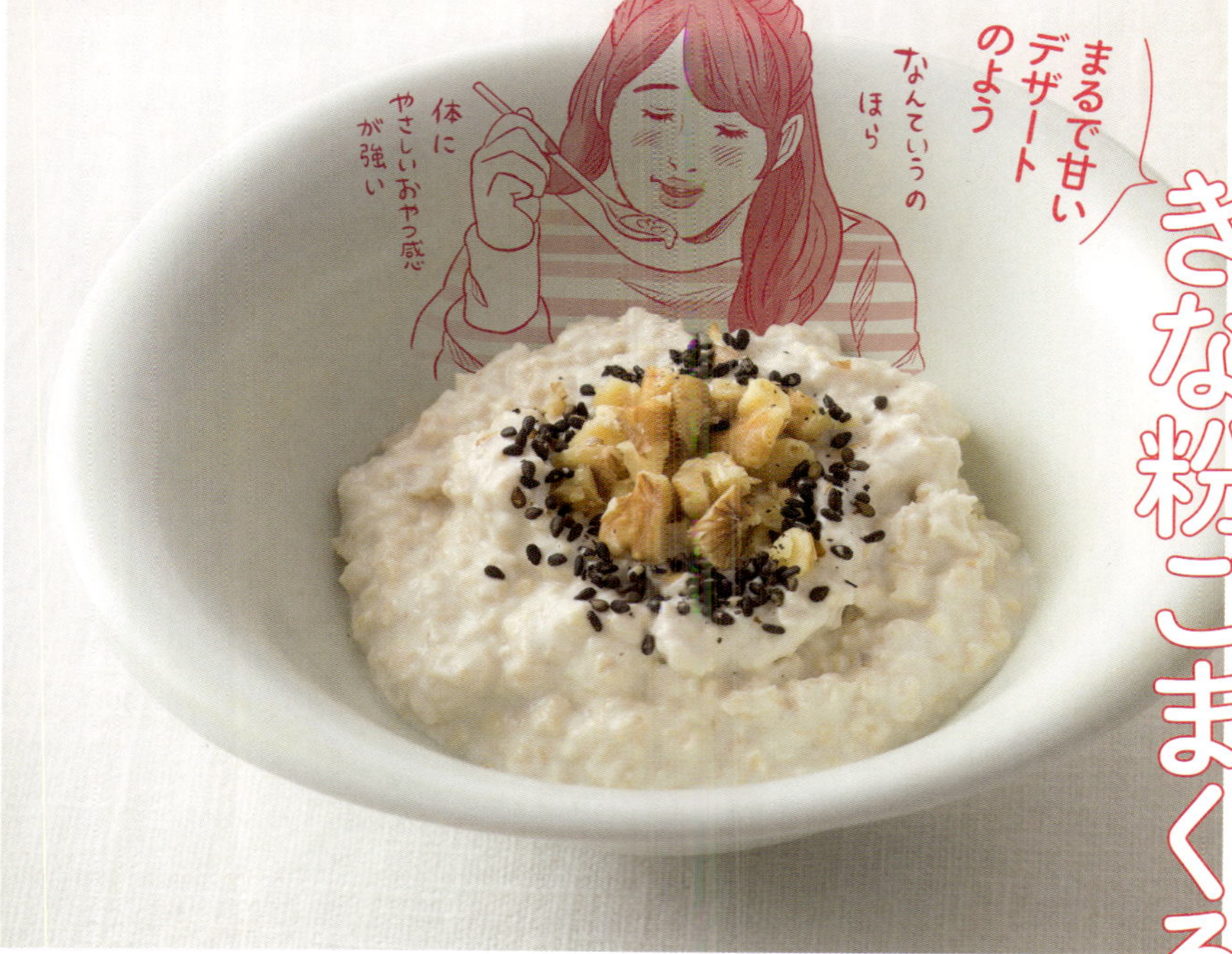

なんていうの
ほら
まるで甘い
デザート
のよう
体に
やさしいおやつ感
が強い

材料（1人分）

オートミール…30g
黒蜜きな粉プロテイン…小さじ2
ヨーグルト…150g
※水分をかなり吸うので、
トロトロタイプのヨーグルトがオススメ。
くるみ（砕いて入れる）…2〜3粒
黒ごま（すり）…小さじ1/2
はちみつ…適量

作り方

1　黒蜜きな粉プロテインとオートミールをヨーグルトに浸ける。
2　くるみは砕き、黒ごまはすっておく。
3　オートミールにくるみと黒ごまをのせ、はちみつをかける。

モーニングにぴったり

アーモンドシナモンオートミール

糖質 29.2g　脂質 10.6g　たんぱく質 12.0g

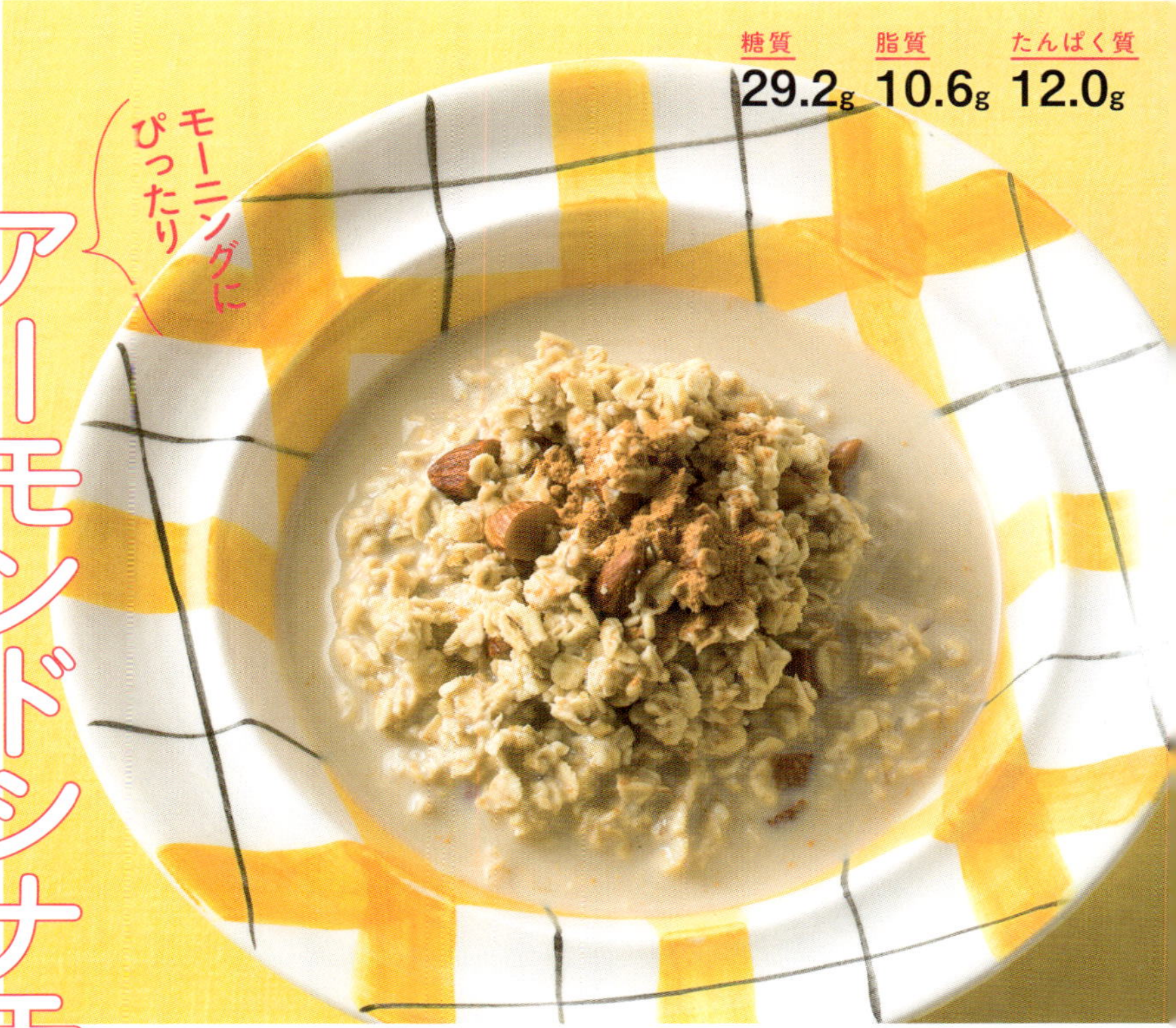

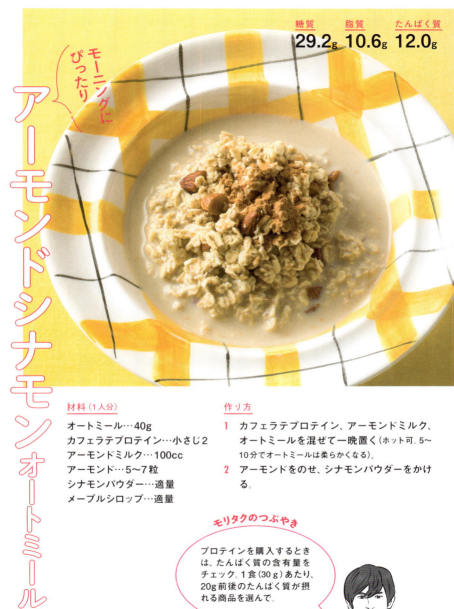

材料（1人分）

オートミール…40g
カフェラテプロテイン…小さじ2
アーモンドミルク…100cc
アーモンド…5〜7粒
シナモンパウダー…適量
メープルシロップ…適量

作り方

1 カフェラテプロテイン、アーモンドミルク、オートミールを混ぜて一晩置く（ホット可。5〜10分でオートミールは柔らかくなる）。
2 アーモンドをのせ、シナモンパウダーをかける。

モリタクのつぶやき

プロテインを購入するときは、たんぱく質の含有量をチェック。1食（30g）あたり、20g前後のたんぱく質が摂れる商品を選んで。

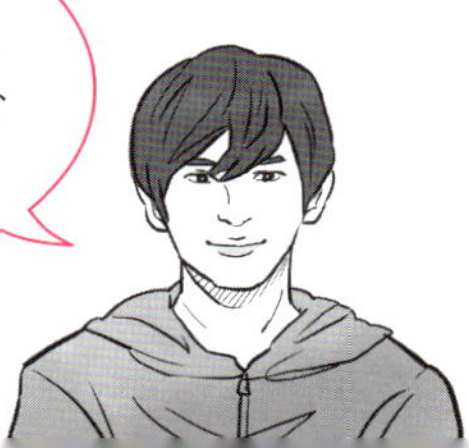

お菓子の甘い誘惑に負け過ぎる

Q

お菓子のない生活はまるで砂漠。ポテチ、クッキー、チョコレートを食べながらヤセたいなんて矛盾しているとわかってるけど、それでも何とかなりませんか……？

A

お菓子をダイエットの味方にする方法はなくはない。栄養補給できるお菓子を手作りして好きなものを食べる。ただし間食でお腹をいっぱいにするのはNG。

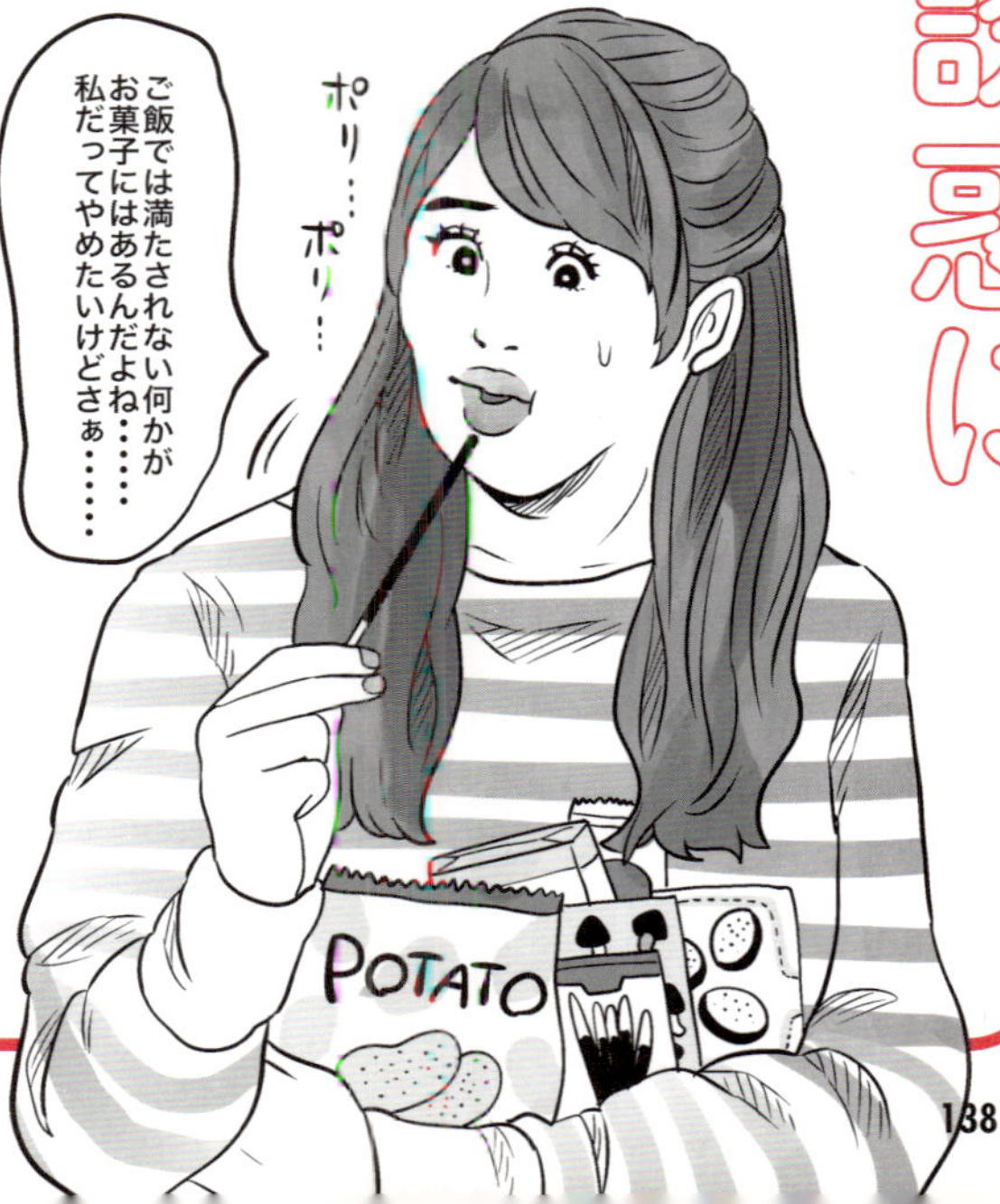
ポリ…
ポリ…
ご飯では満たされない何かが
お菓子にはあるんだよね……
私だってやめたいけどさぁ……
POTATO

どうせ間食するなら美容成分プロテインに

スイーツは嗜好品ですから、クセになってやめられない人も多いですよね。でも、ダイエットと同時に、味覚や食欲も正常に戻していきましょう。

どうせ間食をするなら、ダイエットで大切な栄養素、たんぱく質をきちんと摂る機会にしましょう。たんぱく質は代謝を上げる筋肉を増やすだけじゃなく、肌や髪もツヤツヤにする成分です。

ただし、間食し過ぎて食事を怠っては本末転倒なので、量を食べ過ぎないように注意してください。

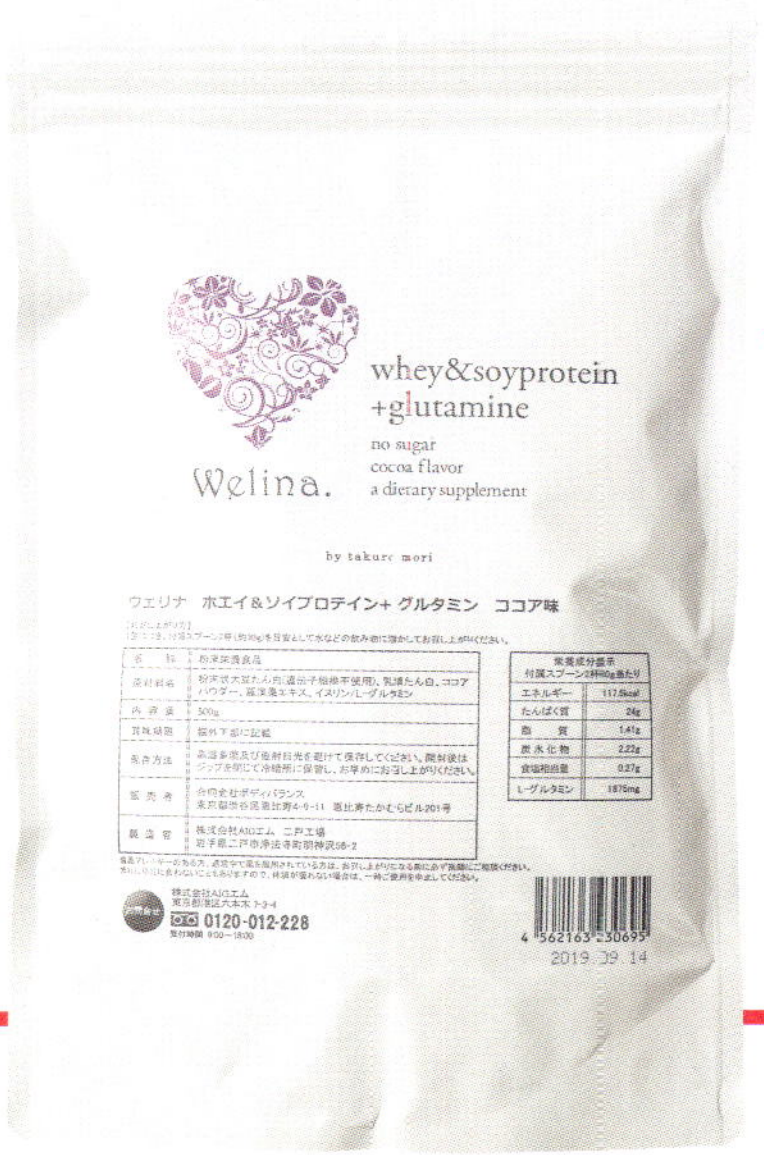

美容のためにプロテイン

問い合わせ先
shop rinato
http://rinato.shop-pro.jp/

プロテインチーズケーキ

糖質 **1.3g**　脂質 **13.3g**　たんぱく質 **13.8g**

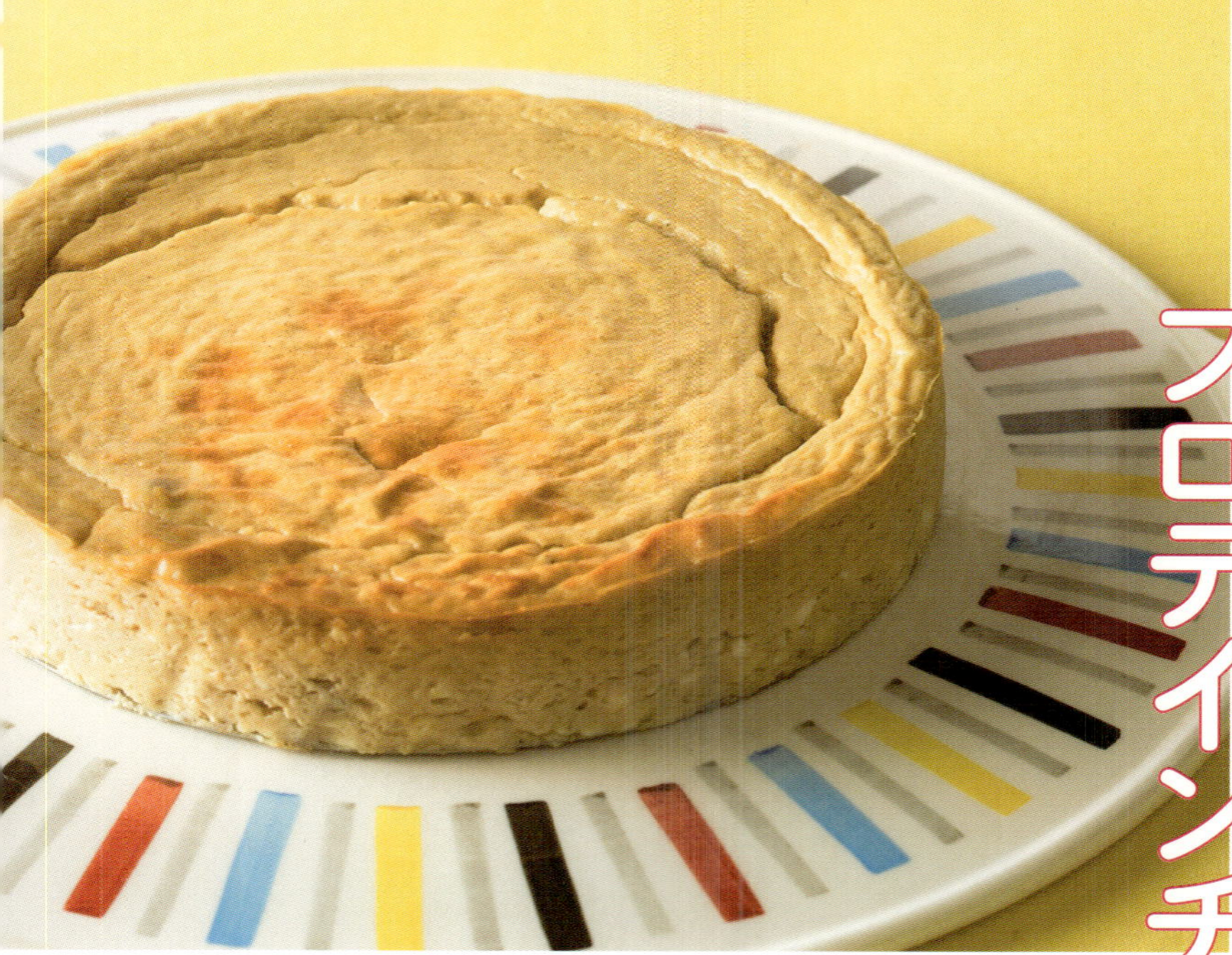

材料（2人分）

- プロテインパウダー…15g
- 卵…1個
- ヨーグルト…300g
- クリームチーズ…300g
- 砂糖（羅漢果、ココナッツシュガー、てんさい糖など）…20g

作り方

1 すべての材料をミキサーなどでよく混ぜ、170度のオーブンで30分焼く。

ここが ヤセPOINT！

本書ではウェリナのプロテインを使っているが、甘味として、ゼロカロリーの天然甘味料の羅漢果エキスが使われている。

プロテインバー

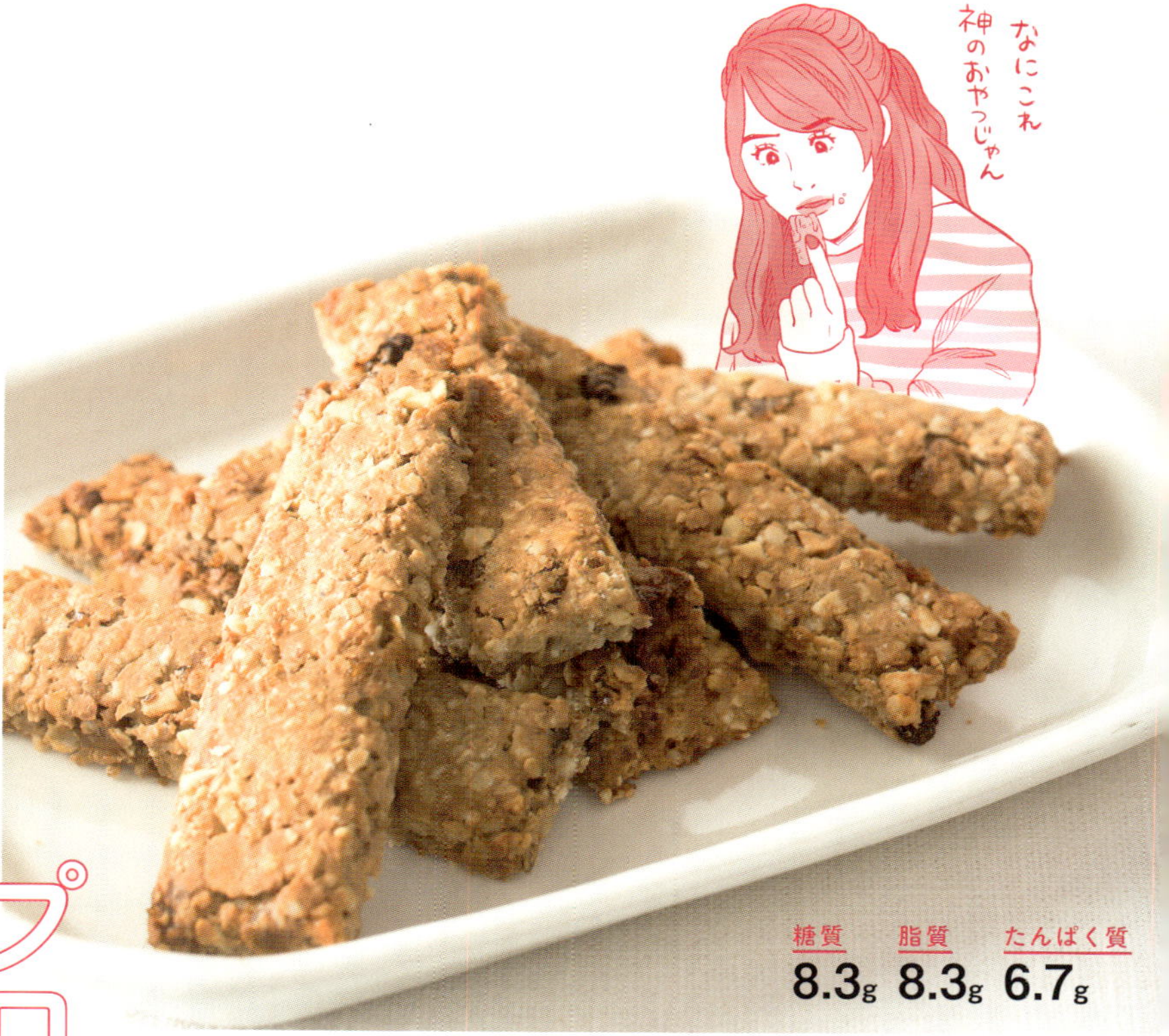

糖質 **8.3g** 脂質 **8.3g** たんぱく質 **6.7g**

材料（作りやすい分量）

プロテインパウダー…40g
オートミール…60g
卵…1個
ココナッツオイル…30g
レーズン…40g
ナッツ…60g

作り方

1 オートミールとナッツとレーズンは細かく砕く（フードプロセッサーを使うと簡単）。
2 すべての材料を混ぜ、オーブン板の上にクッキングシートを敷き、5mmほどの厚みにのばし、食べやすい大きさに切れ目を入れる。
3 170度に予熱したオーブンで15分焼く。

糖質 5.6g　脂質 11.8g　たんぱく質 14.1g

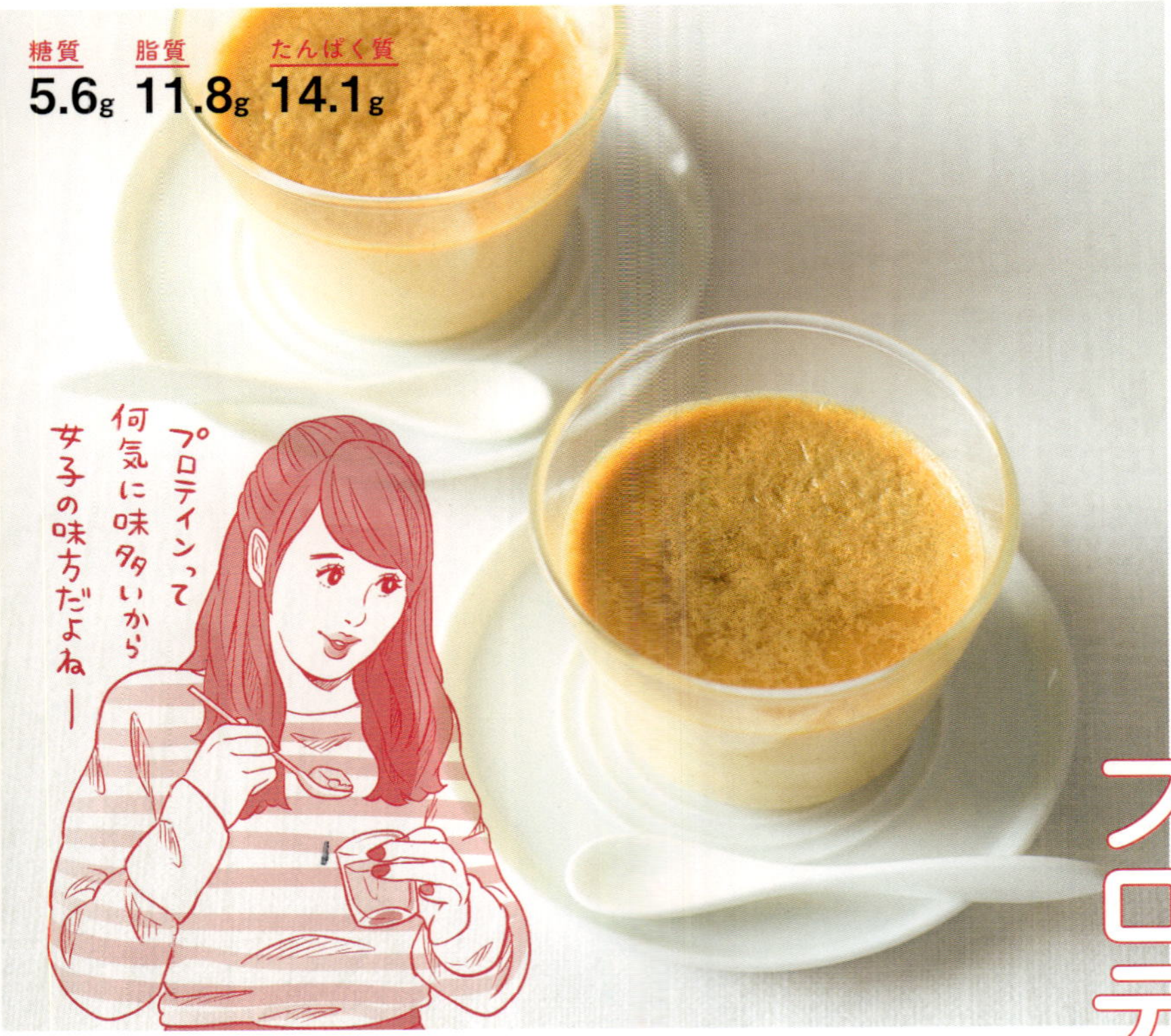
プロテインって
何気に味多いから
女子の味方だよねー

プロテインプリン

材料（2人分）

プロテインパウダー…小さじ2
卵黄…2個分
卵…1個
牛乳…200ml

作り方

1 すべての材料をよく混ぜ、容器に入れる。
2 オーブン板に水を張り、160度に予熱したオーブンで30分、湯煎焼きする。
※好みでメープルシロップをかけてもよい。

ここが
ヤセPOINT!
卵液の中にプロテインを入れ、プロテインシェイカーで混ぜてから移すと分離しにくい。ホットだと溶けないので、冷たい牛乳に溶かして。

糖質 4.4g　脂質 1.2g　たんぱく質 6.4g

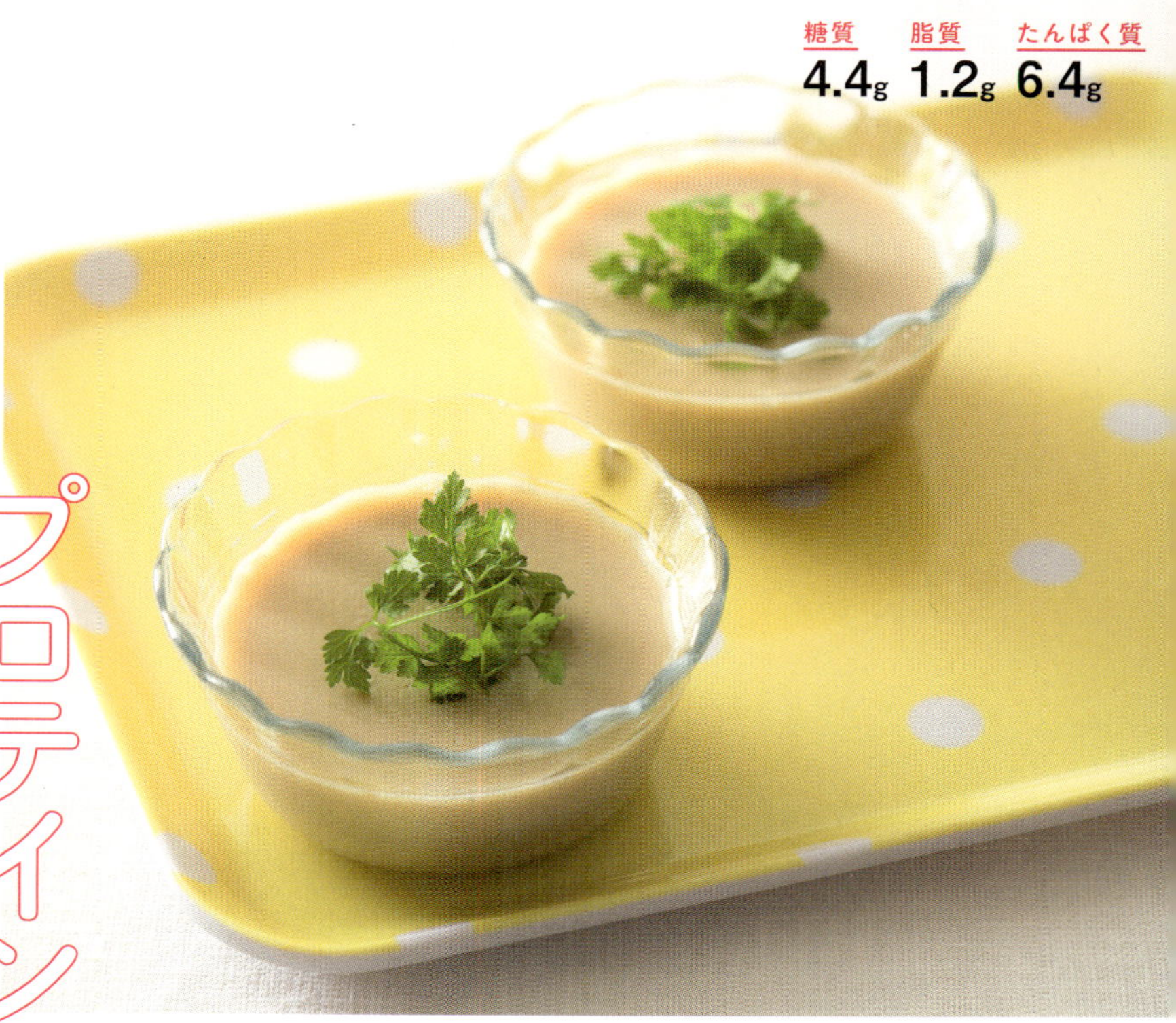

プロテイン豆乳ゼリー

材料（作りやすい分量）

プロテインパウダー…小さじ2
豆乳…100ml
水…100ml
粉ゼラチン…3g（小さじ1）
メープルシロップ…小さじ1

作り方

1 プロテインパウダーと水はよく混ぜて溶かす。
2 豆乳を鍋に入れて火にかけ、60〜70度（沸騰する前に火を止めるor沸騰させて少し冷ます）くらいの温度にしてゼラチンを入れて溶かす。
3 1と2、メープルシロップを混ぜて容器に入れ、冷蔵庫で冷やし固める。

単調な食生活にピリッと刺激が欲しい

Q

ダイエットしていると三度の食事がシンプルな和食一辺倒に。スパイスなどを使ったエスニック料理はダイエットに向いている？

A

食事も生活も、単調だと飽きるし刺激が欲しくなるのは当然。ただし外食のエスニックは、化学調味料てんこ盛り。

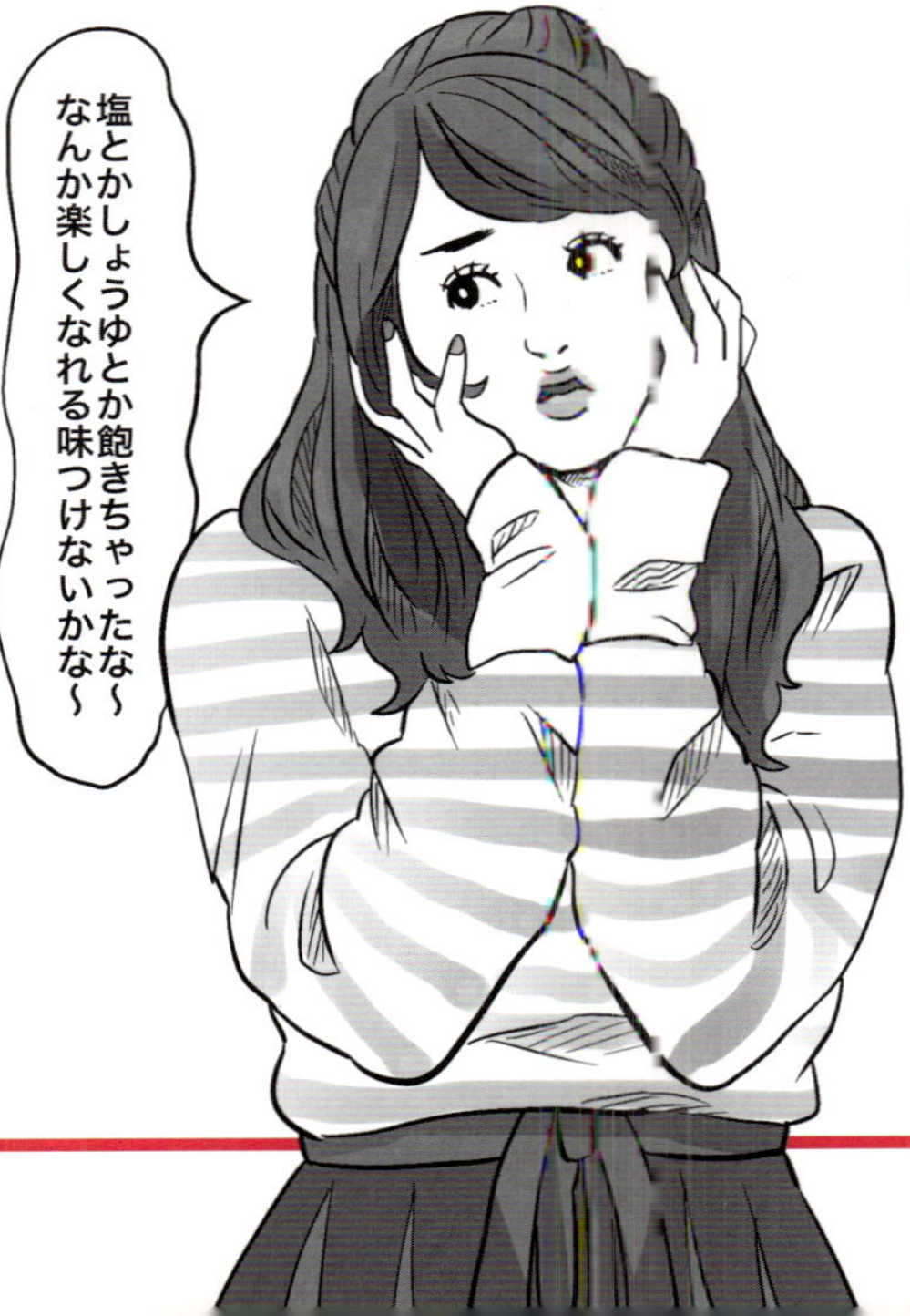
塩とかしょうゆとか飽きちゃったな～
なんか楽しくなれる味つけないかな～

外食エスニックではなく調味料を使って自炊して

お店で食べるエスニックのダメなところは、化学調味料がたくさん入っていること。味覚を刺激するので食欲が出過ぎ、ダイエットには最悪。味覚が狂い、濃い味がどんどん欲しくなることも。

アジアンといえば、魚介を発酵させたナンプラーやオイスターソースが代表的です。これを使えば、エスニック風の料理が自宅でも簡単にできます。

たんぱく質や食物繊維を摂ること、糖質と脂質を組み合わせないこと、というルールは忘れずに。

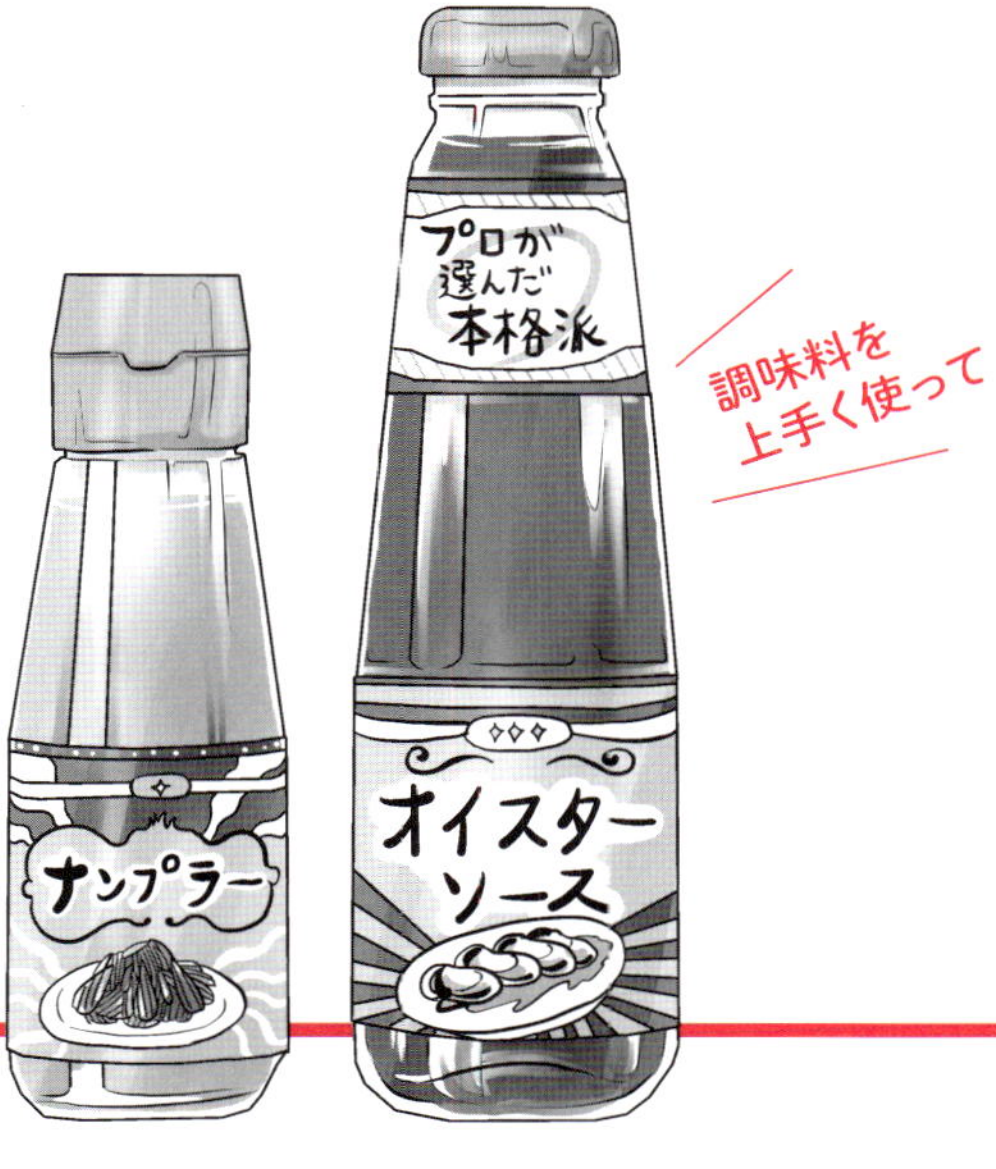

糖質 **0.6**g 脂質 **7.2**g たんぱく質 **21.4**g

チキンと豆苗エスニックソテー

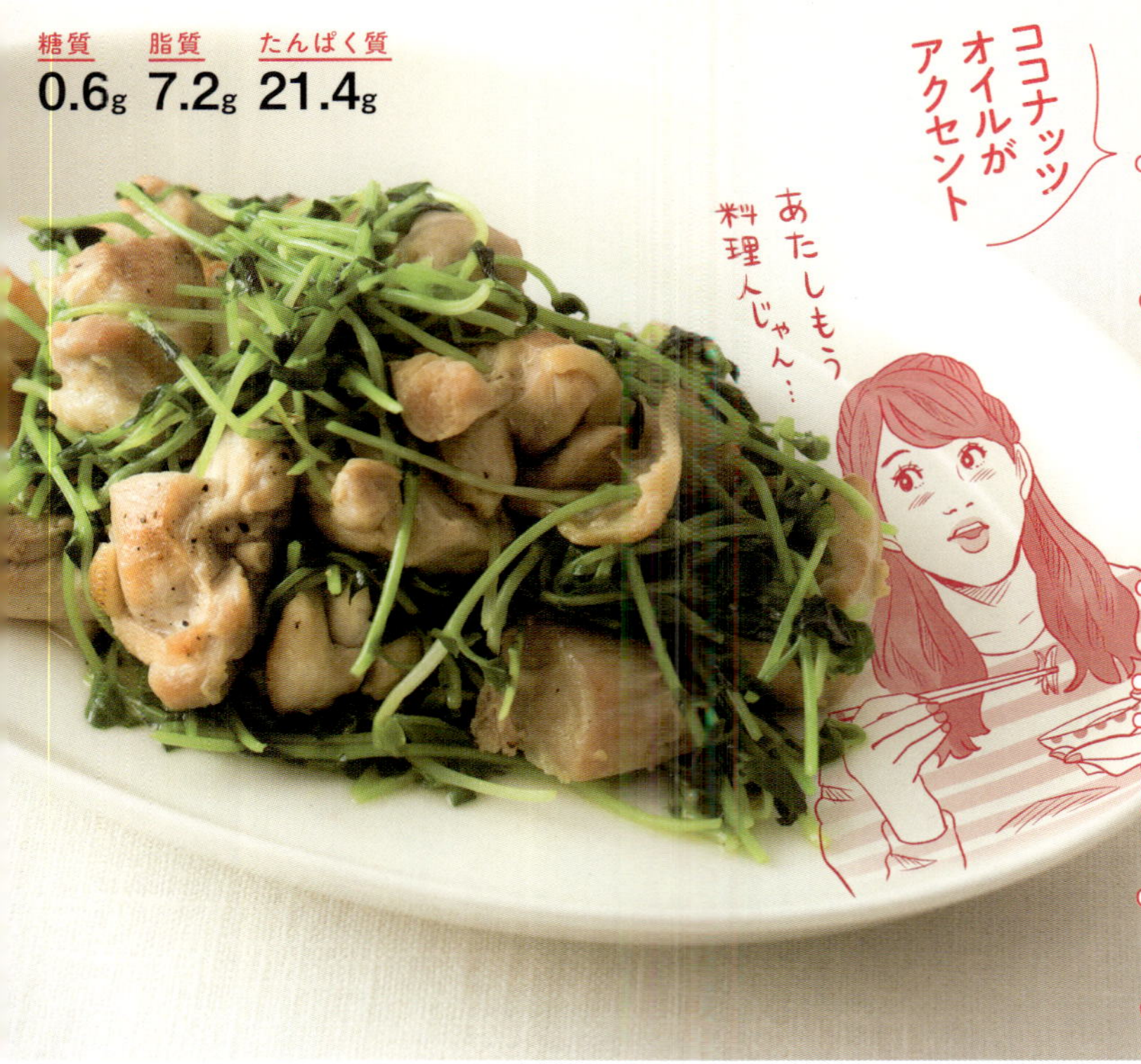
ココナッツオイルがアクセント
あたしもう料理人じゃん…

材料（2人分）

鶏もも肉（皮なし）…1枚
塩・こしょう…適量
豆苗…1パック
ココナッツオイル…小さじ1
ナンプラー…大さじ1
塩…少々

作り方

1 鶏もも肉は食べやすい大きさに切り、塩こしょうを振る。豆苗は5cmほどの長さに切る。
2 フライパンを熱し、ココナッツオイルと鶏肉を入れて火を通す。
3 鶏肉に火が通ったら、豆苗とナンプラーを入れてさっと炒める。味をみて、塩を加える。

モリタクのつぶやき

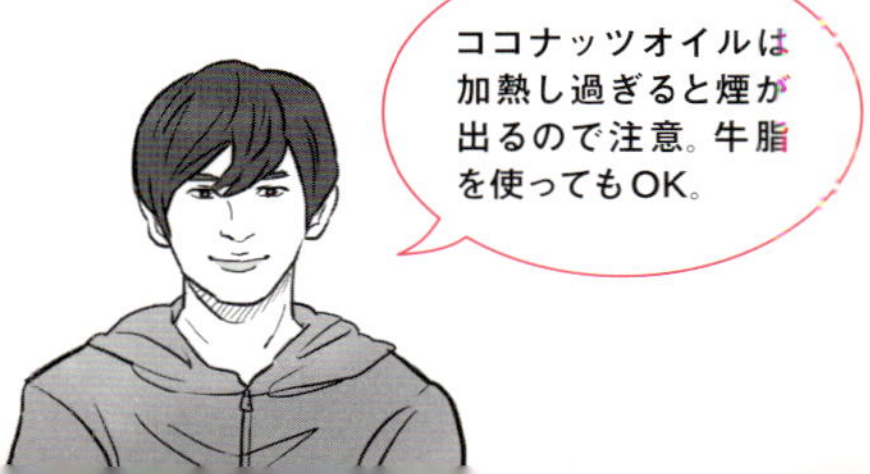
ココナッツオイルは加熱し過ぎると煙が出るので注意。牛脂を使ってもOK。

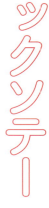

あっさり、でも食事になるスープ

鶏ひき肉とニラのスープ

糖質 0.6g　脂質 6.6g　たんぱく質 9.8g

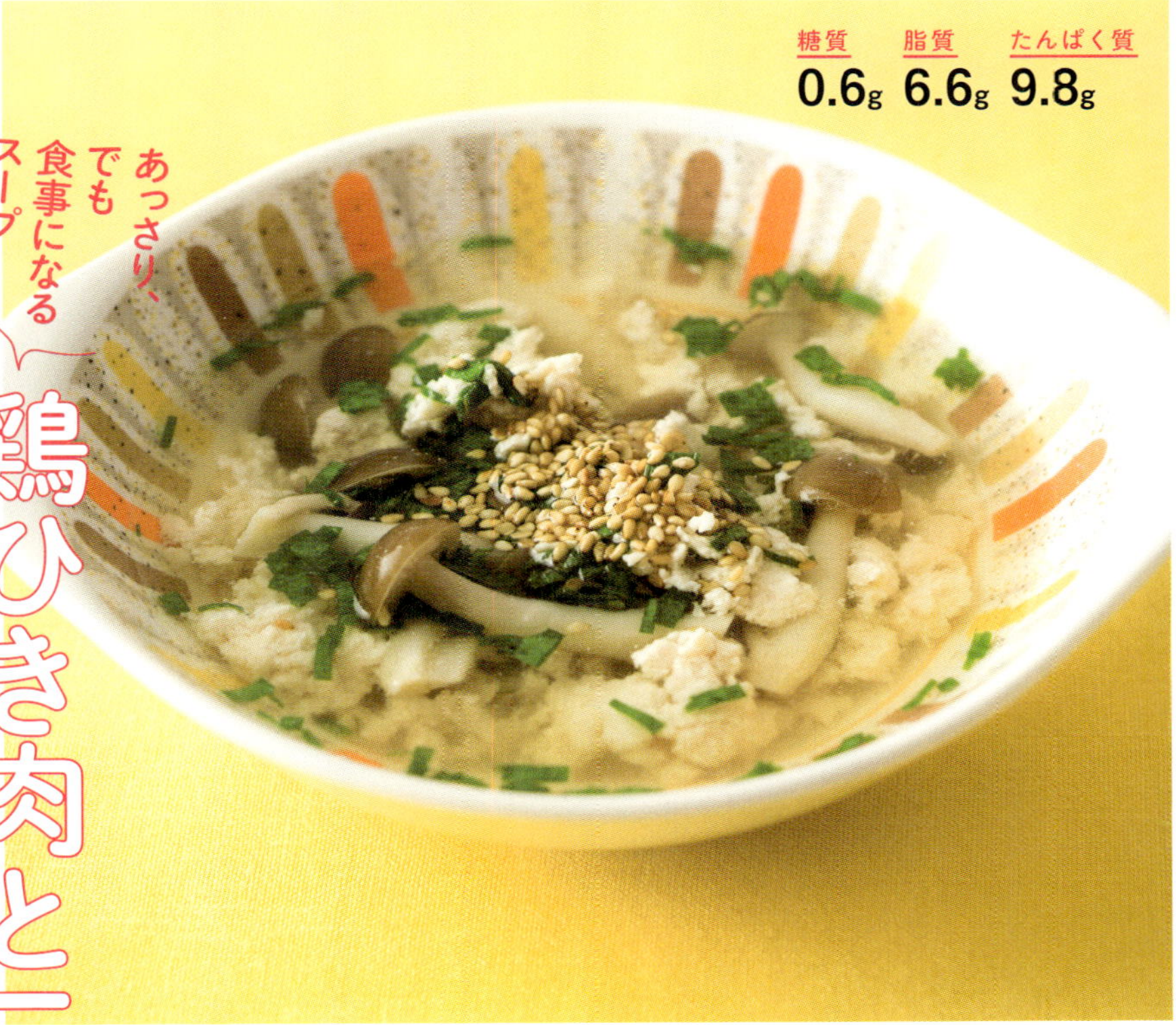

材料（2人分）

鶏ひき肉…100g
ニラ…$\frac{1}{4}$束
しめじ…$\frac{1}{4}$パック
水…2カップ（400cc）
ナンプラー…大さじ1
日本酒…小さじ$\frac{1}{2}$
白ごま…小さじ$\frac{1}{2}$

作り方

1 ニラはみじん切りにする。しめじは石づきをとってほぐす。
2 鍋に水を沸かし、沸いたら鶏ひき肉としめじを入れてフタをする。
3 鶏肉に火が通ったらニラ、ナンプラー、日本酒を入れてひと混ぜする。
4 器に盛り、白ごまをちらす。

野菜だけじゃない肉も食べるサラダ

牛肉パクチーエスニックサラダ

糖質 4.6g　脂質 18.9g　たんぱく質 20.5g

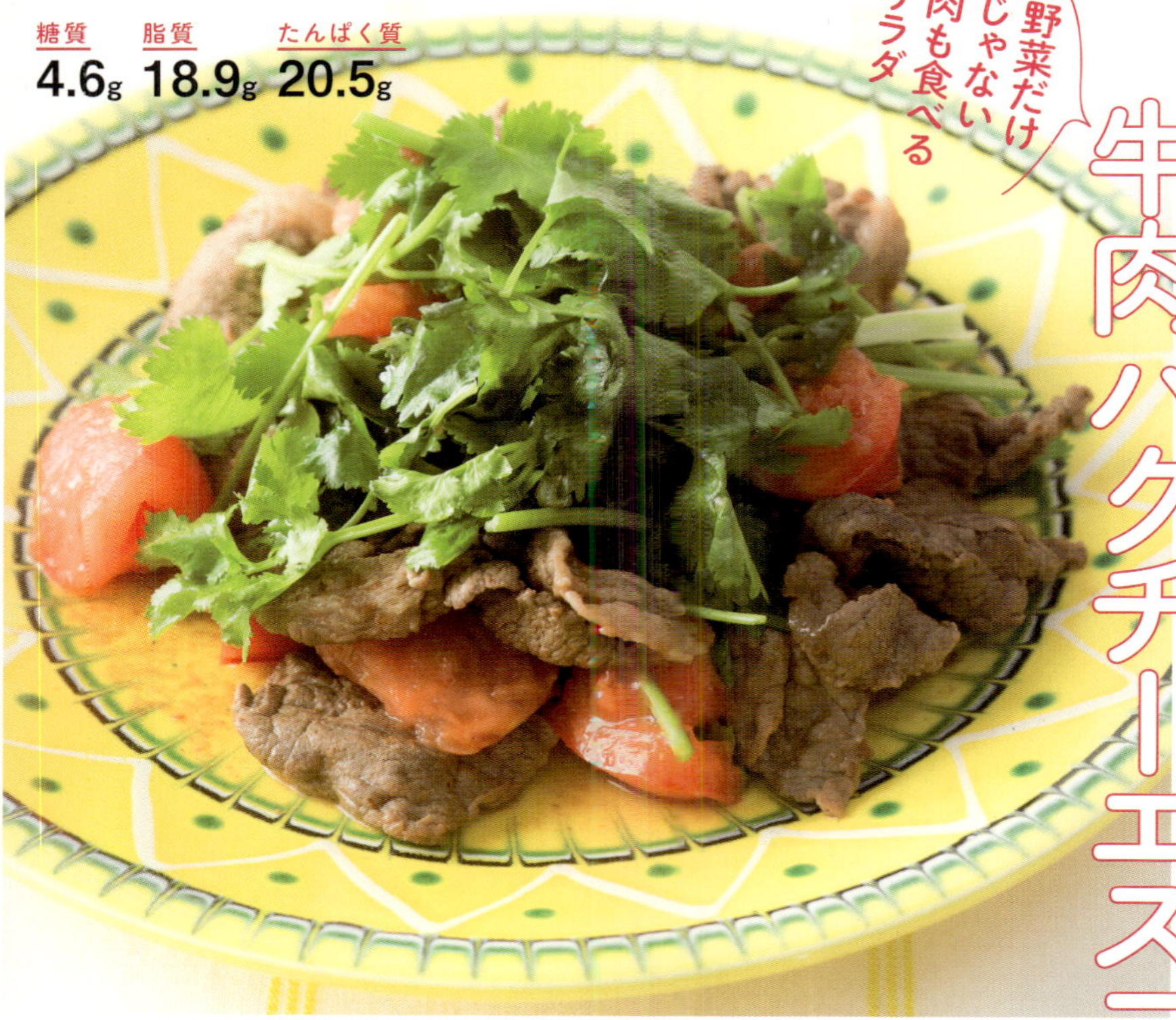

材料（2人分）

牛肉赤身（ステーキ用、または焼肉用）…200g
塩こしょう…適量
トマト…1個
パクチー（香菜、コリアンダー）…1束
ナンプラー…小さじ1
レモン果汁…小さじ1

作り方

1 牛肉に塩こしょうをしっかり振る。トマトは食べやすい大きさに乱切り、パクチーはざく切りにする。
2 フライパンを熱し、牛脂（材料外）を薄くひく。牛肉を切らずに焼き、焼けたら取り出して食べやすい大きさに切る。
3 牛肉を取り出したフライパンでトマトを焼く。
4 ボウルにナンプラーとレモン果汁、パクチーを混ぜ、牛肉とトマトを入れて和える。

糖質	脂質	たんぱく質
4.2g	6.5g	25.5g

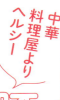

中華料理屋よりヘルシー

豚肉ピーマンのオイスター炒め

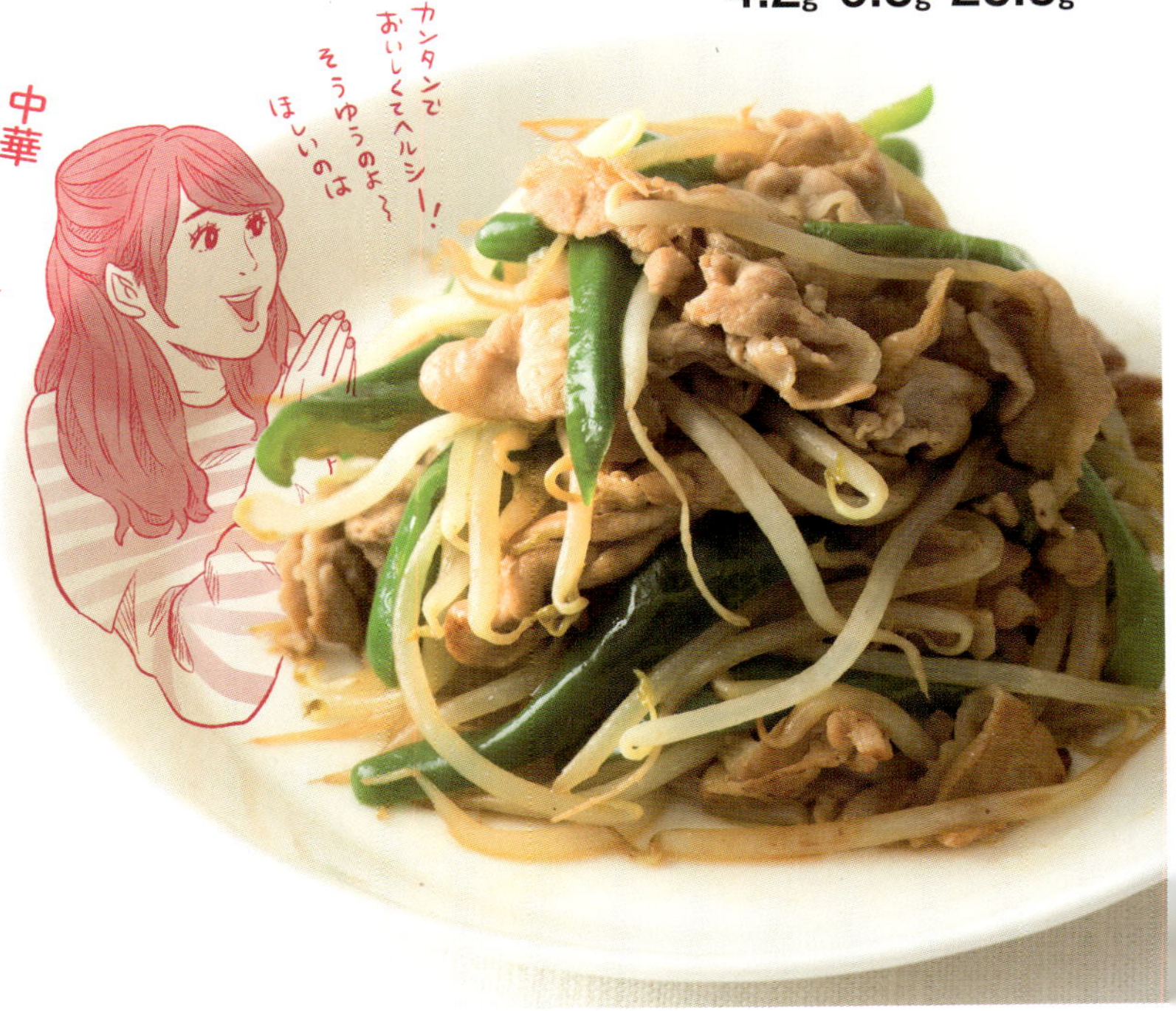
カンタンで
おいしくてヘルシー！
そうゆうのよ〜
ほしいのは

材料（2人分）

豚こま肉…200g
ピーマン…3個
もやし…$\frac{1}{2}$袋（100〜150g）
にんにく…1かけ
オイスターソース…大さじ1
しょうゆ…小さじ1
こしょう…少々

作り方

1 ピーマンは1〜1.5cmの千切りにする。にんにくはみじん切りにする。
2 フライパンに牛脂（材料外）とにんにくを熱し、豚肉を強火でさっと炒める。
3 もやしを加えて炒め、火が通ったらピーマンとオイスターソース、しょうゆを加え、炒める。
4 最後にこしょうを振る。

モリタクのつぶやき

オイスターソースの主原料のひとつは牡蠣。牡蠣自体も、高たんぱく、低脂質の食材でオススメです。

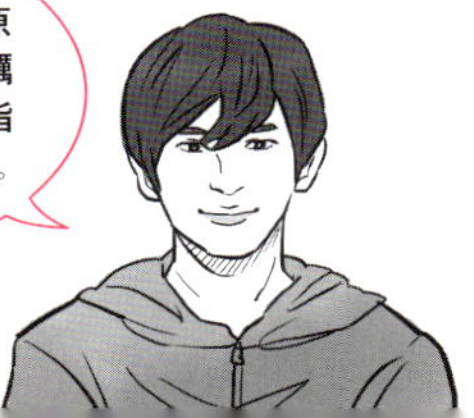

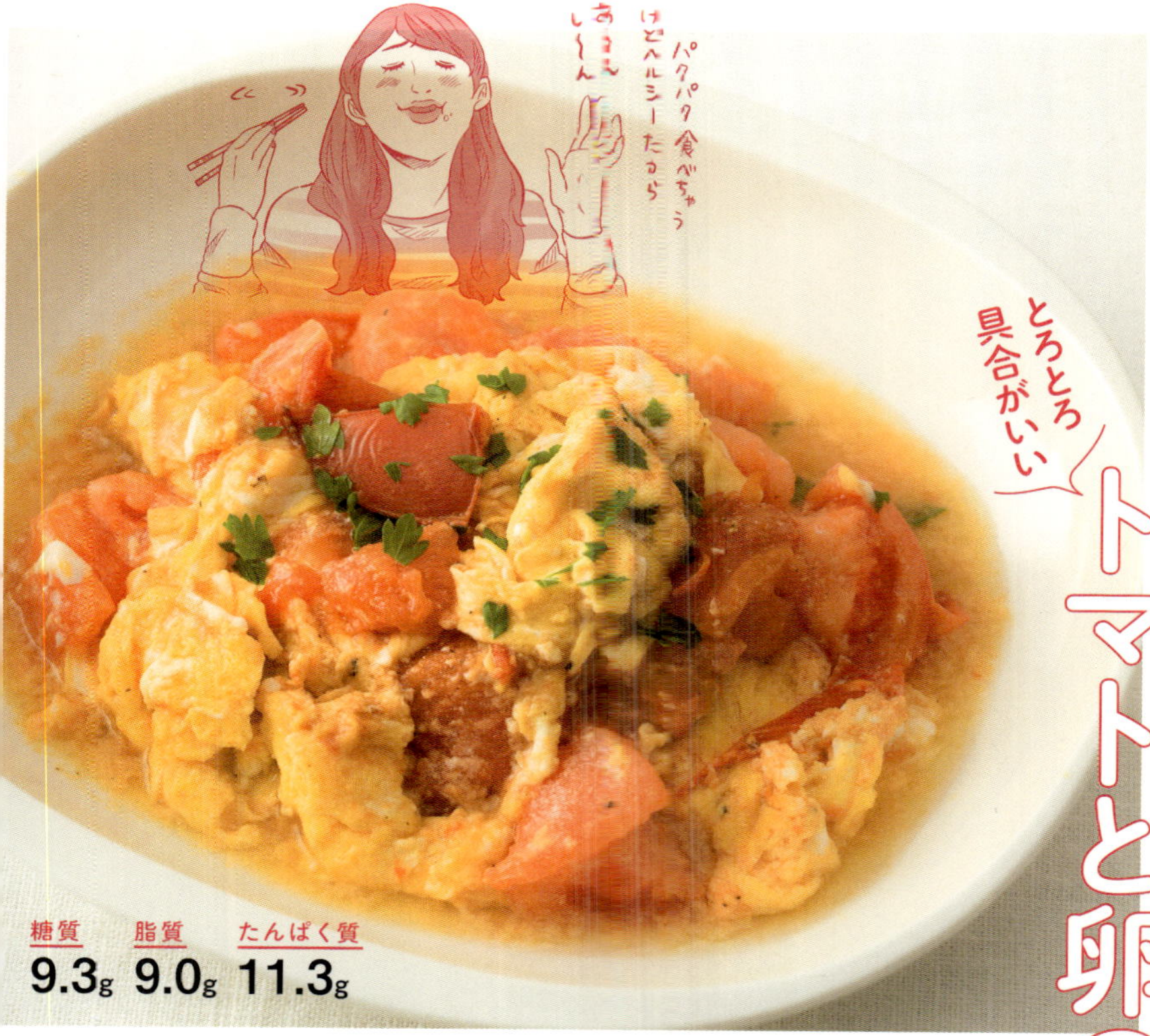

とろとろ具合がいい

トマトと卵のオイスター炒め

糖質 **9.3g** 脂質 **9.0g** たんぱく質 **11.3g**

材料（2人分）

トマト…2個
卵…3個
塩…ふたつまみ程度
オイスターソース…大さじ1
こしょう…少々
パセリ…お好みで

作り方

1 トマトは1/4のくし切りにし、それを横半分に切る。
2 卵はボウルでよく溶き、塩を入れる。
3 熱したフライパンに牛脂（材料外）を薄くひき、溶き卵を炒める。半熟よりもやわらかい程度でいったん取り出す。
4 フライパンでトマトを炒め、皮がむけ始めたら、卵を戻し、オイスターソースを加えてさっと混ぜ、火を止める。
5 余熱で全体をまとめたら皿に盛り、こしょうやパセリを振る。

缶詰を使って中華風の丼に

ツナとほうれん草のオイスター丼

糖質 56.2g　脂質 3.5g　たんぱく質 17.6g

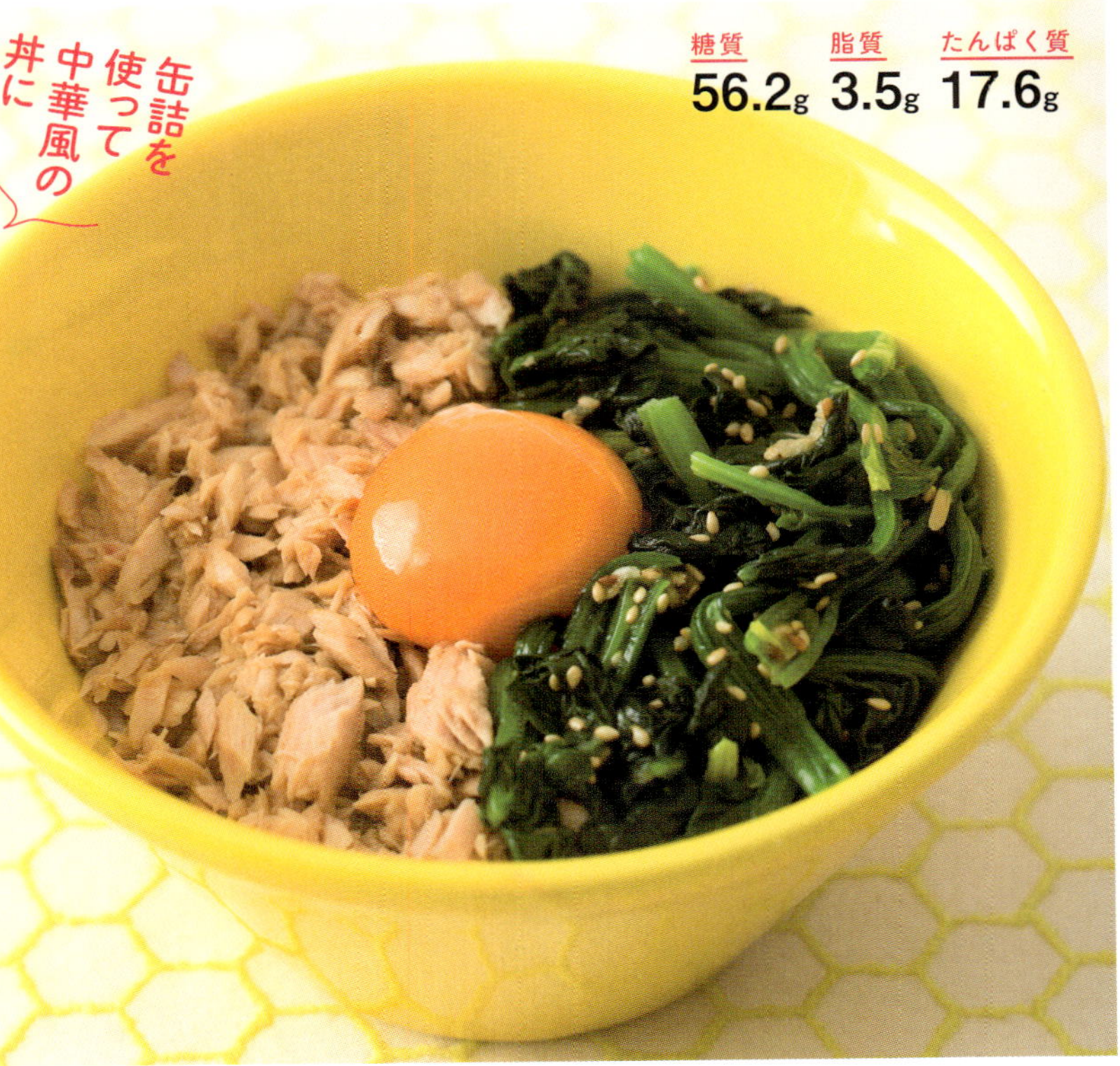

材料（2人分）

ツナ缶（ノンオイル・食塩不使用）
…2缶
オイスターソース…大さじ1
ほうれん草…$\frac{1}{2}$束（100g）
にんにく…$\frac{1}{3}$かけ（少々）
ごま…小さじ1
塩…小さじ$\frac{1}{4}$
ごま油…小さじ$\frac{1}{2}$
ご飯…2膳分（200g）

作り方

1. ツナとオイスターソースを和える。ほうれん草はさっと茹で、4cmほどの長さに切る。
2. にんにくはすりおろし、ごま、塩、ごま油と1のほうれん草を和える。
3. ご飯を盛り、ツナとほうれん草をそれぞれ盛りつける。

モリタクのつぶやき

ツナが食塩使用の場合は、オイスターソースの量を調整して。

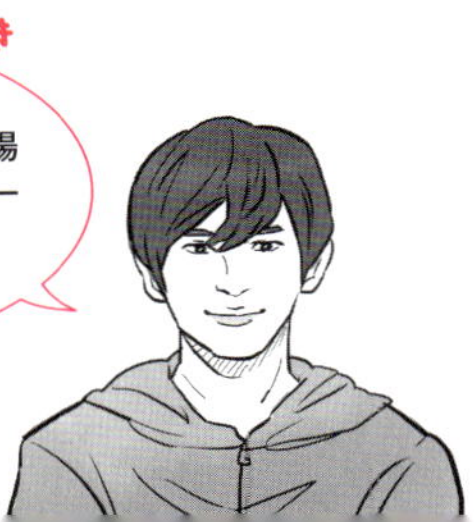

ヤセるレシピに使う三種の神器

牛脂・ねりごま・かつおぶし粉

本書のレシピにたびたび登場するのが、牛脂、ねりごま、かつおぶし粉です。これは「ヤセるレシピ」の三種の神器で、調理を簡単にする便利アイテムとも言えます。

普段の調理では、植物油を使っている人が多いと思います。しかし、これらは不飽和脂肪酸でオメガ6。摂り過ぎると体内の炎症を促進させ、代謝を妨げる働きがあります。そこで、飽和脂肪酸である牛脂を使った調理をオススメしています。また、牛脂の旨味で料理にコクも出ます。スーパーなどで無料で置いてあるところもありますから、ぜひ活用してください。

ねりごまは、味にコクが出て、まるでプロのような味つけになります。本書では、白ごま、黒ごまの登場が多いのですが、「するのが面倒」「時間がない」といったときにすぐに使えます。また、値段は少し高いのですが、日持ちするので長く使えます。購入するときは、添加物、甘味料などが入っていないものを選びましょう。

かつおぶし粉は、みそ汁や鍋料理など、だしを使う料理のときに便利なアイテムです。かつおぶしや昆布でだしを取る必要はなく、そのまま入れるだけで使えます。これを入れるだけで味がぐっと締まります。ぜひ、取り入れてみてください。

料理は時間をかければいい、というものではありませんから、便利アイテムを使って、簡単にヤセるレシピを実践してください。

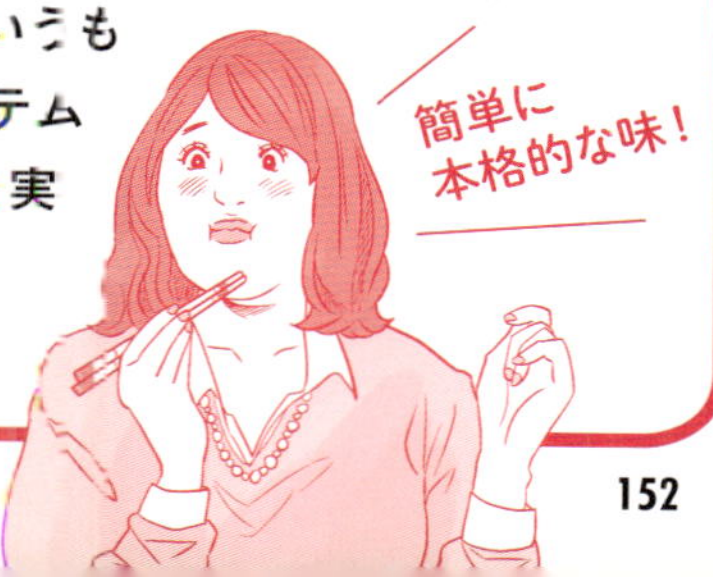

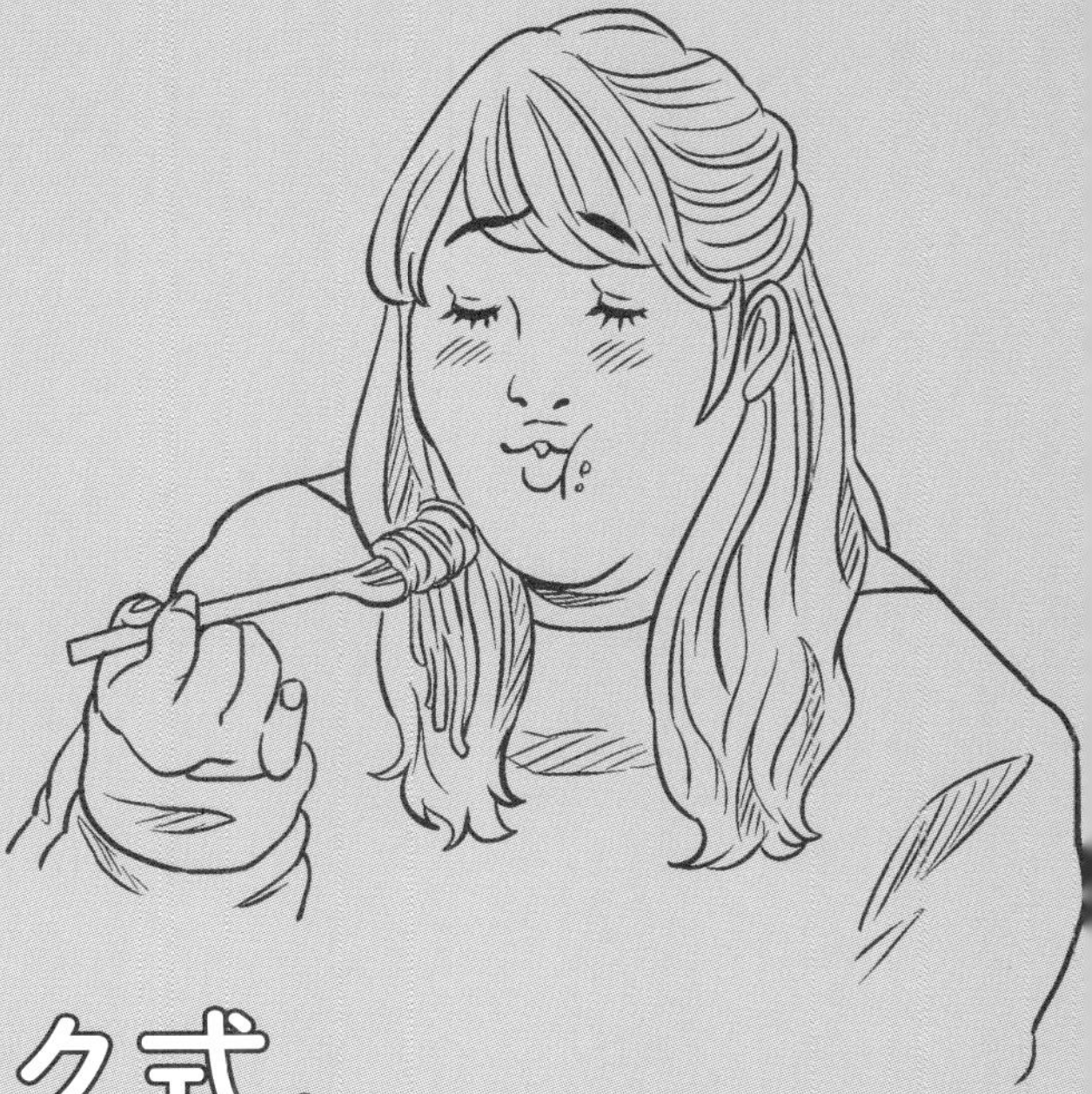

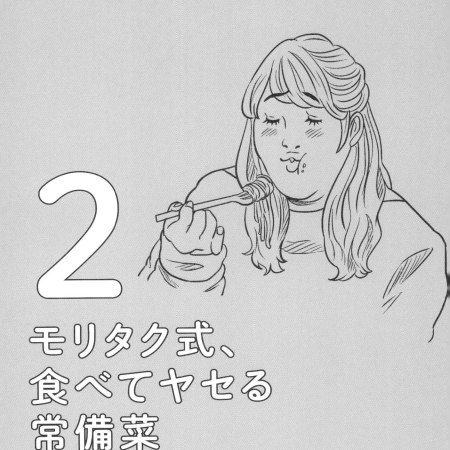

2

モリタク式、食べてヤセる常備菜

「忙しくて料理をする時間が取れない」
「仕事から帰ってすぐ食べたい」
「子どもの小腹を満たすものをストックしておきたい」
そんなときに便利な常備菜。
「ま（豆）・ご（ごま）・に（肉）・わ（海藻）・
や（野菜）・さ（魚）・し（きのこ）・い（いも）」に
合わせた作り置きレシピです。

ま

大豆とじゃこの甘辛みそ

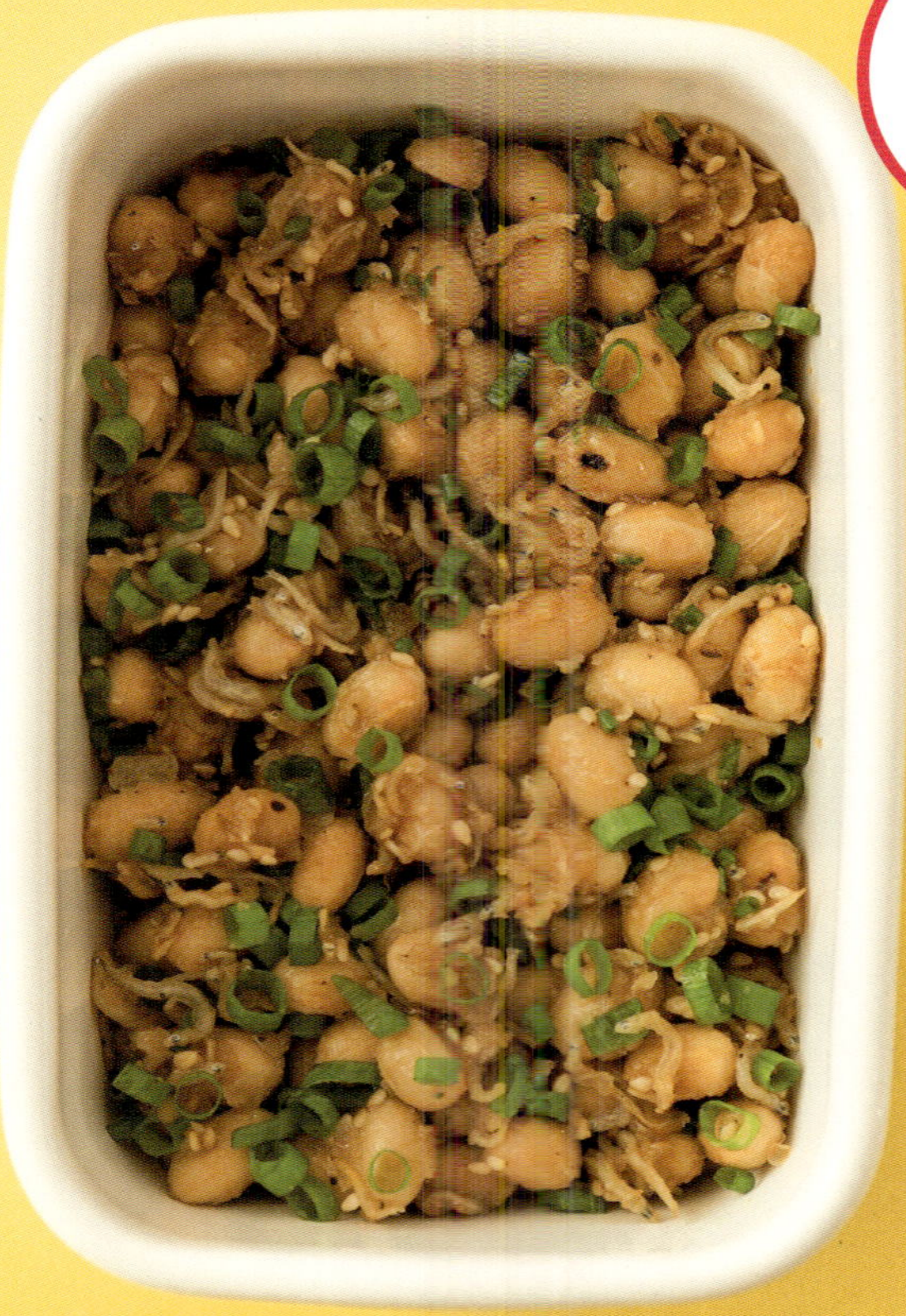

冷蔵4日

糖質
7.4g

脂質
6.1g

たんぱく質
7.7g

材料（作りやすい分量）

水煮大豆…150g
片栗粉…大さじ2
ちりめんじゃこ…大さじ3
A みそ…大さじ1/2
しょうゆ…大さじ1/2
みりん…大さじ1.5
白ごま…大さじ2
小ねぎ…適量

作り方

1 水煮大豆は水気を切り、洗ってぬめりをとってキッチンペーパーで水気をふき取る。片栗粉をまぶす。

2 フライパンに牛脂（材料外）をひき、大豆とちりめんじゃこを炒める。こんがりしてきたら、Aを加えて、絡めながら炒める。最後に小ねぎをちらす。

大豆のトマトカレー

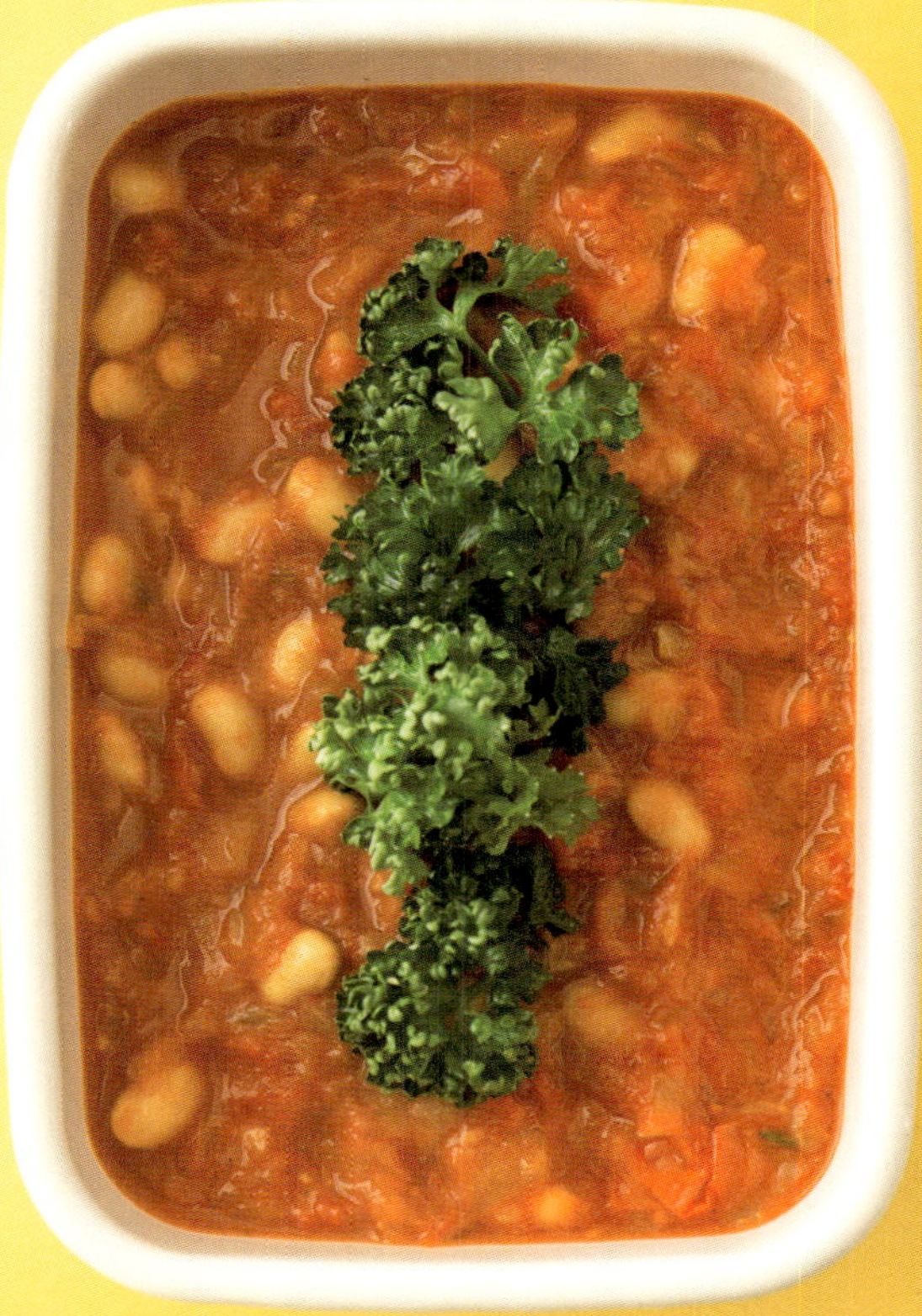

冷蔵5日

冷凍3週間

糖質
9.8g

脂質
5.9g

たんぱく質
8.6g

材料（作りやすい分量 2〜3人分）

水煮大豆…150g
玉ねぎ…1個
にんにく…1かけ
しょうが…1かけ
トマト缶（ホール）…1缶
水…150ml
カレー粉…大さじ1
塩…小さじ½
こしょう…少々

作り方

1 にんにく、しょうが、玉ねぎはみじん切りにする。
2 鍋に牛脂（材料外）をひき、にんにくとしょうが、玉ねぎを炒める。
3 玉ねぎが透き通ったら、ホールトマトをつぶしながら加え、水を加えて中火で10分ほど煮詰める。
4 水煮大豆を加えてさっと混ぜ、カレー粉、塩、こしょうを加えて混ぜて、味を調える。

ま

ひよこ豆とツナのサラダ

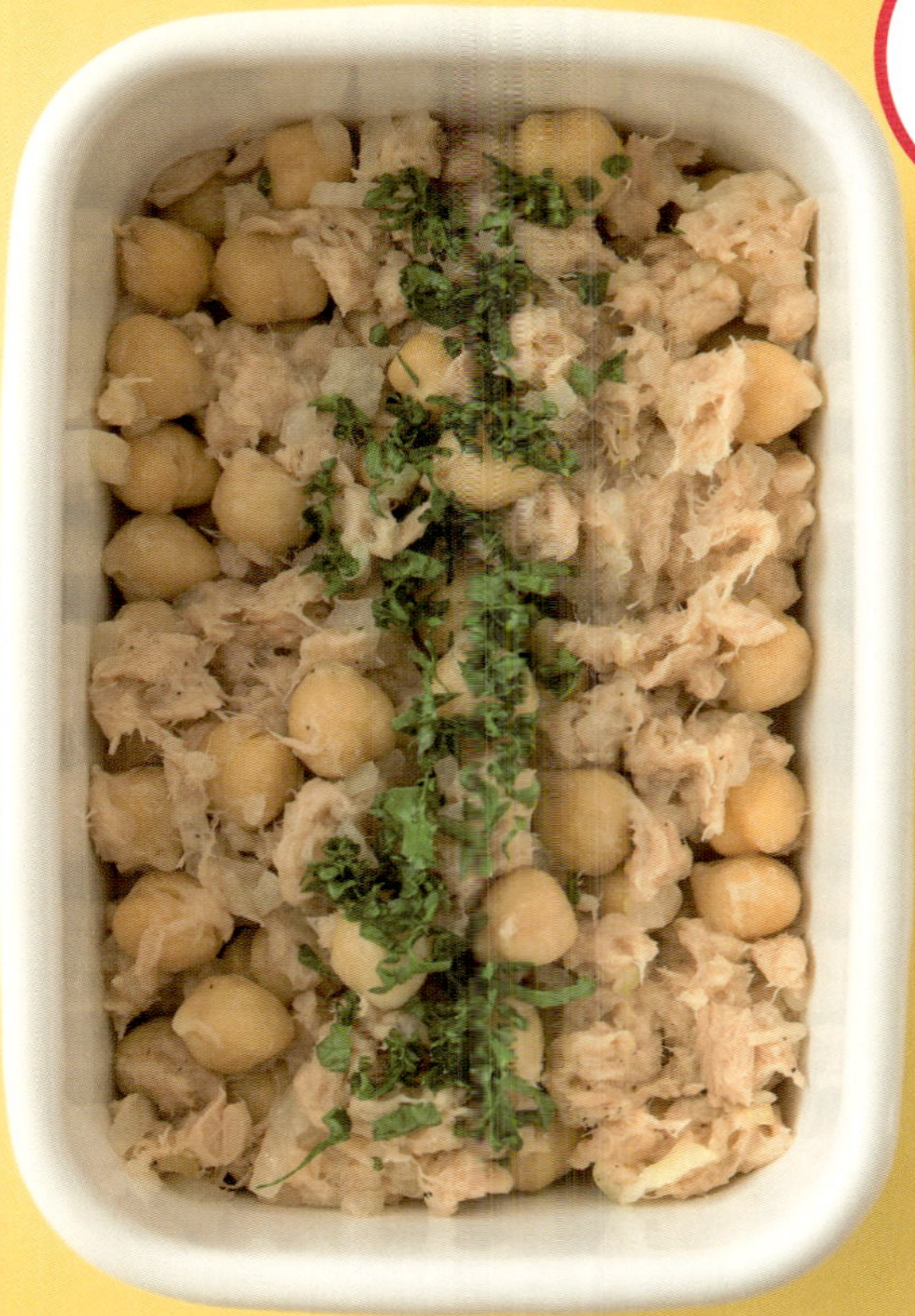

冷蔵5日

糖質
16.5g

脂質
5.7g

たんぱく質
12.8g

材料（作りやすい分量）

ひよこ豆（缶）…1缶（400gくらい）
玉ねぎ…$\frac{1}{4}$個
ツナ缶（ノンオイル・食塩不使用）…1缶
パセリ、イタリアンパセリ（あれば）…大さじ2ほど

A
- オリーブオイル…大さじ1
- レモン汁…大さじ3
- 塩…小さじ$\frac{1}{4}$
- こしょう…少々

作り方

1 玉ねぎはみじん切りにする。
2 Aは油と水分がなじむように、よく混ぜる。
3 ツナは水気を切り、すべての材料を混ぜて、冷蔵庫で冷やす。

高野豆腐のガパオ

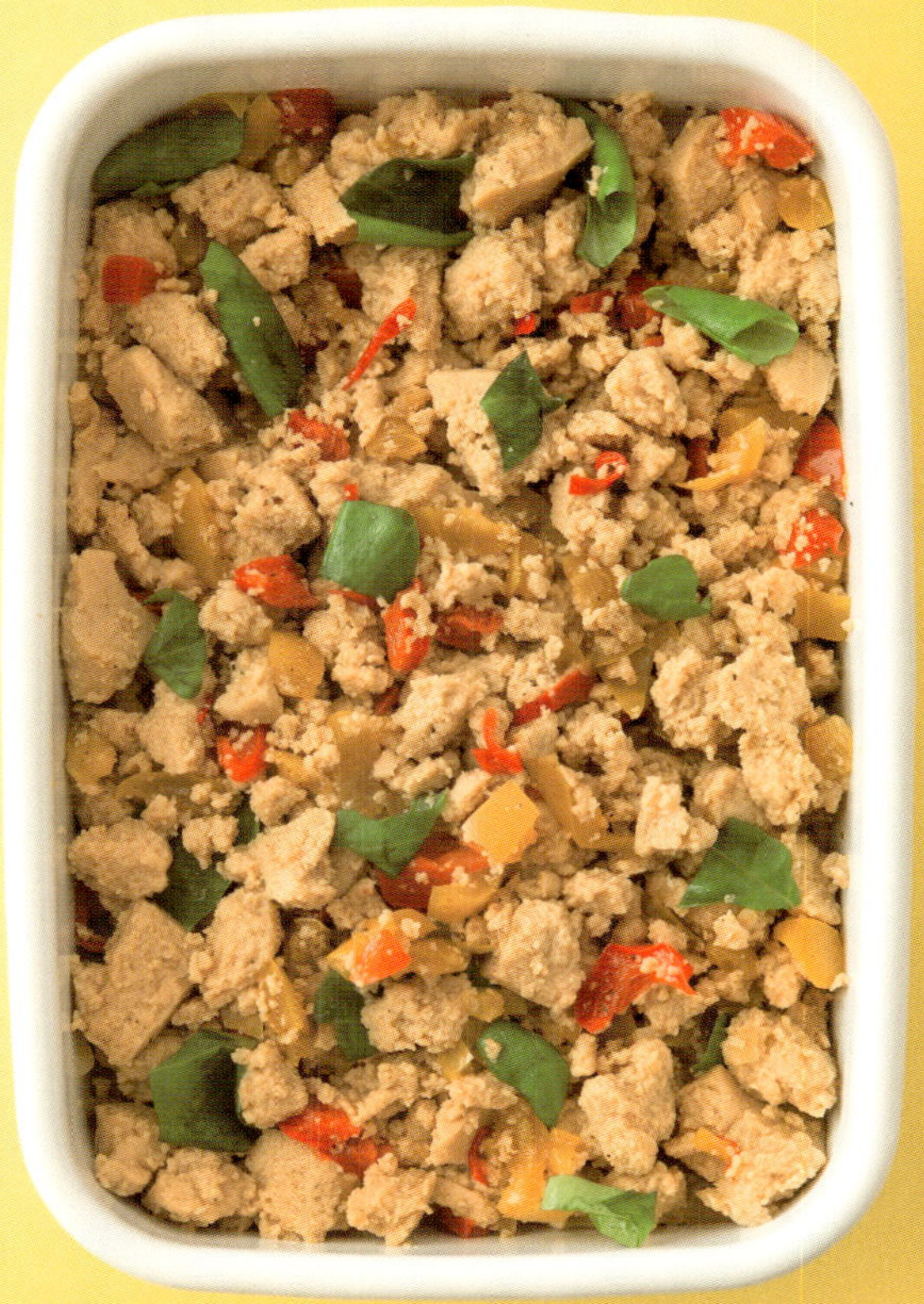

冷蔵**3**日

糖質
7.6g

脂質
14.2g

たんぱく質
19.4g

材料（2人分）

高野豆腐…3枚
にんにく…1かけ
赤・黄パプリカ…$\frac{1}{2}$個ずつ
輪切り唐辛子（あれば）…1本分
バジルの葉…10枚程度
A ナンプラー…大さじ1
オイスターソース…小さじ1
しょうゆ…小さじ1
みりん…小さじ1
塩、こしょう…少々

作り方

1 **A**を混ぜる。
2 高野豆腐は熱湯に浸し、冷めたら水気を切り（だいたいでよい）、手でちぎる。にんにくはみじん切り、パプリカは粗みじん切りにする。
3 牛脂（材料外）をひいたフライパンに、にんにくと唐辛子を熱し、香りが出たら高野豆腐を入れてさっと炒める。
4 パプリカを加えて混ぜ、**A**を加えて炒める。バジルの葉をちぎって入れる。

ごまおかかふりかけ

冷蔵 7 日

冷凍 3 週間

糖質
0.7g

脂質
1.3g

たんぱく質
2.9g

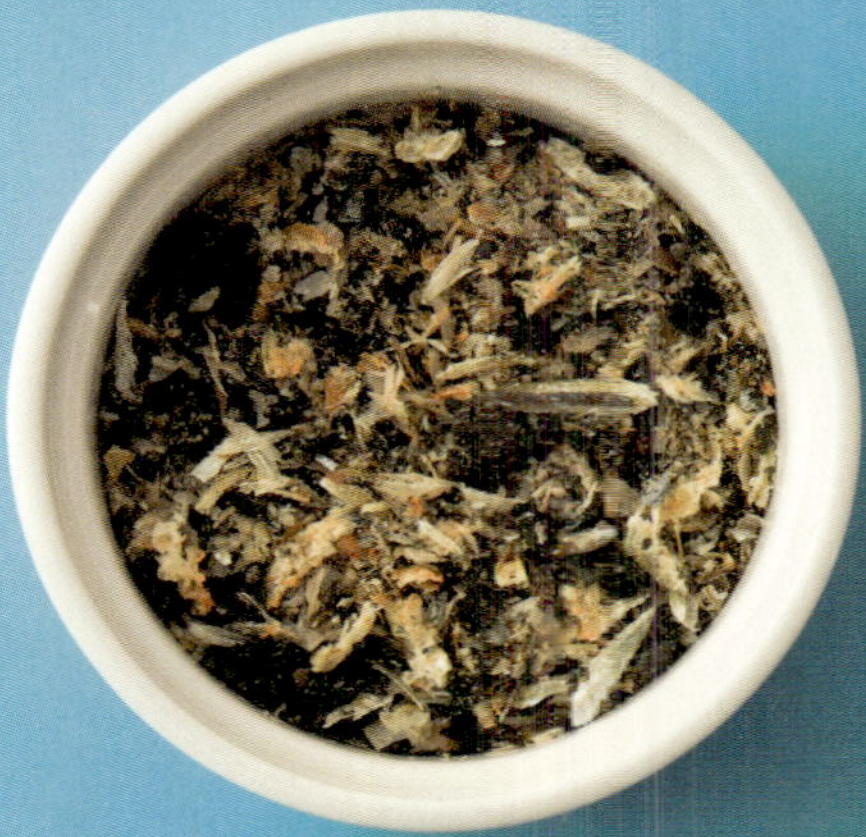

材料（作りやすい分量）

黒ごま（すりごまでもよい）
…大さじ2
かつおぶし…10g
煮干し（いりこ）…10g
桜エビ…10g
焼き海苔…大判１枚
乾燥わかめ…5g
塩（味をみて調整）…小さじ1/4
黒糖（なくてもよい）…小さじ1/3

作り方

1 塩、黒糖以外のすべての材料をミルミキサー（フードプロセッサーまたはすり鉢）に入れて粉々にする。塩と黒糖を入れて味を調える。

2 ビンや密封袋などに入れる。乾燥剤があれば入れておくか、冷凍庫で保存して乾燥を防ぐ。

※黒糖はなくてもよいが、味にまとまりが出てより食べやすくなる。

豚しゃぶごまサラダ

冷蔵3日

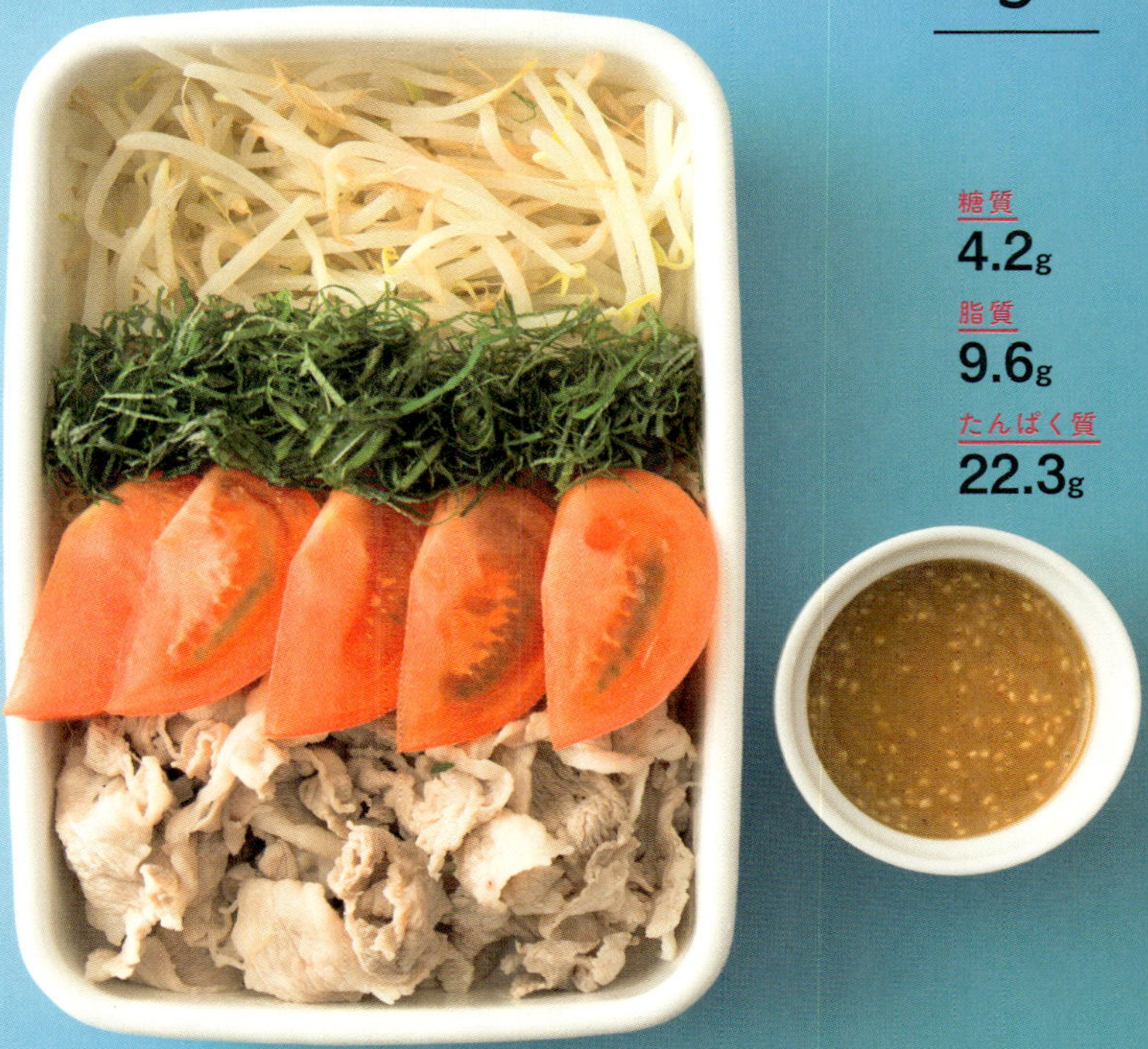

糖質
4.2g

脂質
9.6g

たんぱく質
22.3g

材料（2人分）

豚肉…150g
もやし…½袋
トマト…1個
大葉…4〜5枚
酒（豚肉茹で用）…大さじ1
A すりごま…大さじ1
しょうゆ…大さじ1
酢…大さじ½
一味唐辛子…少々
ごま油…小さじ½

作り方

1 Aを混ぜておく（あれば練りごま、大さじ1も入れる）。
2 たっぷりの水を沸かし、もやしを固めに茹でる。
3 お湯は捨てずに、もやしを取り出し、酒を入れて沸かす。
4 火を止めて、豚肉を広げながら入れて、しゃぶしゃぶする（完全に火が通らない場合は弱火で沸騰させないようにして加熱）。
5 トマトと大葉は食べやすい大きさに切り、Aをかけて食べる。
※もやし、豚肉は冷凍保存可。

に

レバーのみそ煮

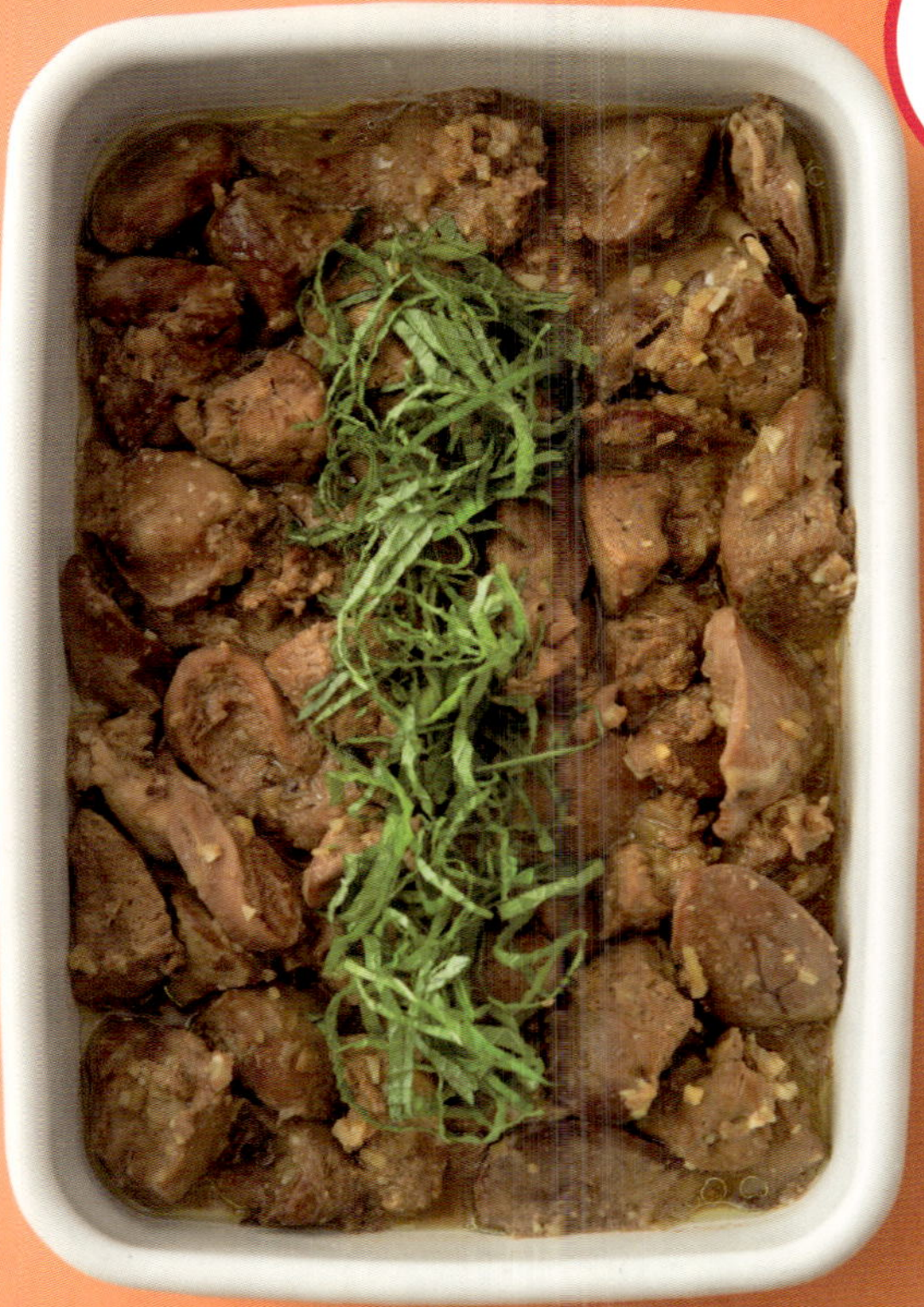

冷蔵3日

糖質
2.2g

脂質
3.4g

たんぱく質
19.8g

材料（作りやすい分量）

鶏レバー…300～350g
にんにく…1かけ
しょうが…1かけ
みそ…大さじ1.5
酒…大さじ2
しょうゆ…小さじ2
大葉…2～3枚

作り方

1 レバーは一口大に切ってボウルに入れ、流水で洗い流し、5分ほど水に浸けておく。
2 レバーを浸けている間に、にんにくとしょうがをみじん切りにする。レバーの水を切る。
3 鍋にレバーとにんにく、しょうが、みそ、酒、しょうゆを入れて（みそは溶かす）、火にかけ、弱火で水気がなくなるまで煮る。
4 盛りつけ、ちぎった大葉をちらす。

鶏レバーのボロネーゼ

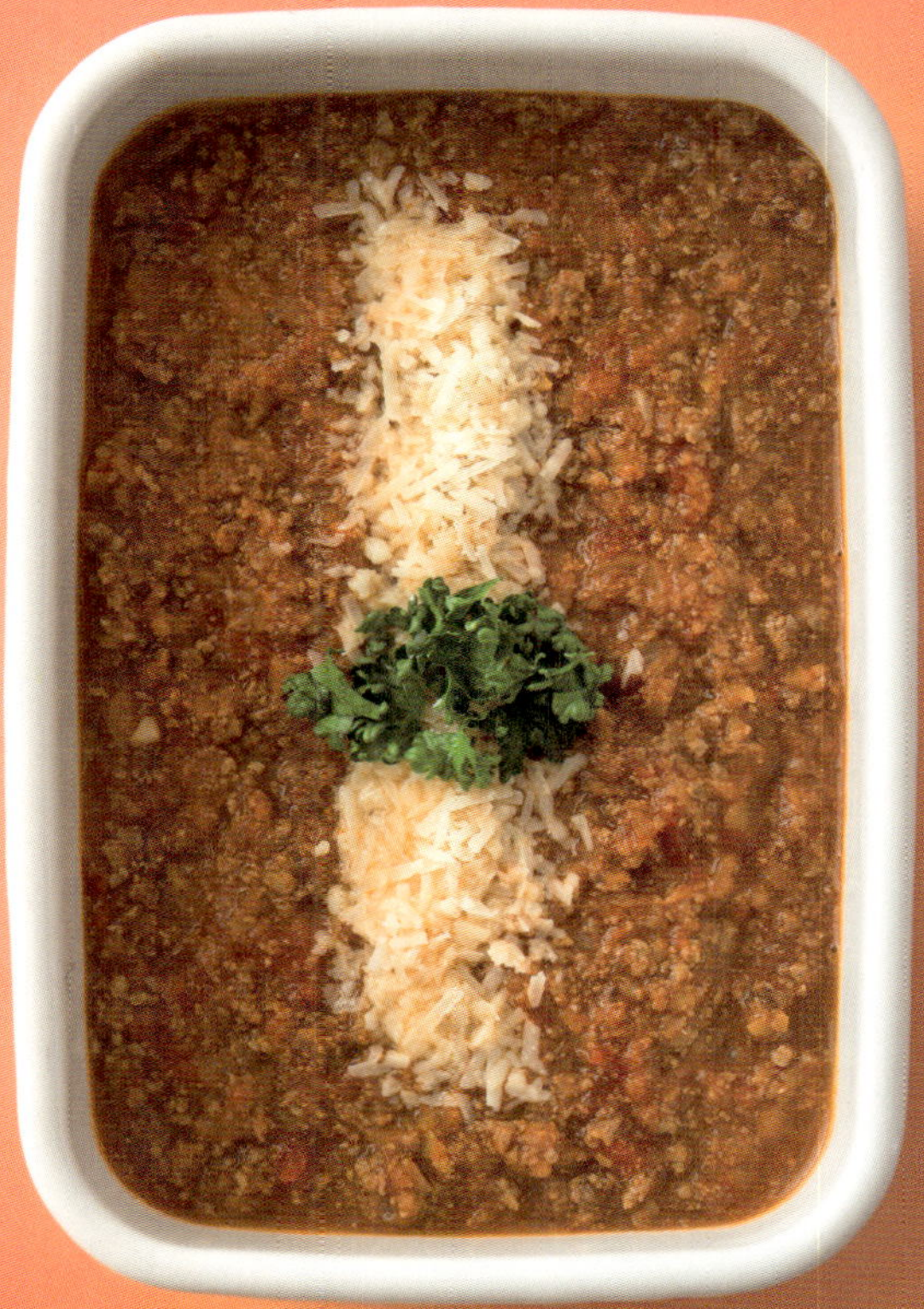

冷蔵4日

冷凍3週間

糖質
9.4g

脂質
6.9g

たんぱく質
22.6g

材料（作りやすい分量）

鶏レバー…250〜300g
にんにく…2かけ
玉ねぎ…1/2個
にんじん…1本
トマト缶（ホール）…1缶
水…100cc
塩…小さじ1/3
こしょう…少々
パルメザンチーズ…大さじ2

作り方

1. レバーは一口大に切ってボウルに入れ、流水で洗い流し、5分ほど水に浸けておく。
2. 鍋にお湯を沸かし、レバーをさっと茹で、冷ます。
3. にんにく、玉ねぎ、にんじんはみじん切りにする。レバーもみじん切りにする（フードプロセッサー可）。
4. フライパンに牛脂（材料外）を熱し、3の野菜とレバーをさっと炒める。
5. トマト缶（くずしながら）と水、塩、こしょうを加えて煮る。沸騰したら弱火にして5分ほど煮込む。
6. パルメザンチーズを加えて混ぜ、火を止める。

に 鶏ハツとエリンギにんにく

冷蔵3日

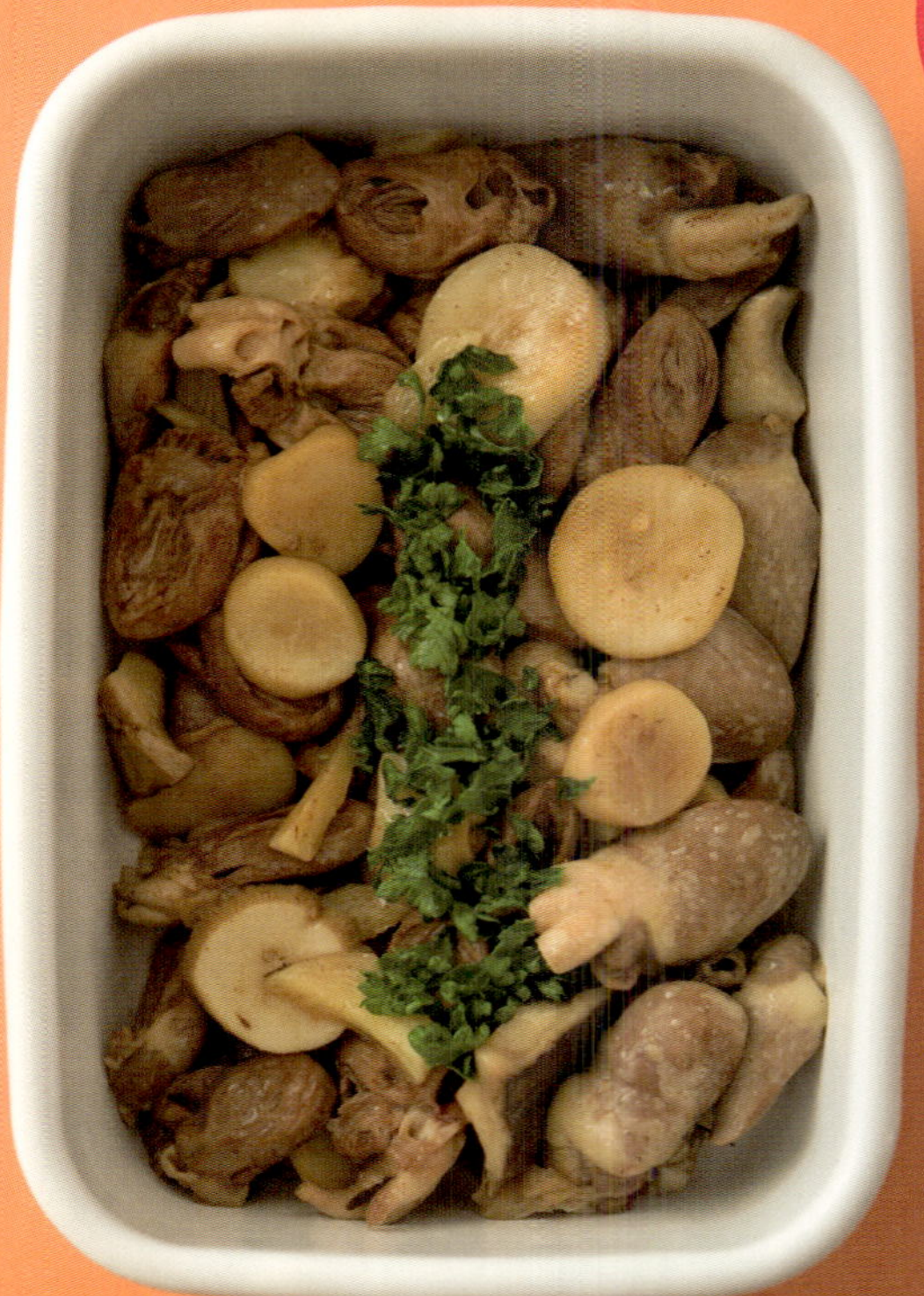

糖質
2.1g

脂質
17.7g

たんぱく質
16.3g

材料（作りやすい分量）

鶏ハツ…200g
エリンギ…1パック
にんにく…2かけ
塩…2〜3つまみ
しょうゆ…小さじ1/2
こしょう…少々

作り方

1 にんにくはみじん切りにする。エリンギは輪切りにする。ハツは半分に切る。
2 フライパンに牛脂（材料外）をひき、ハツとにんにくを炒める。ハツの表面に火が通ったら、エリンギを加えて炒める。
3 火が通ったら、塩、こしょう、しょうゆで味つけする。

茹で砂肝の中華和え

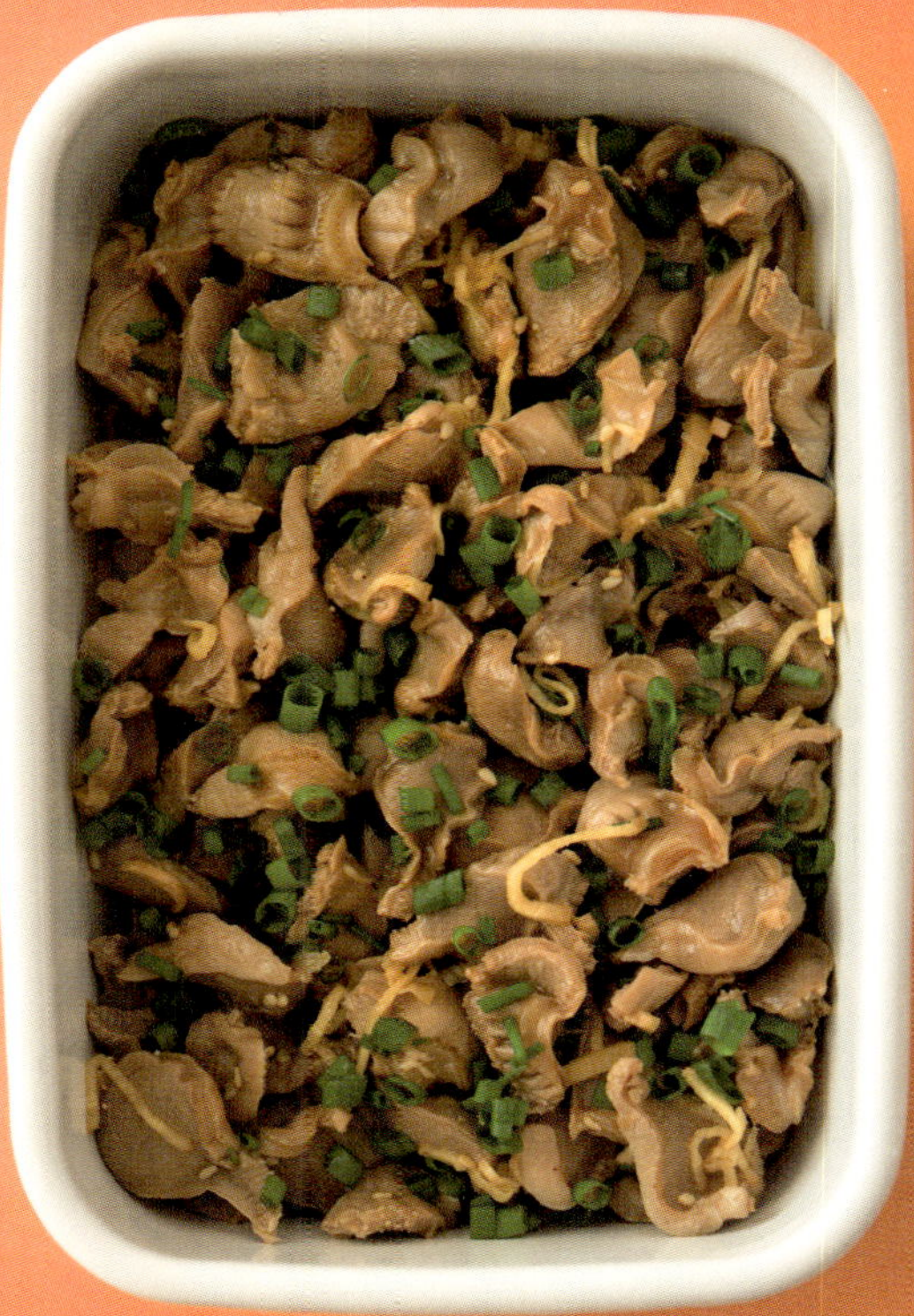

冷蔵**5**日

冷凍**2**週間

糖質
0.6g

脂質
3.4g

たんぱく質
18.8g

材料（作りやすい分量）

砂肝…300〜400g
日本酒…小さじ１くらい
A しょうが…１かけ
しょうゆ…大さじ３
酢…大さじ1.5
ごま…小さじ１
ごま油…小さじ１
こしょう…少々
小ねぎ……たっぷり

作り方

1 しょうがは千切りにし、Aはボウルで混ぜておく。砂肝は5mmくらいの薄切りにし、日本酒をまぶしておく。
2 鍋にお湯を沸かして、砂肝を２分ほど茹でる。ザルにあげ、水気を切る。
3 砂肝が熱いうちに、Aのボウルで和える。
4 盛りつけ、小ねぎをたっぷりのせる。

わ

ひじきの炊き込みご飯

冷蔵 2 日

冷凍 3 週間

糖質
53.8g

脂質
0.9g

たんぱく質
4.9g

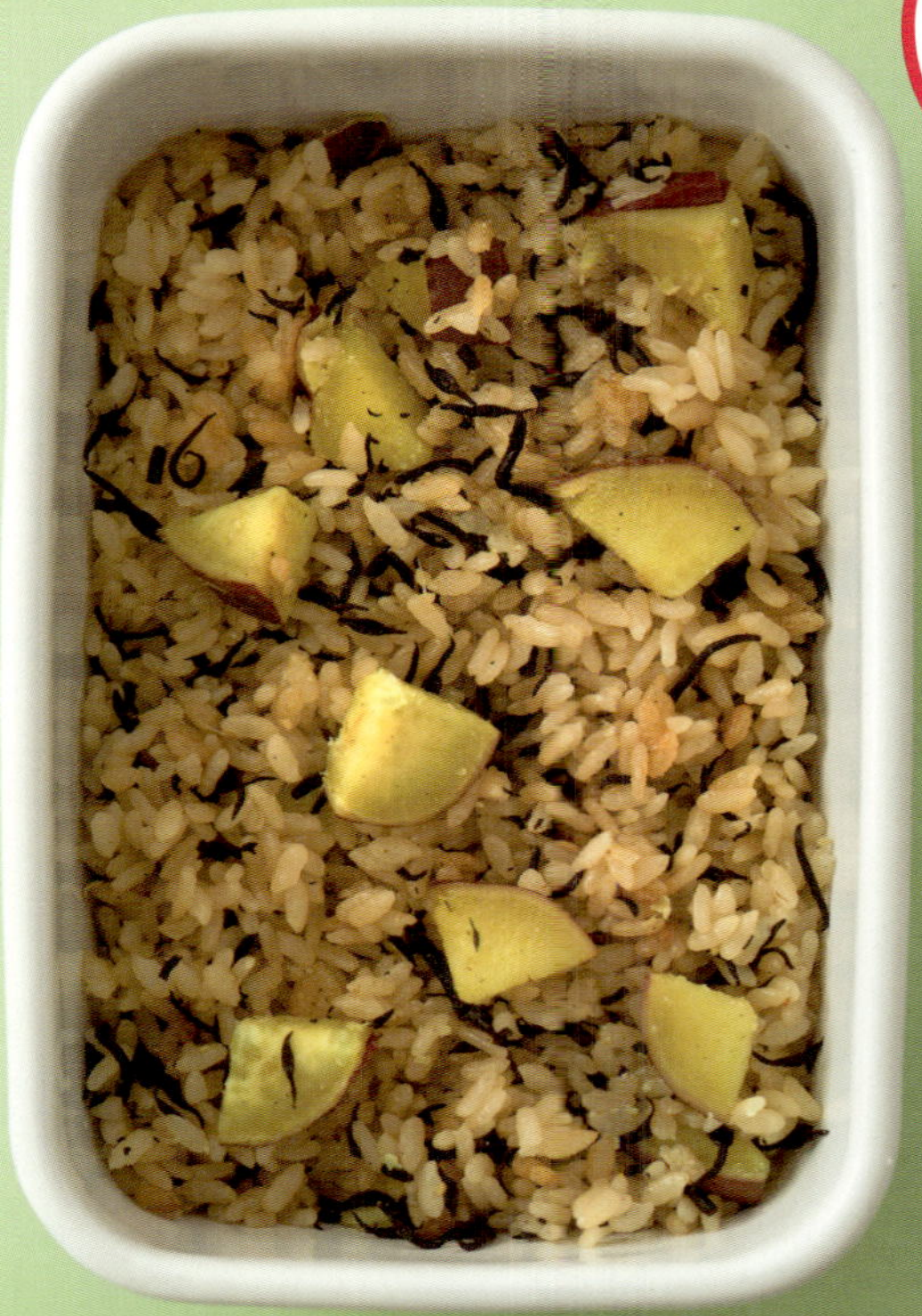

材料（2合分）

米…2合

A
- しょうゆ…大さじ2
- みりん…大さじ2
- かつおぶしまたはかつおぶし粉…3g

乾燥ひじき…10〜15g

さつまいも…小1本

しょうが…ひとかけ

水…約300ml

作り方

1 米を洗って水を切っておく（時間があれば30分〜1時間浸水させ、水気を切っておく）。ひじきはさっと洗う。さつまいもは2cm幅のいちょう切り、しょうがはみじん切りにする。

2 炊飯器に、米とAを入れる。2合の目盛りまで水を加える。

3 ひじきとさつまいもとしょうがを上に広げてのせ、炊飯器のスイッチをセットして炊く。

ひじきとれんこんの梅炒め

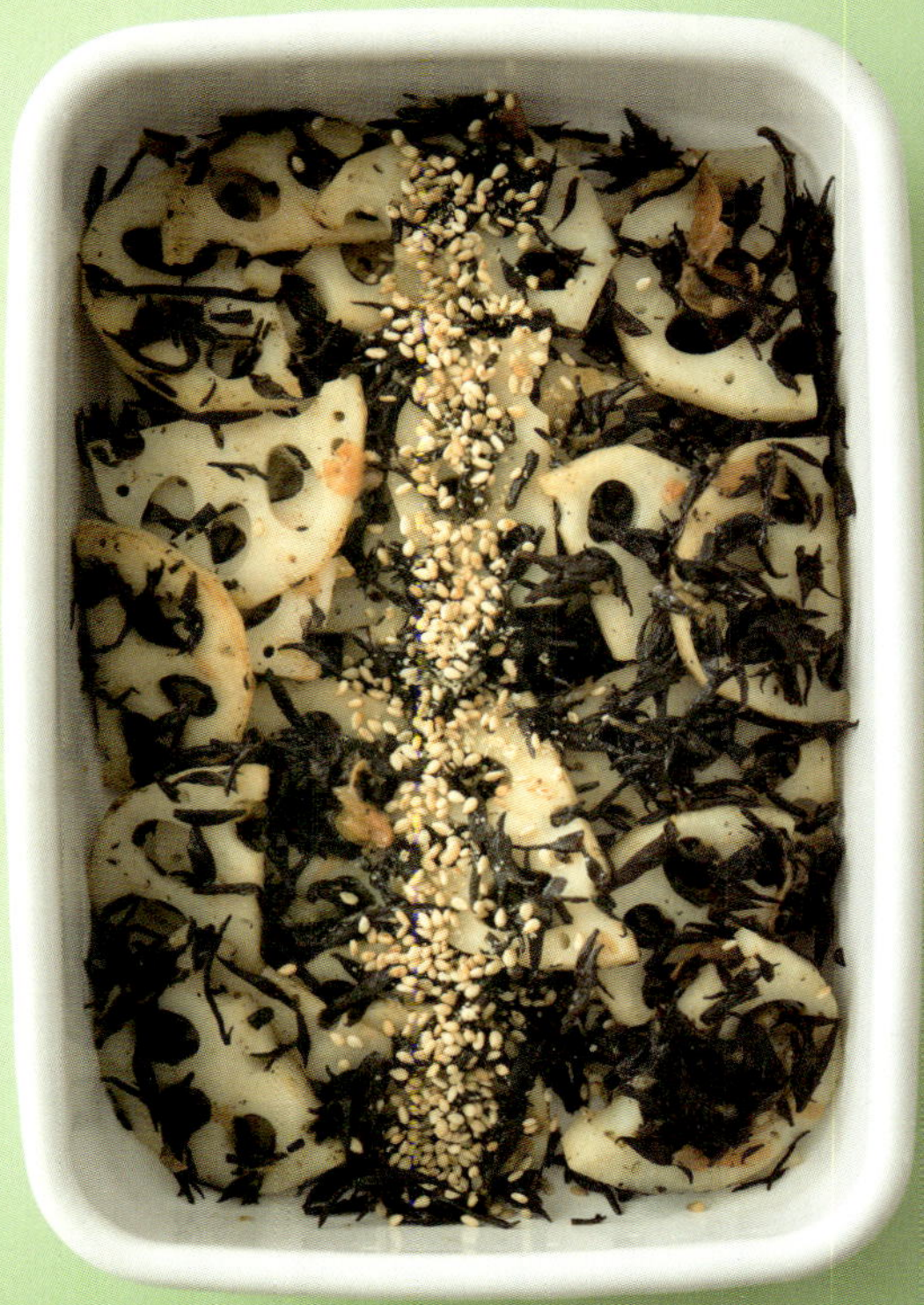

冷蔵4日

冷凍3週間

糖質
14.9g

脂質
0.8g

たんぱく質
2.7g

材料（作りやすい分量）

乾燥ひじき…20g
れんこん…400g
A
- 梅干し…梅肉大さじ1
- しょうゆ…小さじ2
- みりん…小さじ2
- 水…大さじ1
- 白ごま…小さじ1

塩…適量

作り方

1 ひじきは10分ほど水に浸けて戻す。れんこんは3mmほどのいちょう切りにする。梅干しは種を取り、包丁でたたく。Aは合わせておく。

2 フライパンに牛脂（材料外）を熱し、れんこんを炒める。火が通ったらひじきとAを加えて炒め合わせる。水気がなくなるまで炒め、味をみて、塩を加える。

や

ブロッコリーの桜エビ炒め

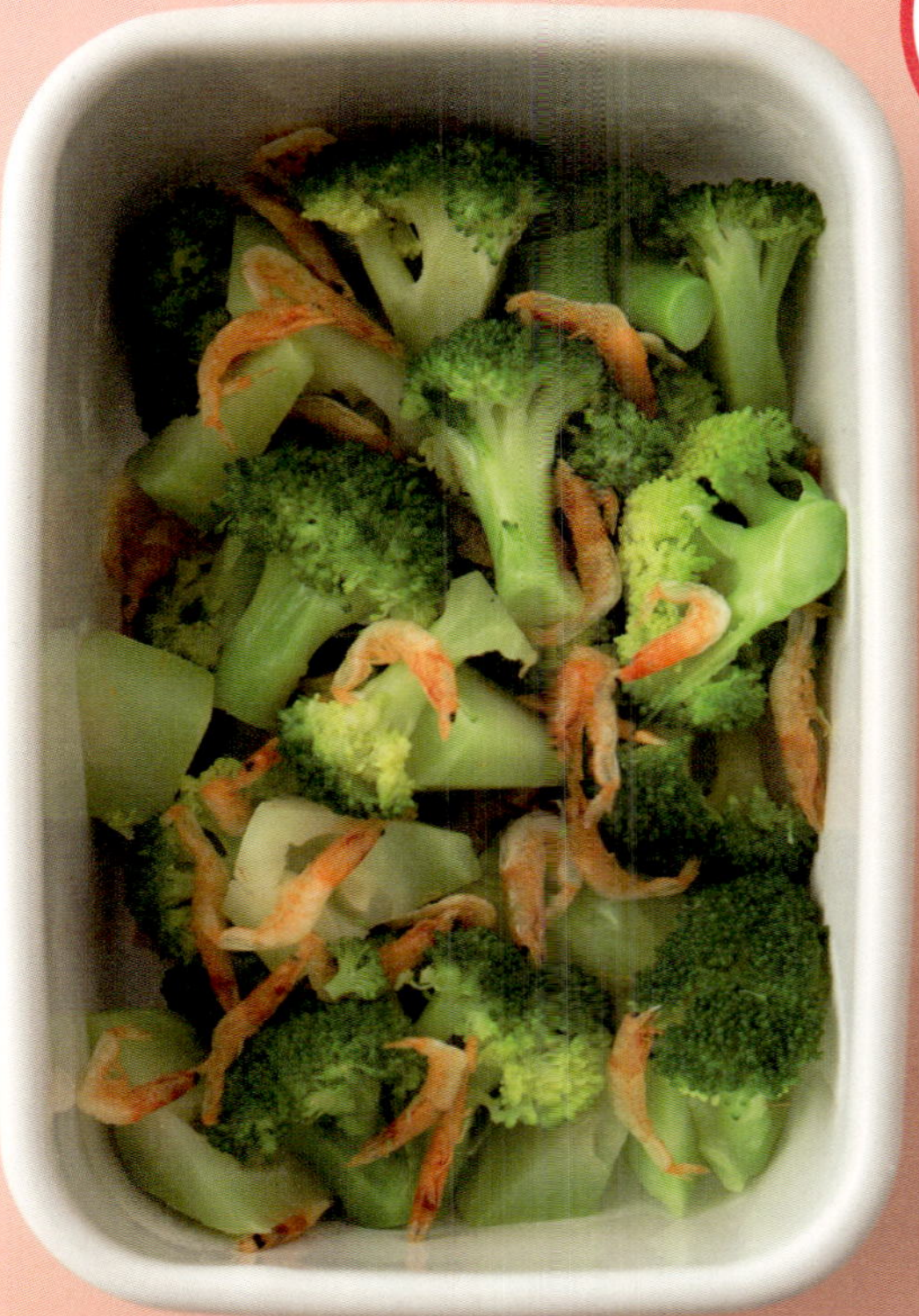

冷蔵3日

糖質
0.3g

脂質
2.2g

たんぱく質
2.6g

材料（作りやすい分量）

ブロッコリー…1株
水…大さじ2
塩…ふたつまみ
桜エビ…5g

作り方

1 ブロッコリーは小房に分ける。
2 フライパンにブロッコリー、水、塩を入れてフタをして加熱する。沸騰してから1分ほど転がしながら火を通す。
3 フライパンに残った水分は捨てる。牛脂（材料外）をフライパンにひき、桜エビを加えてさっと炒め合わせる。

ツナのブロッコリーサラダ

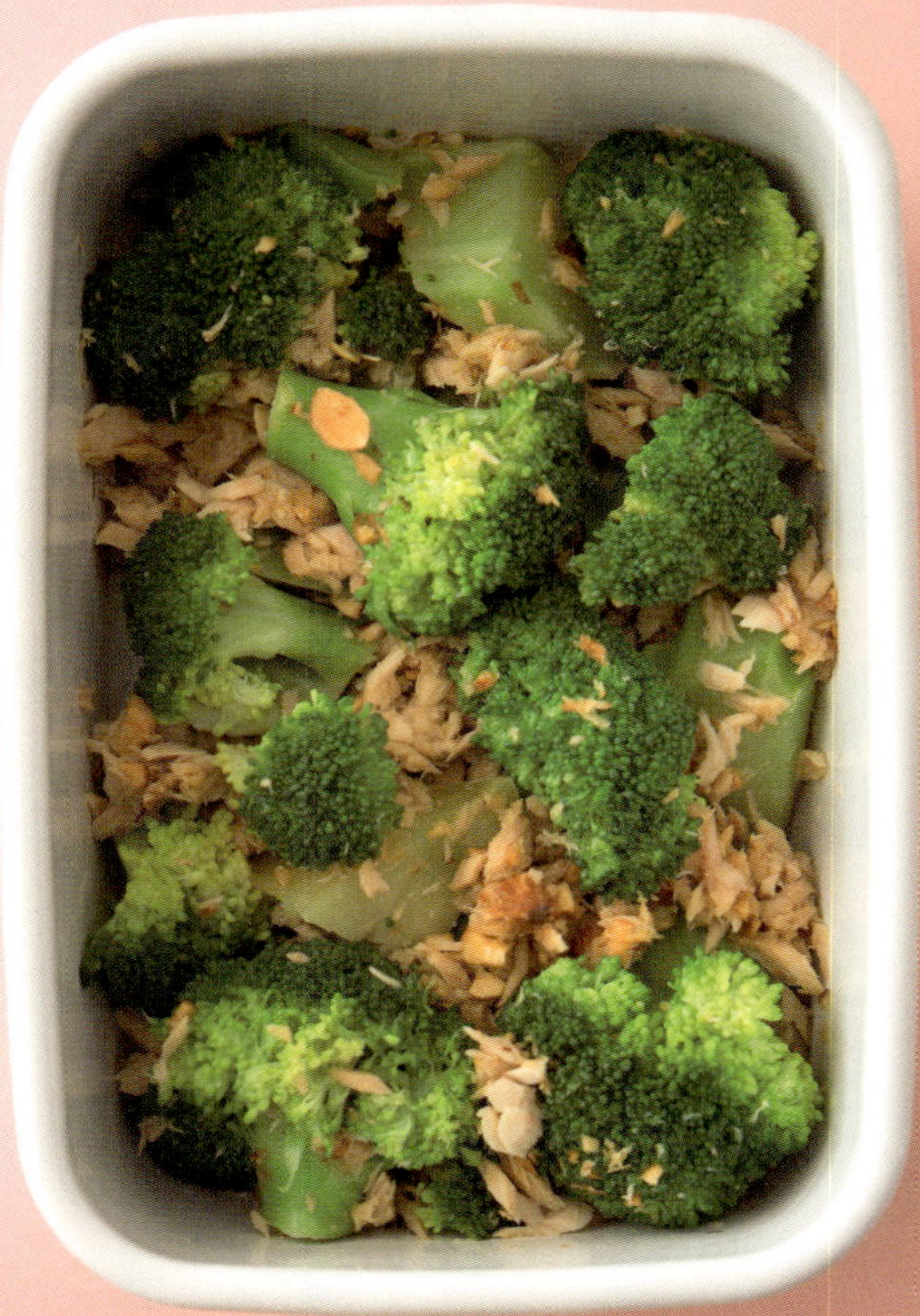

冷蔵3日

糖質
1.6g

脂質
3.0g

たんぱく質
6.9g

材料（作りやすい分量）

ブロッコリー…1株
水…大さじ2
塩…ひとつまみ
ツナ（ノンオイル・食塩不使用）…2缶
アーモンド…10粒
しょうゆ…大さじ1
はちみつ…小さじ1
レモン汁…大さじ1/2
オリーブオイル…小さじ1

作り方

1. ブロッコリーは小房に分ける。アーモンドは袋などに入れてたたいて砕くか包丁で刻む。
2. フライパンにブロッコリー、水、塩を入れてフタをして加熱する。沸騰してから1分ほど、転がしながら火を通す。
3. ボウルに材料をすべて入れ、混ぜる。

や

豆苗のペペロンチーノ

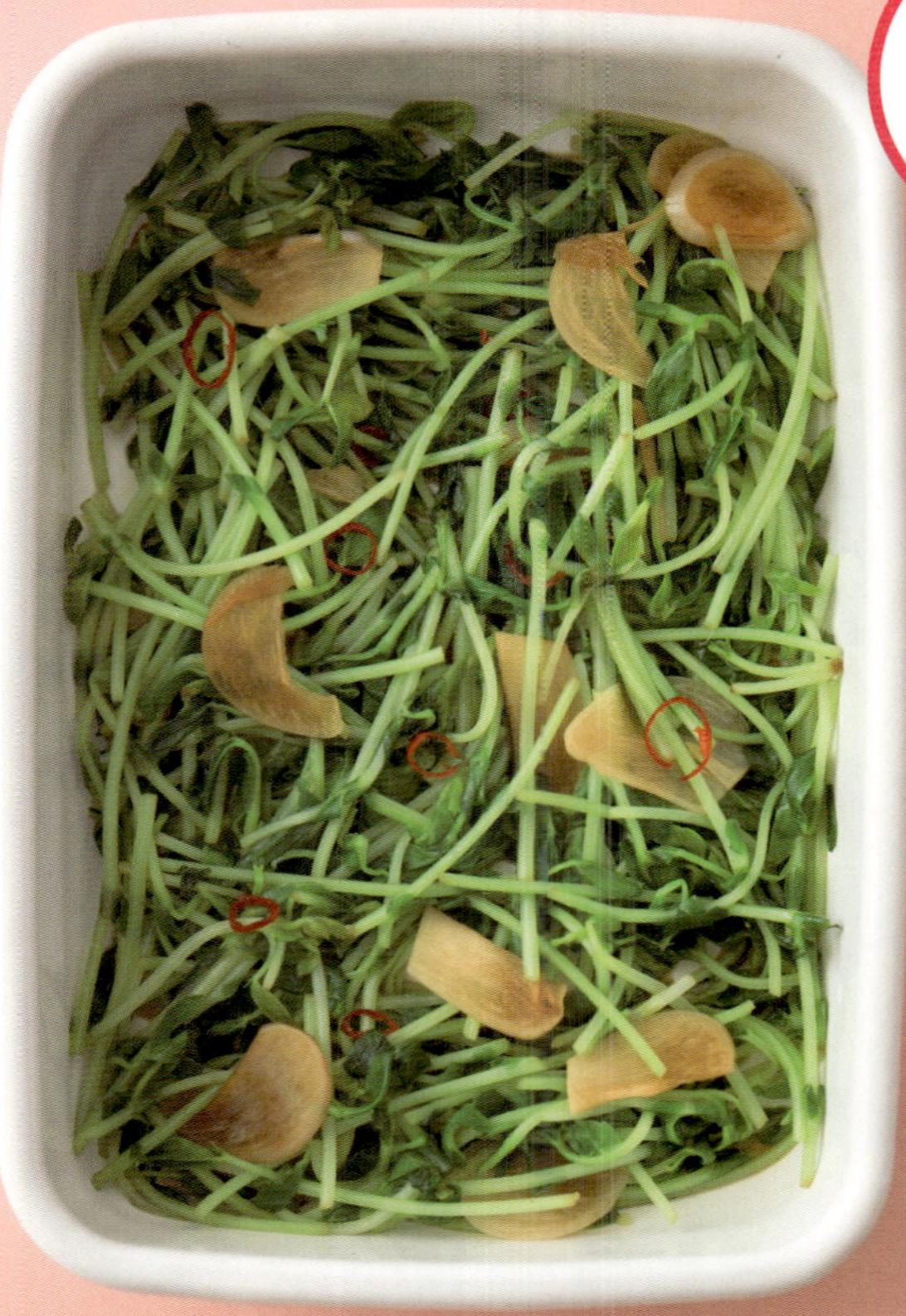

冷蔵3日

糖質
1.0g

脂質
2.2g

たんぱく質
2.0g

材料（作りやすい分量）

豆苗…1パック
にんにく…1かけ
輪切り唐辛子…少々
塩…小さじ$1/4$弱
こしょう…少々

作り方

1 豆苗は根元を切り、半分の長さに切る。にんにくは薄切りにする。
2 フライパンに牛脂（材料外）をひき、にんにくを弱火で熱する。
3 香りが出てきたら、輪切り唐辛子を入れて熱し、豆苗を入れる。
4 塩こしょうを振り、さっと炒める。

ほうれん草の切干大根和え

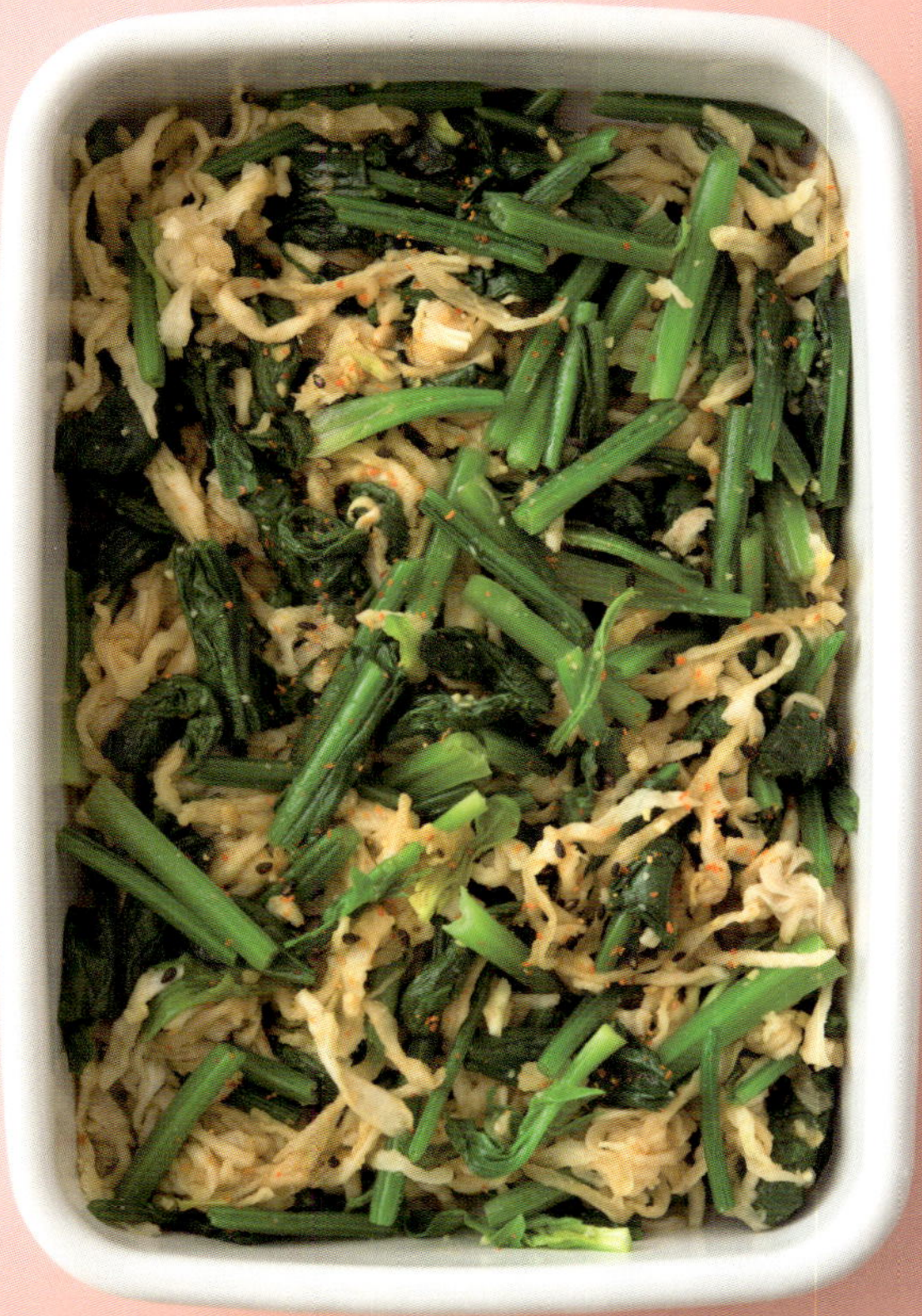

冷蔵4日

冷凍3週間

糖質
7.6g

脂質
3.3g

たんぱく質
4.3g

材料（作りやすい分量）

ほうれん草…1把
切干大根…30g
白ごま…小さじ1
かつおぶし…1g
A みそ…小さじ1.5
しょうゆ…大さじ1.5
はちみつ…大さじ2
ごま油…小さじ½
七味唐辛子…適量

作り方

1 切干大根は流水で洗い、水気を切っておく。長ければ食べやすい長さに切る。

2 沸騰させたお湯に塩（分量外）をひとつまみ入れ、ほうれん草を茹で、色が変わったらすぐに取り出してさっと水に通してしぼり、広げておく。

3 ほうれん草を5cmほどの長さに切る。ボウルに混ぜ合わせたA、ほうれん草、切干大根、白ごま、かつおぶしを入れてよく混ぜる。

や

小松菜じゃこのごまナムル

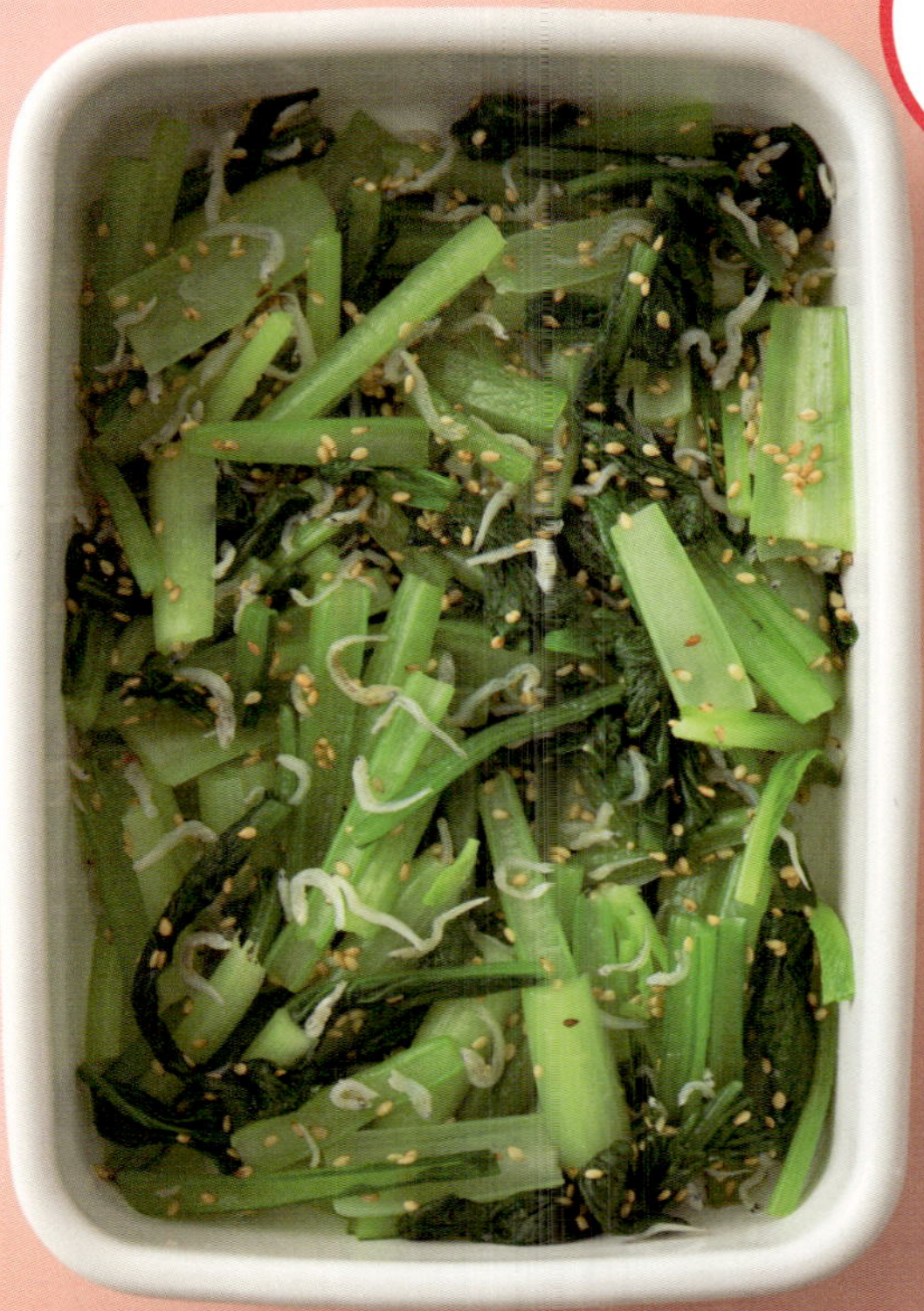

冷蔵4日

冷凍3週間

糖質
0.8g

脂質
3.4g

たんぱく質
3.3g

材料（作りやすい分量）

小松菜…1袋
ちりめんじゃこ…大さじ2〜3
にんにく…$\frac{1}{2}$かけ
塩…2〜3つまみ
ごま油…小さじ1
しょうゆ…小さじ$\frac{1}{2}$
白ごま…大さじ1

作り方

1 沸騰させたお湯に塩（分量外）を入れ、小松菜を茹でてしっかり水気を切り、5cmほどの長さに切る。にんにくはすりおろす。
2 ボウルに小松菜、ちりめんじゃこ、にんにくすりおろし、塩、ごま油、しょうゆ、白ごまを入れてよく混ぜ合わせる。味をみて、塩で調整する。
3 冷蔵庫で冷やす。

にんじんのヨーグルトサラダ

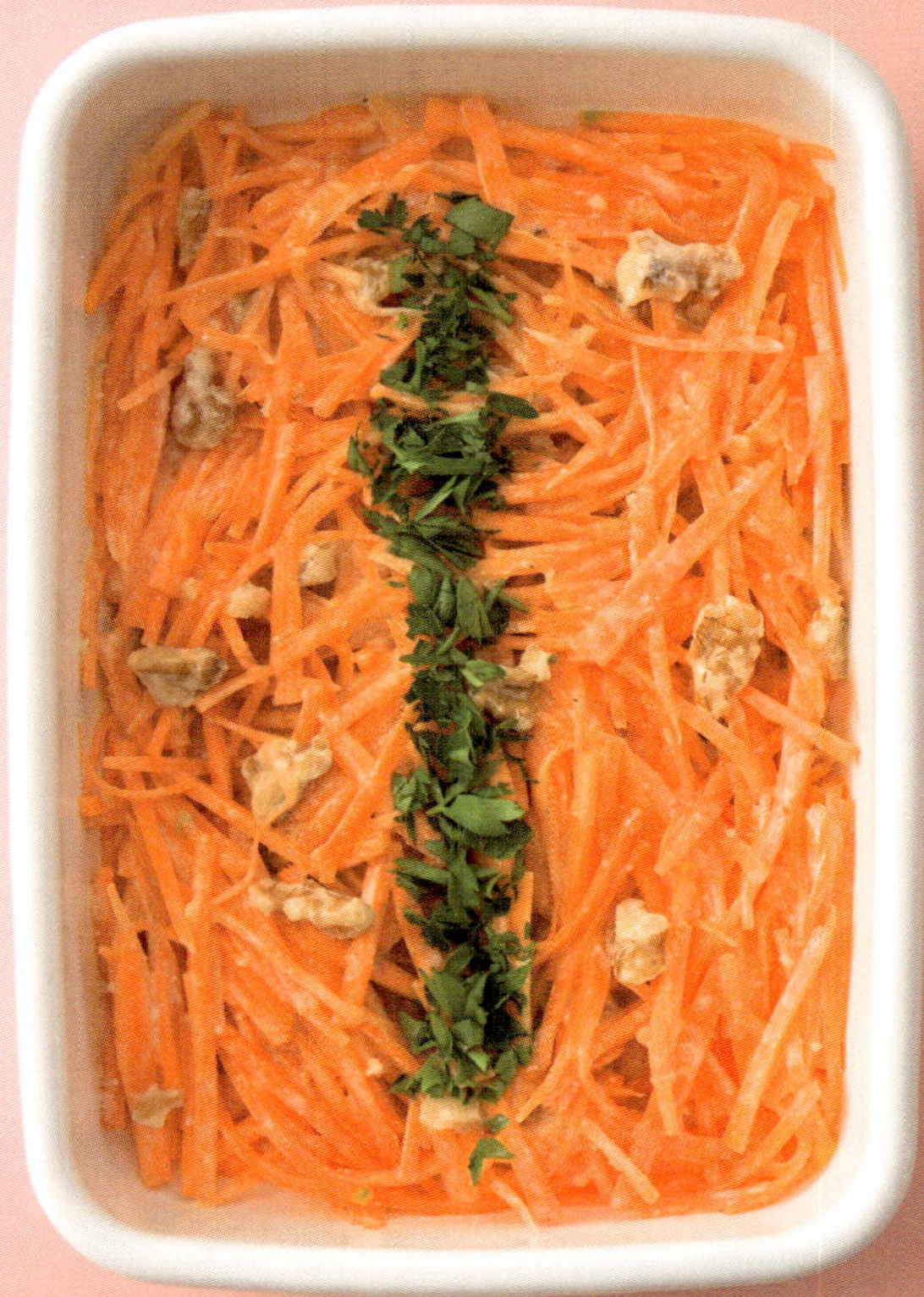

冷蔵3日

糖質
3.8g

脂質
8.8g

たんぱく質
1.5g

材料（作りやすい分量）

にんじん…１本
塩…ふたつまみ
くるみ…20g（10かけくらい）
A
- ヨーグルト…大さじ２
- オリーブオイル…大さじ２
- 酢（あればワインビネガーやバルサミコ酢）…小さじ２
- 塩…ひとつまみ

パセリ…少々

作り方

1. にんじんは千切りにして塩を揉み込む。水が出るので、しっかりしぼる。くるみは細かめに砕く。
2. Aを混ぜ、にんじんとくるみを入れてさらに混ぜる。
3. パセリなどあればちらす。

さ

ブリと野菜の甘酢炒め

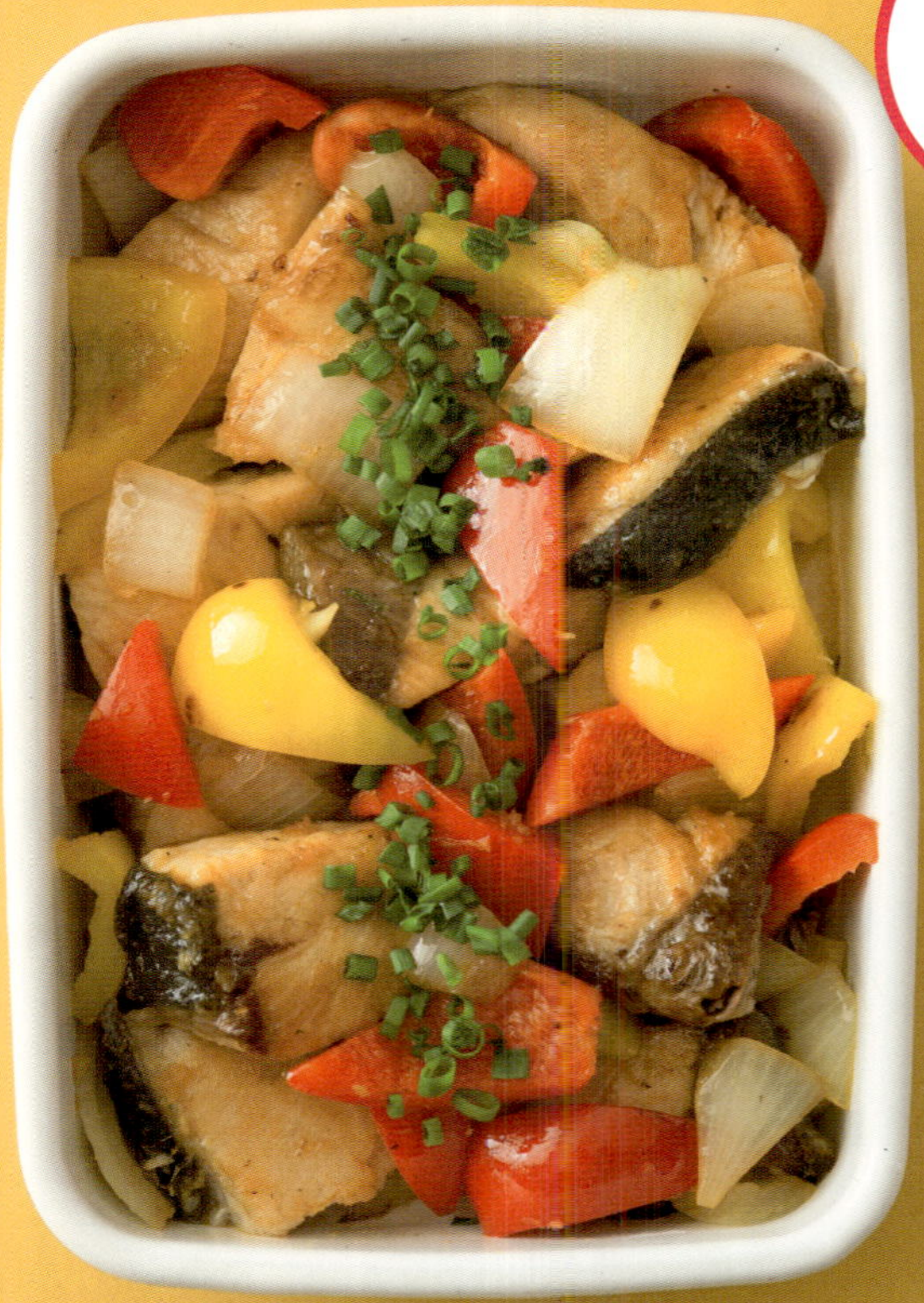

冷蔵4日

冷凍3週間

糖質
11.3g

脂質
22.8g

たんぱく質
22.7g

材料（作りやすい分量）

ブリ…4切れ
塩…少々
片栗粉…適量
玉ねぎ…½個
赤・黄パプリカ…各1個
A しょうが…1かけ
酢…大さじ1
みりん…大さじ1
しょうゆ…大さじ1

作り方

1 ブリは一口大に切り、塩を振って10分ほど置き、さっと洗って水気をペーパーでふき取り、片栗粉を薄くまぶす。玉ねぎ、パプリカは4cm角に切る。
2 しょうがはすりおろし、Aは混ぜておく。
3 フライパンに牛脂（材料外）を熱し、ブリを焼く。両面焼けたらブリを端に寄せ、野菜を炒める。
4 火が通ったら、Aを加えて絡めながら煮詰める。

サバのにんにくソテー

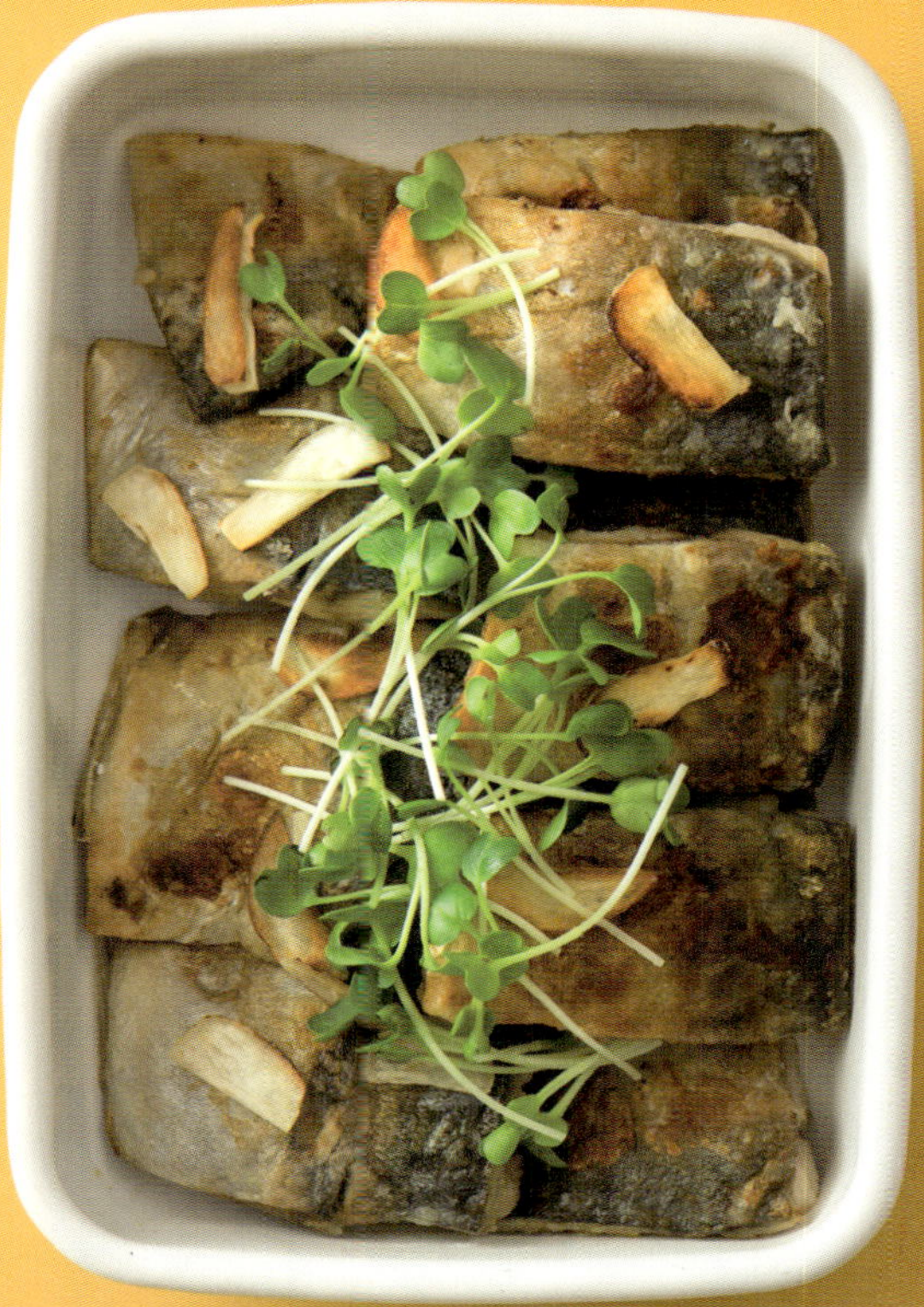

冷蔵3日

糖質
3.7g

脂質
18.8g

たんぱく質
21.0g

材料（作りやすい分量）

生サバ…4切れ
にんにく…1かけ
塩…少々
こしょう…少々
片栗粉…大さじ5程度
しょうゆ…大さじ1
粗びき黒胡椒（あれば）
　…お好みで
ドライパセリ（あれば）
　…お好みで

作り方

1 サバは半分に切り、塩を振って10分ほど置き、出てきた表面の水分をペーパータオルで挟んでとる。塩こしょうを振り、薄く片栗粉をまぶす。にんにくは2mmほどの薄切りに。
2 フライパンに牛脂（材料外）をひいて、にんにくを弱火で熱し、こんがりしたら取り出して皿に盛る。
3 サバは皮目を下にして焼き、途中で裏返して中まで火を通す。取り出して皿に盛る。
4 3のフライパンにしょうゆを加えて熱し、3の上からかける。あればパセリ、こしょうを振る。

さ

タラの香味野菜あん

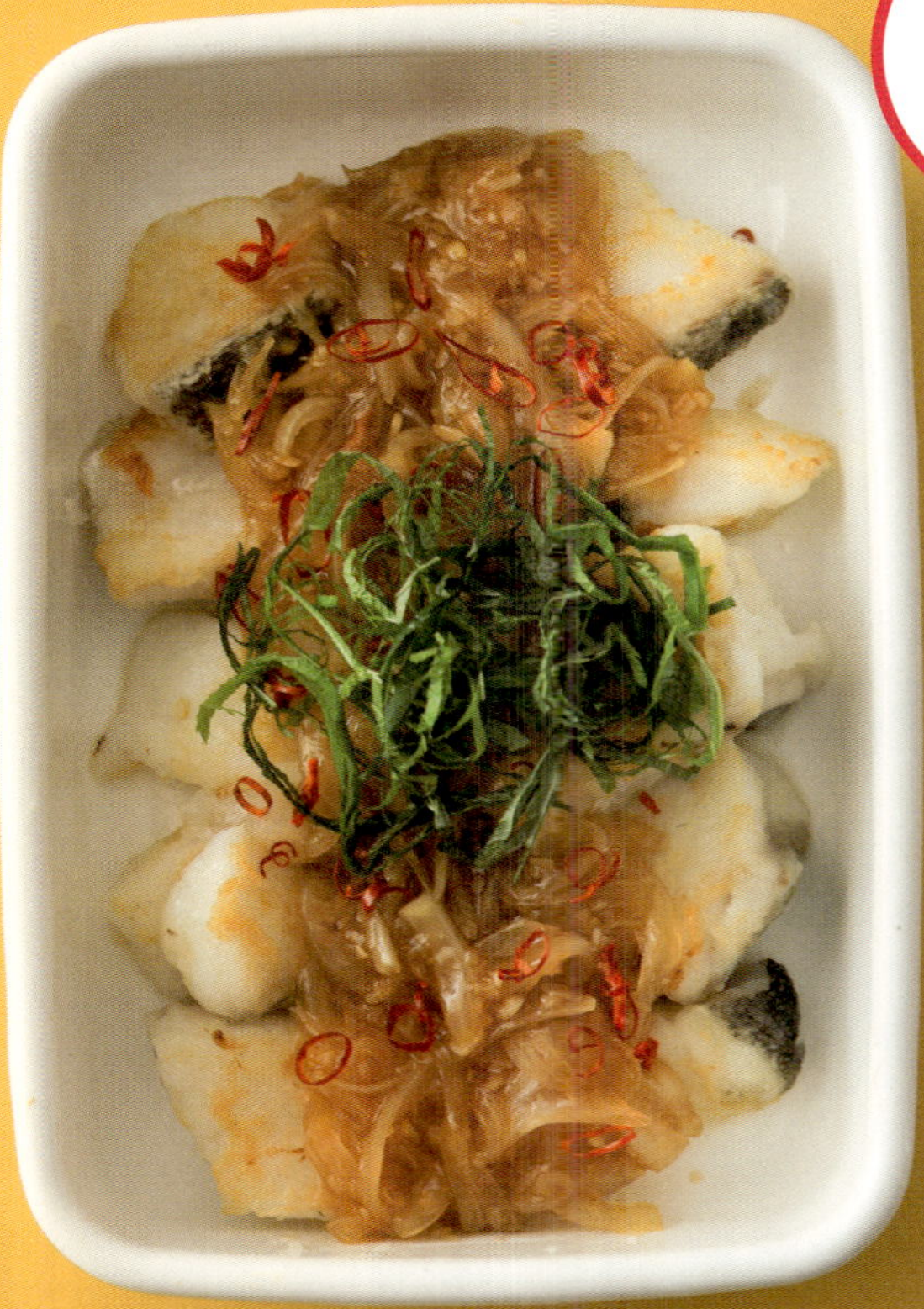

冷蔵4日

糖質
5.6g

脂質
4.2g

たんぱく質
18.1g

材料（作りやすい分量）

タラ…4切れ
塩…ふたつまみ
A 玉ねぎ…1/4個
　にんにく…1かけ
　しょうが…1かけ
　輪切り唐辛子（あれば）…少々
大葉…3〜4枚
片栗粉…大さじ3くらい
B 酢…大さじ2
　みりん…大さじ1
　しょうゆ…大さじ1

作り方

1 タラは骨をとり、食べやすい大きさに切る。塩を振ってペーパータオルでくるみ、5分ほど置く。
2 玉ねぎは薄切り、にんにくとしょうがはみじん切り、大葉は千切りにする。
3 タラに片栗粉を薄くまぶす。フライパンに牛脂（材料外）を溶かしてタラを焼き、焼けたら容器に取り出す（余分な油はキッチンペーパーでとる）。
4 Aを炒める。玉ねぎがしんなりしたら、Bを入れてさっと混ぜる。
5 弱火にして、小さじ1の水溶き片栗粉（材料外）を混ぜながら入れてとろみをつけ、タラにかける。

えび・ブロ・ナンプラー

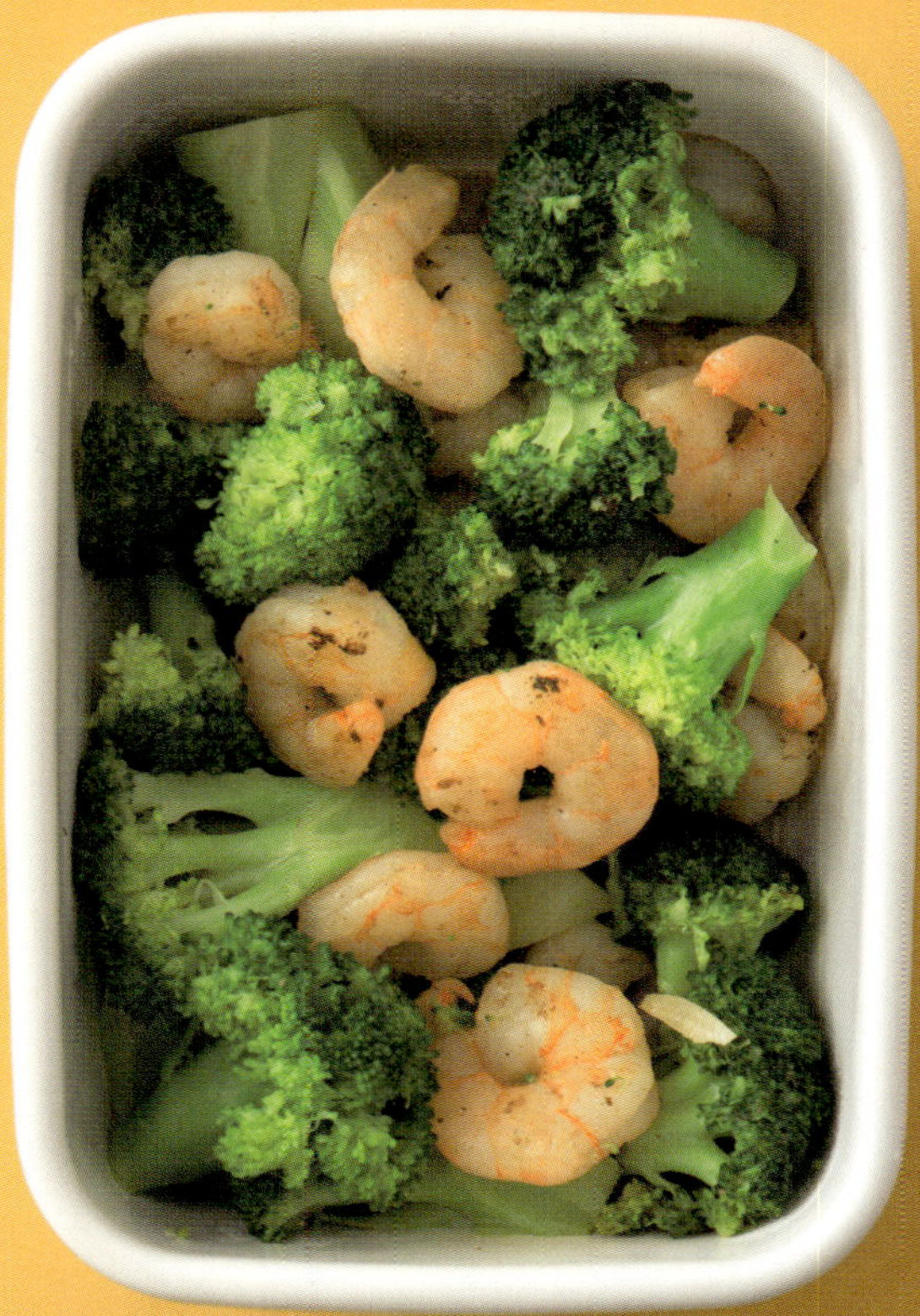

冷蔵3日

糖質
4.2g

脂質
2.8g

たんぱく質
21.5g

材料（作りやすい分量）

むきえび（冷凍でも可）
…300gくらい
片栗粉…小さじ1
塩…ひとつまみ
ブロッコリー…1株
塩…小さじ1/4
水…大さじ2
にんにく…1かけ
ナンプラー…大さじ2/3

作り方

1 えびは殻をむき、背わたをとって、塩と片栗粉をまぶし、なじませて洗い流す。
2 ブロッコリーは一口大に切る。にんにくはみじん切りにする。
3 フライパンに塩と水を熱し、ブロッコリーを蒸し茹でする。色が変わったら水を捨て、いったん取り出す。
4 牛脂（材料外）をフライパンにひき、にんにくを熱する。香りが出てきたら、えびを炒める。火が通ったらブロッコリーとナンプラーを加えてさっと和える。

し

きのこそぼろ

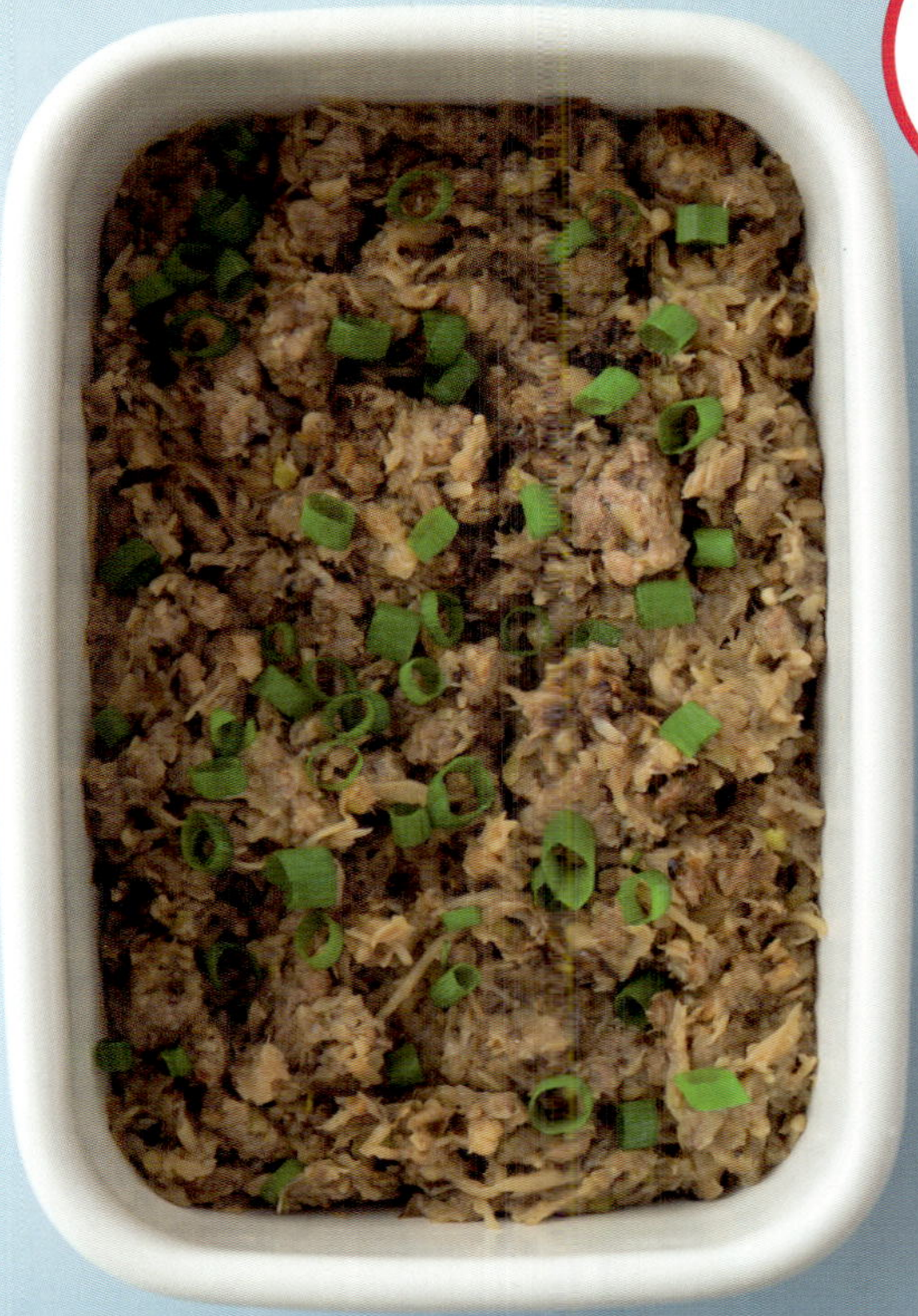

冷蔵7日

冷凍3週間

糖質
5.8g

脂質
6.1g

たんぱく質
10.4g

材料（作りやすい分量）

合挽き肉…100g
えのき…200g
しいたけ…２枚
長ネギ…１本
A
みそ…大さじ1
しょうゆ…小さじ1
みりん…大さじ1

作り方

1 えのき、しいたけ、長ネギはみじん切りにする。
2 フライパンを熱し、合挽き肉と1を中火で炒める。
3 合挽き肉の色が変わってきたら、ペーパータオルで脂をふき取る。
4 Aを加えて汁気がなくなるまで炒める。

手作りなめたけ

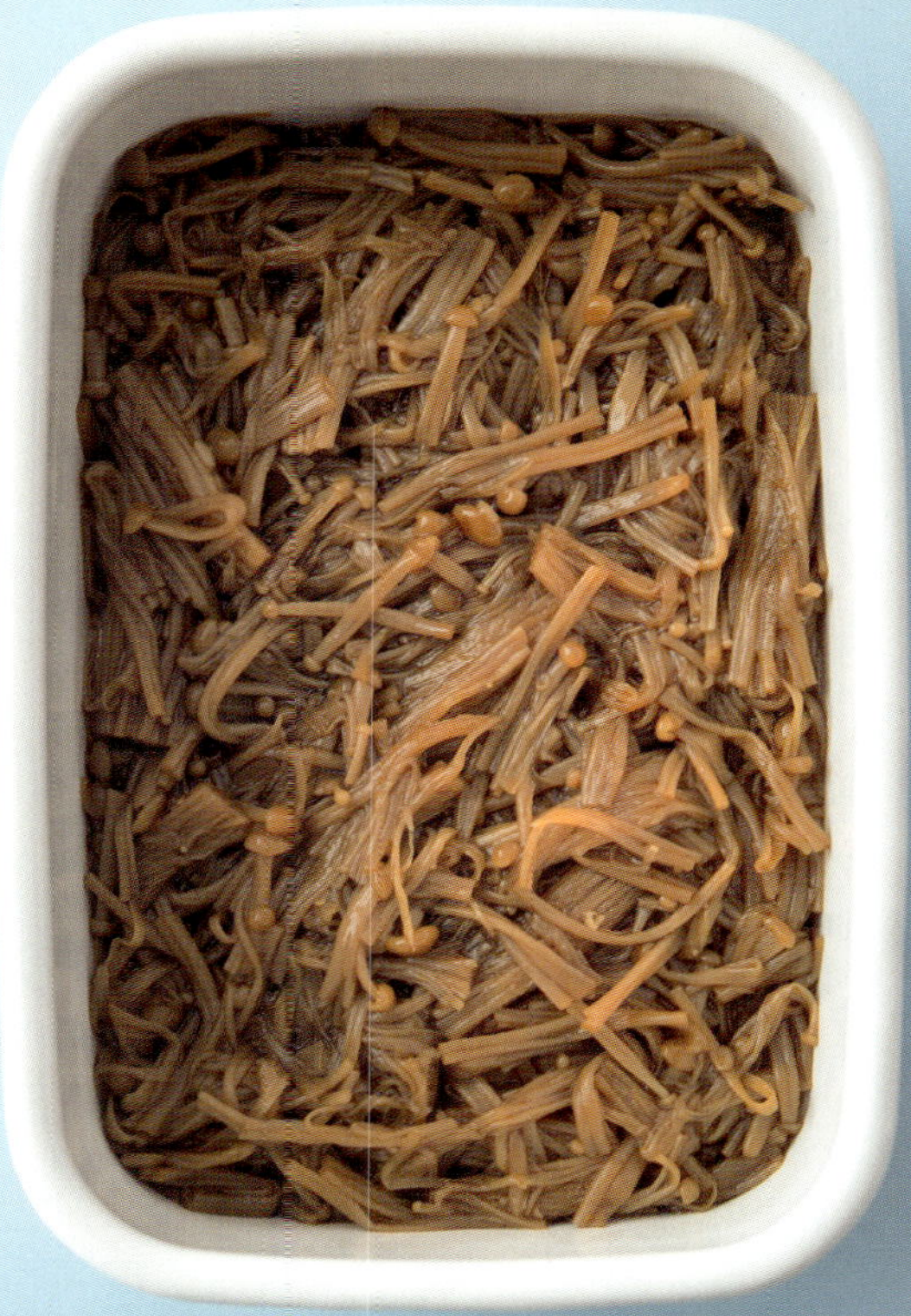

冷蔵7日

冷凍3週間

糖質
5.0g

脂質
0.1g

たんぱく質
1.8g

材料（作りやすい分量）

えのき…1袋
しょうゆ…大さじ2
みりん…大さじ2

作り方

1. えのきは根元を落とし、3等分に切る。
2. 鍋にえのき、しょうゆ、みりんを入れて、時々混ぜながら3〜5分ほど煮詰める。

※他のきのこを入れてもOK。

し

きのこのガーリックマリネ

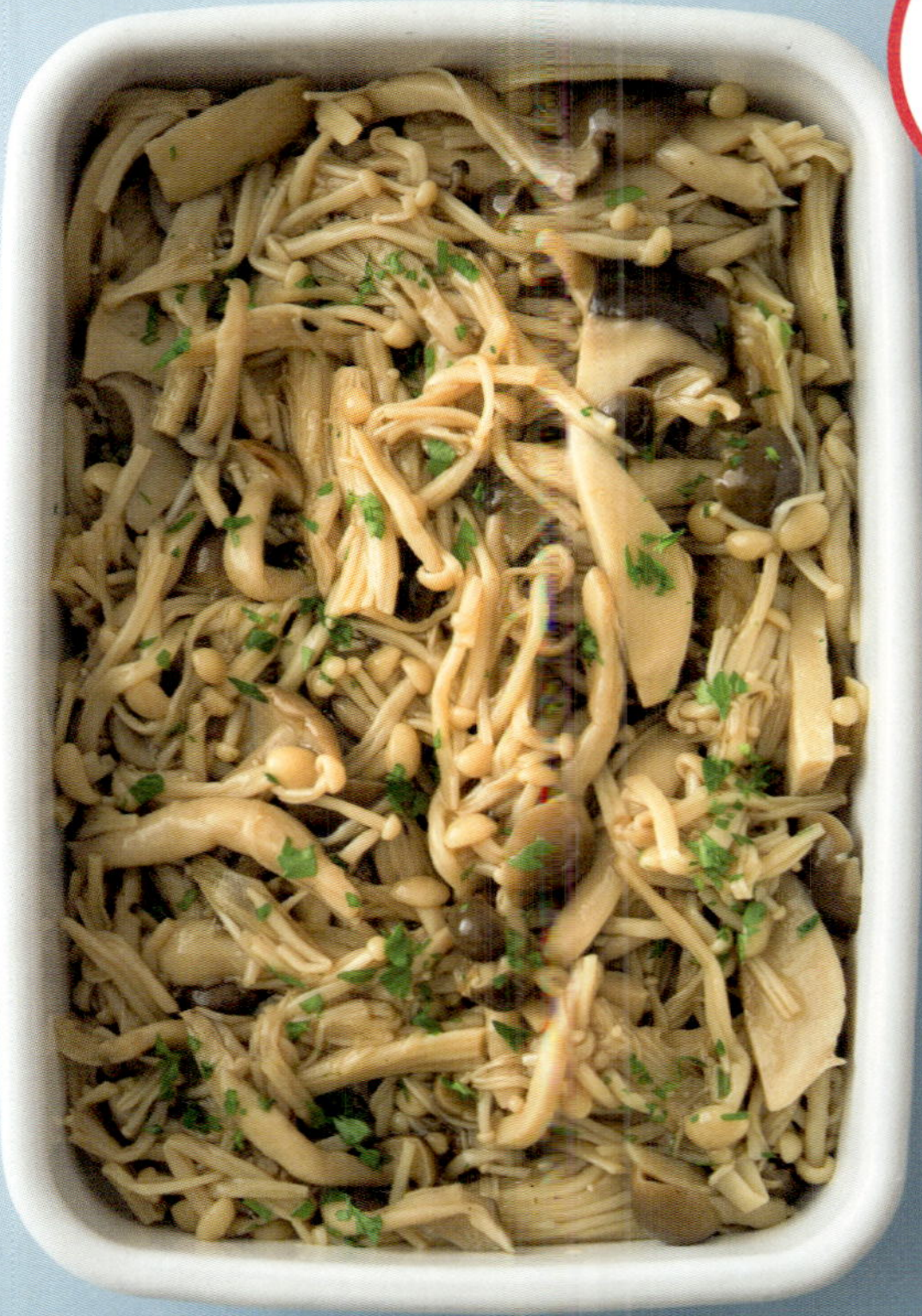

冷蔵7日

糖質
4.7g

脂質
2.6g

たんぱく質
4.5g

材料（作りやすい分量）

しめじ…1パック
えのき…1パック
エリンギ…1パック
にんにく…1かけ
塩…ひとつまみ
酢…大さじ2
しょうゆ…大さじ1
粗びき黒こしょう（あれば）…少々

作り方

1 きのこは石づきを落とし、食べやすい大きさに切る。にんにくは薄切りにする。
2 フライパンに牛脂（材料外）をひき、にんにくを炒め、香りが出てきたら、塩を加える。
3 フタをして加熱し、きのこのカサが減ってきたら酢としょうゆを加え、一煮立ちさせて火を止める。
4 塩、粗びき黒こしょうで味を調える。冷蔵庫で冷やしてもよい。

豆腐のおろしなめこあん

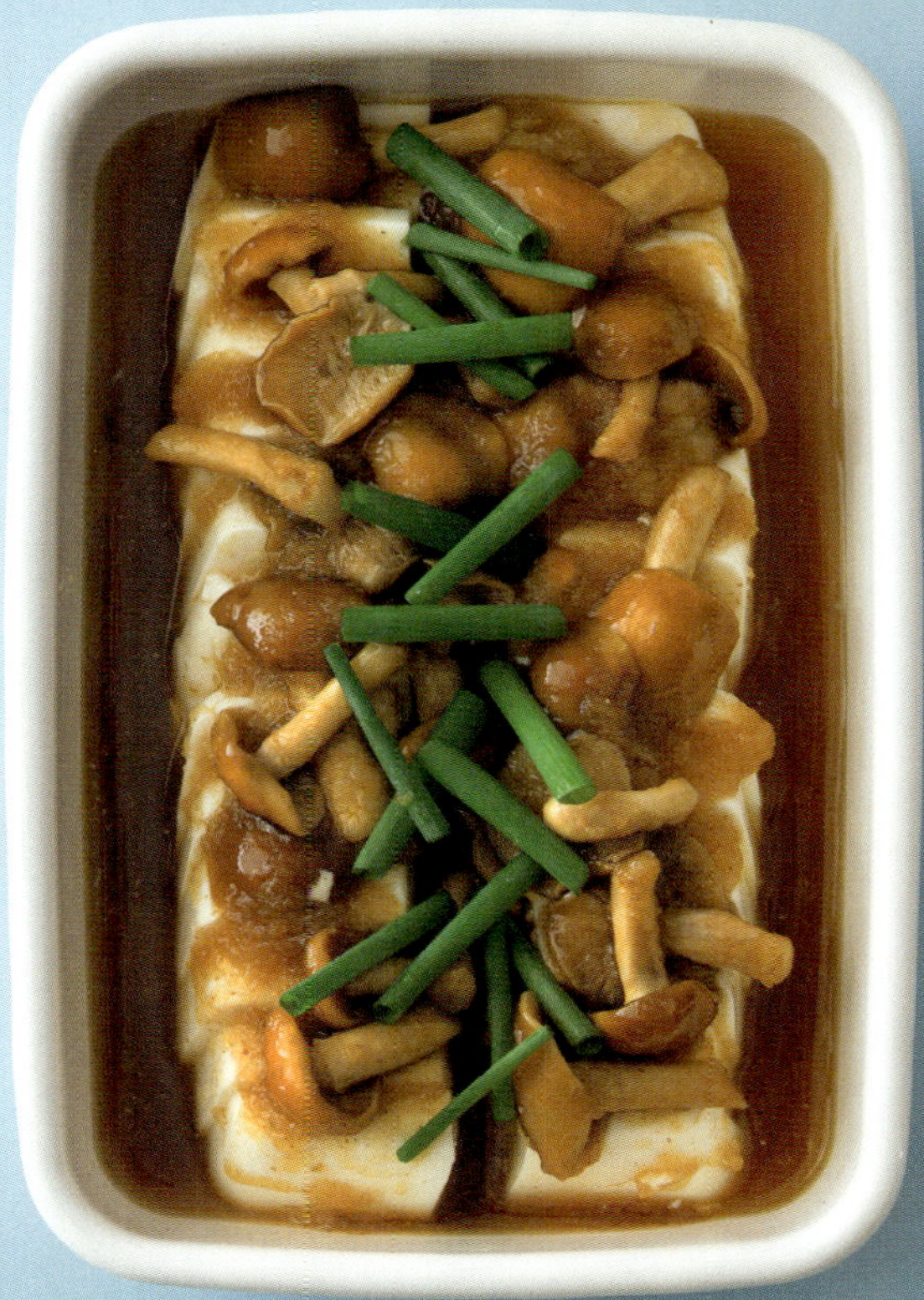

冷蔵3日

糖質
3.5g

脂質
2.2g

たんぱく質
4.8g

材料（作りやすい分量）

なめこ…1パック
絹豆腐…1丁
大根…5cm
みりん…大さじ1
しょうゆ…大さじ1
水…大さじ2
かつおぶし…3g
小ねぎ…お好みで

作り方

1. 大根は皮をむいておろす。豆腐は横半分に切って、1〜1.5cm幅に切る。
2. なめこは洗い、水を切り、鍋に入れて、みりん、しょうゆ、水、かつおぶしを入れて一煮立ちさせる。
3. 大根おろしを加えて全体を混ぜ、豆腐を加えて、温まるまで弱火で煮る。小ねぎをちらす。

い

さつまいもと豚の酸っぱ炒め

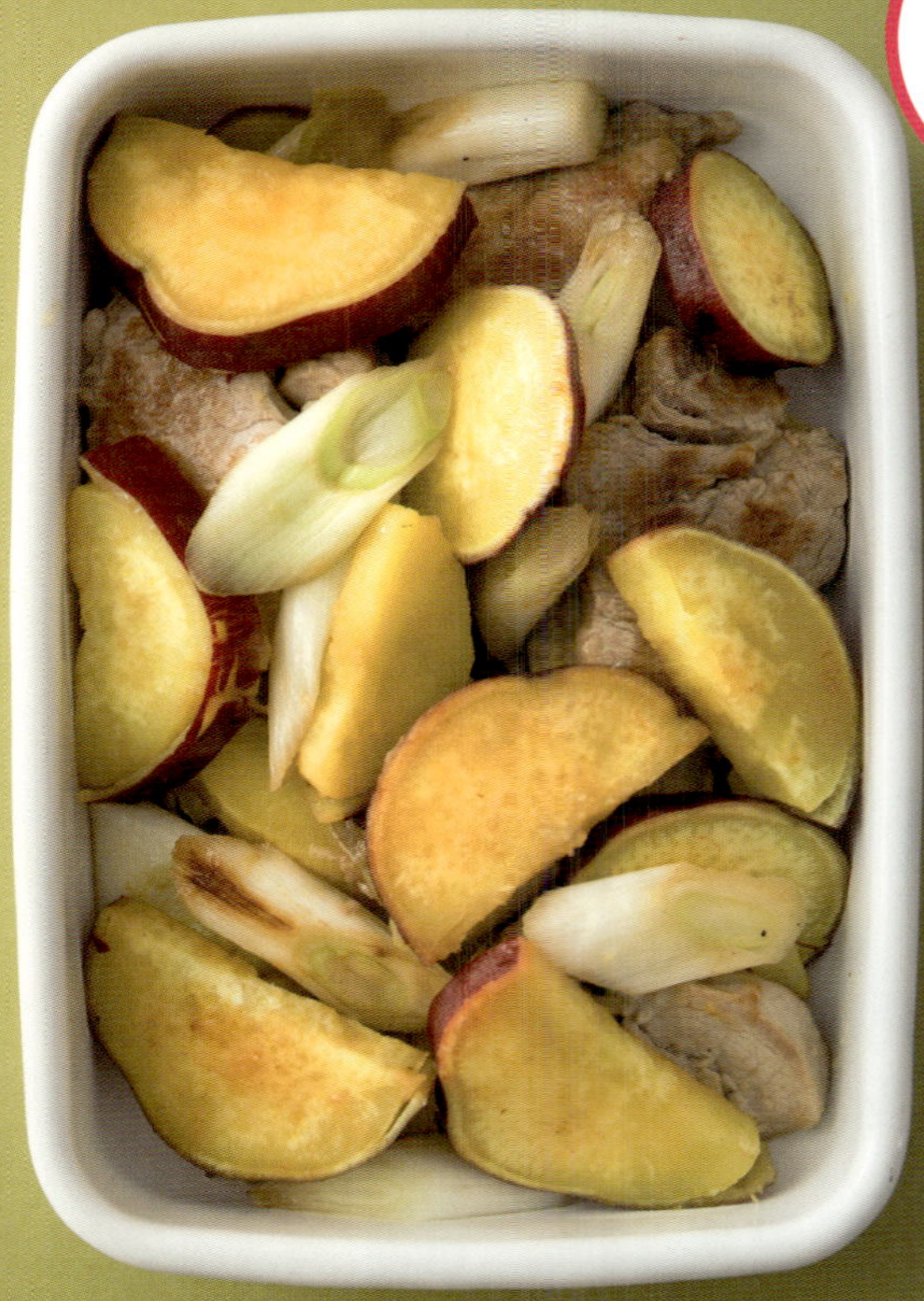

冷蔵 5 日

糖質
32.9g

脂質
6.7g

たんぱく質
23.6g

材料（2人分）

さつまいも…1本
豚ヒレ肉…200g
※鶏むね肉でもOK。
酢・酒…各小さじ1
塩…小さじ$\frac{1}{4}$
片栗粉…大さじ1
長ネギ…1本
黒ごま…小さじ1
A 酢…大さじ2
みりん…大さじ2
しょうゆ…大さじ1

作り方

1 豚ヒレ肉を1cmくらいのそぎ切りにし、ビニール袋に入れて、酢、酒、塩を揉み込む。10分ほど置き、片栗粉をまぶす。

2 さつまいもは1cmくらいの半月切りに、長ネギは1cmくらいの斜め切りにする。

3 フライパンに水50ml（材量外）と塩ひとつまみ（材量外）とさつまいもを入れ、フタをして加熱する。

5 フライパンに牛脂（材料外）をひき、1の豚ヒレ肉を広げて入れる。焼き色がついたら裏返し、長ネギを入れ、フタをして蒸し焼きにする。

6 火が通ったらさつまいもとAを加えて、絡める。

里芋のきぬかつぎ

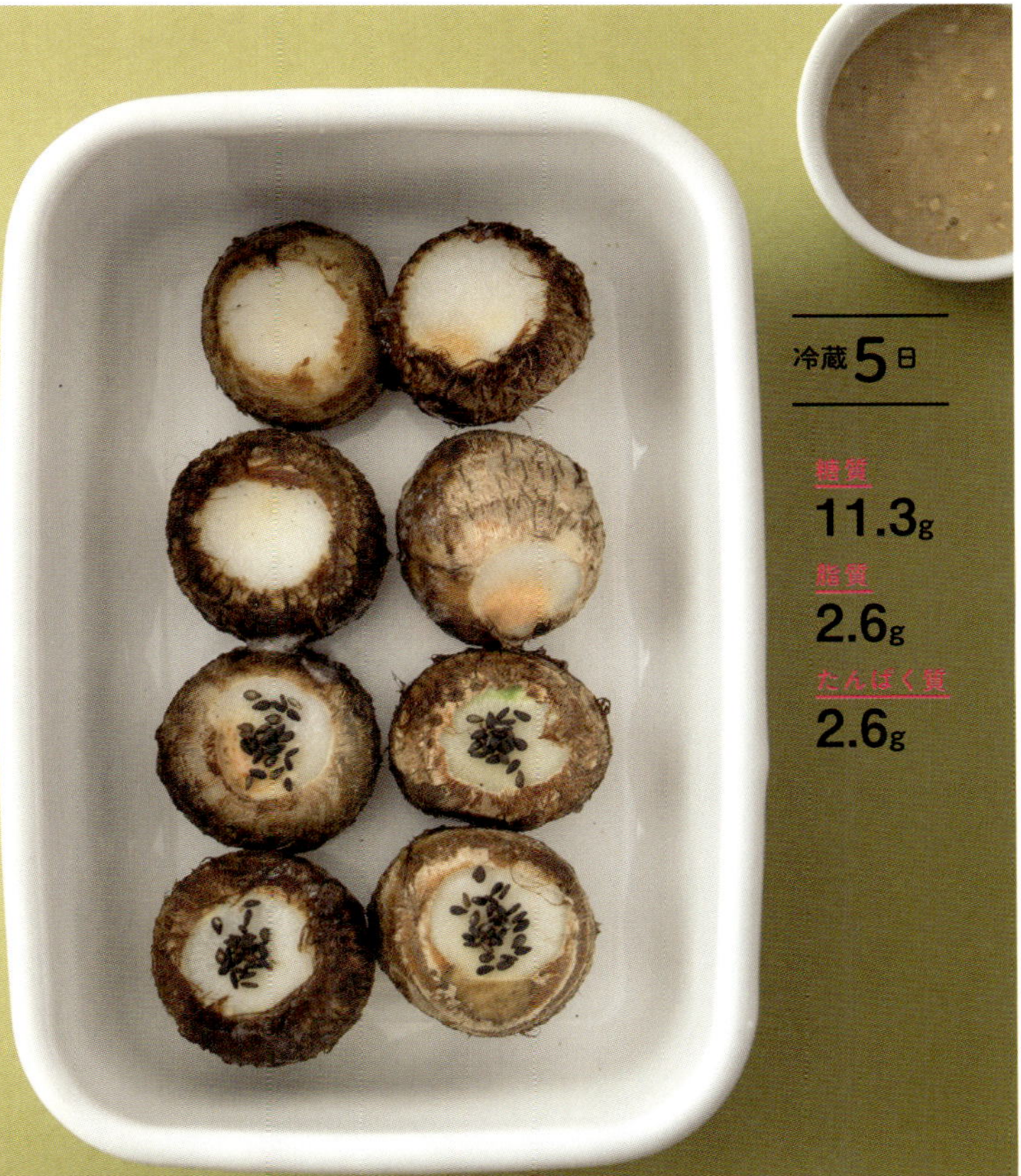

冷蔵5日

糖質
11.3g

脂質
2.6g

たんぱく質
2.6g

材料（作りやすい分量）

里芋…300g
ごま塩
　黒ごま…大さじ1
　塩…ふたつまみ
みそダレ
　みそ…大さじ$\frac{1}{2}$
　はちみつ…小さじ$\frac{1}{2}$
　水…小さじ$\frac{1}{2}$
　すり白ごま…小さじ$\frac{1}{2}$
　練りごま（あれば）…小さじ$\frac{1}{2}$

作り方

1 ［ごま塩］や［みそダレ］はお好みで作っておく。里芋は皮ごと洗い、上下を少し切り落とす。
2 鍋に水1L（材量外）、塩大さじ1（材量外）、芋を入れて、加熱する。沸騰してから10分ほど茹でる（時間がないときは、耐熱皿にのせて、ラップをかけて4～5分レンジにかける）。
3 皮をつるっとむきながら［ごま塩］や［みそダレ］をつけて食べる。

い

長芋のたらこ焼き

冷蔵4日

糖質
9.5g
脂質
4.5g
たんぱく質
7.6g

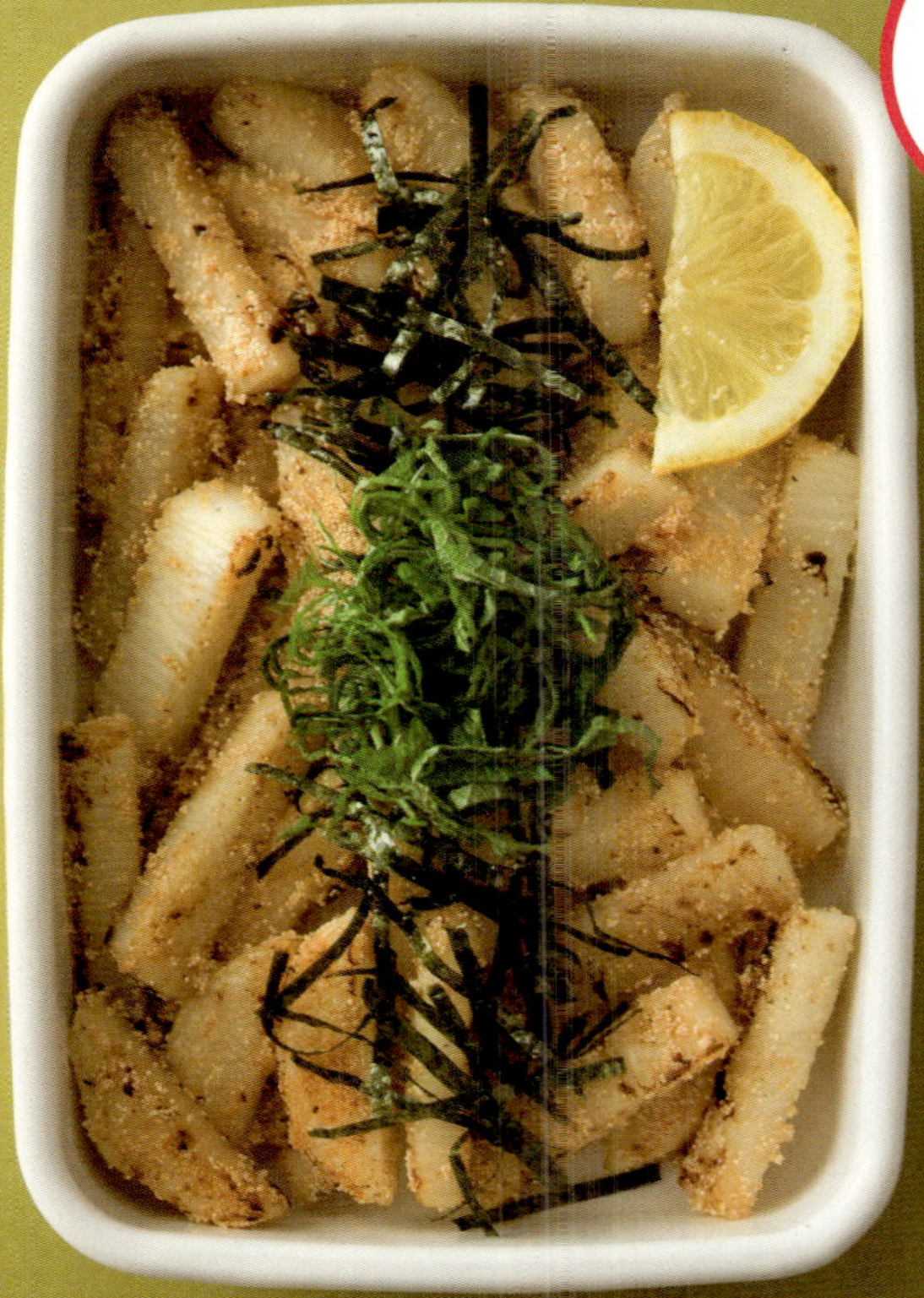

材料（作りやすい分量）

長芋…10〜15cm
たらこ…1腹
しょうゆ…小さじ1
みりん…小さじ1
バター…5g
大葉…2〜3枚
刻み海苔…適量
レモン（あれば）…適量

作り方

1 長芋は皮をむいて、5cmくらいの短冊切りにする。大葉は千切りにする。
2 たらこを皮から出してほぐし、ボウルでしょうゆとみりんと混ぜておく。
3 フライパンに牛脂（材料外）を薄くひき、長芋を並べて中火で両面焼く。
4 焼けたら弱火にしてバターと2のたらこを加えて、絡めながら焼く。
5 皿に盛り、大葉と海苔をのせ、レモンを搾る。